常见病

单验方

新编

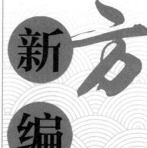

顾问 王坤 张勇
主编 朱守华 李响

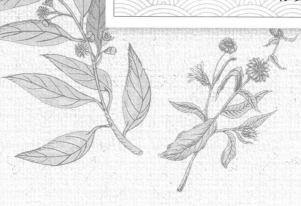

时代出版传媒股份有限公司
安徽科学技术出版社

图书在版编目(CIP)数据

常见病单验方新编 / 朱守华,李响主编. --合肥:
安徽科学技术出版社,2025.1. -- ISBN 978-7-5337-
9130-8

Ⅰ. R289.5

中国国家版本馆 CIP 数据核字第 202410D124 号

CHANGJIANBING DANYANFANG XINBIAN

常 见 病 单 验 方 新 编　　　　　　主编　朱守华　李　响

出 版 人:王筱文　　　选题策划:王　宜　　　责任编辑:王　宜
责任校对:陈会兰　　　责任印制:梁东兵　　　装帧设计:冯　劲
出版发行:安徽科学技术出版社　　　　http://www.ahstp.net
(合肥市政务文化新区翡翠路 1118 号出版传媒广场,邮编:230071)
电话:(0551)63533330
印　　制:合肥创新印务有限公司　　　电话:(0551)64321190
(如发现印装质量问题,影响阅读,请与印刷厂商联系调换)

开本:787×1092　1/16　　　印张:18.75　　　字数:400 千
版次:2025 年 1 月第 1 版　　　印次:2025 年 1 月第 1 次印刷

ISBN 978-7-5337-9130-8　　　　　　　　　　定价:88.00 元

编 委 会

前　　言

中医药学是我国独具特色的原创科学和优秀的传统文化。文献记载及民间流传的单验奇效良方历经 5000 年而不衰，对中医理论的发展和临床疗效的提高起着巨大的推动作用。

宿州市中医医院原院长朱守华主任医师在 20 世纪 70 年代编写的《常见病单验方选编》一书很受读者欢迎，迄今 40 余年。为了提升中医基层服务能力，现任领导组织相关人员对该书进行了增辑，定名为《常见病单验方新编》。

《常见病单验方新编》收录了包括内、外、妇、儿、五官、皮肤等科疾病在内的八个方面内容，计 170 多种疾病，参阅 100 多种专业著作和 60 多种省级以上期刊，收录处方 2200 余首，涉及 20 多个省(区)、11 个少数民族及 200 多位医界同道与著名老中医。

在本书的编写过程中，我们从科学性和实用性出发，本着减繁去复、避免冗长的原则，把确实有效的方剂收录其中，为患者的康复作些贡献。因书中收录方均为朱守华主任医师在 60 余年临床工作中运用后确有效验的方剂，部分药品目前已不在《中华人民共和国药典(2020 年版)》内，如穿山甲、马兜铃、天仙藤、紫河车等，广大同道在使用时可用同等功效的药味代替。虽然有些方剂时间已久，如今应用已不太适宜，但本书仍予以保留，以期为读者带来启示，仅供参考。

由于本书编者水平有限及工作繁忙，编写工作都是在业余时间进行的，难免有错漏之处，望同道及读者们给予批评指正。

编者

2024 年 12 月

目　　录

第一章　内科疾病

第一节　呼吸系统疾病

1.急性上呼吸道感染

急性上呼吸道感染是病毒、细菌等病原体感染人体,局限于鼻腔及咽喉部的急性炎症。以发热、恶寒、头痛、鼻塞、流涕为主要表现。其在中医学中属于感冒范畴,分为风寒、风热、暑湿和体虚等型。治疗以解表达邪为原则。

方一

【组成】　生姜 3 片、连须葱头 5 个。

【用法】　煎水 200 ml,稍加红糖,趁热喝下,盖被取汗。

【功用】　散寒解表。适用于风寒感冒。

方二

【组成】　谷子 60 g。

【用法】　嚼服,盖被取汗。

【功用】　和胃解表。适用于风寒感冒。

方三

【组成】　苏叶 6 g、生姜 6 g、芫荽(香菜) 1 把。

【用法】　水煎服,每日 1～2 次。

【功用】　散寒解表。适用于风寒感冒。

方四

【组成】　西河柳(观音柳、水杨柳)的枝叶 10 g、霜桑叶 10 g。

【用法】　煎水 200 ml,服后盖被取汗。

【功用】　散风解毒,发表透疹。适用于风热感冒。

方五

【组成】　绿豆 120 g、白糖 60 g。

【用法】　把绿豆放入锅里煮,绿豆开花时将糖放入,略开,一次服下,出汗,避风。

【功用】　清热解表。适用于风热感冒。

方六

【组成】　生姜 10 g(洗净捣碎)、红糖 45 g、大枣 10 g(或小枣 10 枚)。

【用法】　先将大枣(或小枣)、红糖入罐,加水 300 ml,煎 20 分钟后,加入生姜再煎 5 分钟,煎汤 150 ml 温服。

【功用】　温中解表。适用于预防感冒。

方七

【组成】　蒲公英 30 g、野菊花 30 g。

【用法】　水煎服,每日 2 次。

【功用】　辛凉解表,清热解毒。适用于风热感冒和时疫感冒。

方八

【组成】　羌活 15 g、板蓝根 30 g。

【用法】　水煎服,每日 1 剂,连服 2 日。

【功用】 疏风清肺,解表散寒。适用于风热感冒和时疫感冒。

方九

【组成】 金银花 15 g、连翘 12 g、大青叶 15 g、板蓝根 30 g、野菊花 15 g。

【用法】 水煎服,每日 1 剂,早晚各服 1 次。

【功用】 辛凉解表,清热解毒。适用于风热感冒和时疫感冒。

方十 银翘散(《温病条辨》)

【组成】 金银花 12 g、连翘 10 g、竹叶 5 g、芦根 10 g、荆芥 10 g、豆豉 10 g、薄荷 5 g、牛蒡子 10 g、桔梗 5 g、甘草 5 g。

【用法】 水煎服,每日 1 剂,早晚各服 1 次。

【功用】 辛凉解表。适用于风热感冒。

方十一 麻黄附子细辛汤(《伤寒论》)

【组成】 麻黄 10 g、炮附子 5 g、细辛 5 g。

【用法】 以水 2 000 ml,先煮麻黄减 400 ml,去上沫,纳诸药,煮取 600 ml,去渣,温服 200 ml,每日分 3 次服。

【功用】 助阳解表。适用于阳虚感冒。

方十二 葱白七味饮(《外台秘要》)

【组成】 连须葱白 10 g、干葛根 10 g、新鲜豆豉 8 g、生姜 8 g、去心麦冬 10 g、干生地黄 10 g。

【用法】 用水煎取 1/3,去渣,分 3 次温服。

【功用】 养血解表。适用于血虚感冒。

方十三 扶正防感汤(高辉远方)

【组成】 生黄芪 15 g、太子参 10 g、茯苓 10 g、白术 10 g、陈皮 8 g、防风 8 g、浮小麦 10 g、炙甘草 5 g、大枣 5 枚。

【用法】 水煎服,每日 1 剂,早晚各服 1 次。

【功用】 益气固表。适用于气虚感冒。

方十四(沈敏南方)

【组成】 薄荷 10 g、白薇 10 g、玉竹 15 g。

【用法】 水煎服,每日 1 剂,早晚各服 1 次。

【功用】 滋阴解表。适用于阴虚感冒。

方十五 祛暑中和汤(蒲辅周方)

【组成】 藿香 10 g、香薷 6 g、厚朴 10 g、神曲 10 g、半夏 10 g、陈皮 10 g、莱菔子 10 g、杏仁 10 g、防风 6 g、通草 6 g、六一散^{包煎} 12 g。

【用法】 水煎服,每日 1 剂,早晚各服 1 次。

【功用】 祛暑解表,和中化湿。适用于暑湿感冒。

2.支气管炎

支气管炎是由病毒、细菌感染,物理、化学刺激,以及过敏等因素所引起的气管和支气管的炎症。以咳嗽、咳痰为主要表现。其在中医学中属于咳嗽范畴,分为风寒、风热、风燥引起的外感咳嗽及痰湿、痰热、寒饮、肝火、肺气虚、肺阴虚引起的内伤咳嗽等型。治疗应分清邪正虚实,以祛邪利肺治其实、补肺祛邪治其虚为原则。

方一

【组成】 棉花根 60 g、红糖适量。

【用法】 水煎服,每日 1 剂,早晚分服。

【功用】 清热化痰,止咳平喘。适用于热痰。

方二

【组成】 白萝卜汁 500 ml、冰糖适量。

【用法】 炖开后待温频服。

【功用】 清热润肺止咳。适用于热性及肺阴虚型咳嗽。

方三

【组成】 桑白皮 250 g、蜂蜜 120 g。

【用法】 将桑白皮水煎 2 次,去渣取汁,兑入蜂蜜再炖成药膏。每次服 1 汤匙,每日数次。

【功用】 润肺止咳。适用于风燥及肺阴虚型咳嗽伴干咳无痰者。

方四

【组成】 猪板油 120 g、饴糖(麦芽糖)120 g、蜂蜜 120 g。

【用法】 将上药炖成膏,每次服 1 汤匙,每日数次。

【功用】 润肺补虚,化痰止咳。适用于内伤咳嗽。

方五

【组成】 蜜炙款冬花 15 g、胡桃肉 15 g、冰糖 15 g。

【用法】 水煎服,吃胡桃肉,每日 1 剂,早晚各服 1 次。

【功用】 润肺温肾,化痰止咳。适用于寒性咳嗽及内伤咳嗽。

方六

【组成】 生姜 500 g、红糖 500 g。

【用法】 将生姜、红糖放一起捣碎,每日早晨吃 15 g,温开水送服。

【功用】 温肺止咳。适用于风寒感冒引起的咳嗽。

方七

【组成】 牛胆(或猪胆)汁、面粉各适量。

【用法】 胆汁与面粉混合炒熟研粉,每日 3 次,每次 1.5 g(也可装胶囊)。

【功用】 燥湿化痰,定惊平喘。适用于痰湿蕴肺型咳嗽。

方八

【组成】 生梨 1 个、冰糖 8 g、生麻黄 4 g、川贝母粉 4 g。

【用法】 将生梨核挖出,放入麻黄、川贝母粉和冰糖。蒸熟后去麻黄,吃梨喝汤。每日 1 次。

【功用】 清热润肺,止咳化痰。适用于热性咳嗽。

方九

【组成】 梨汁 50 ml、姜汁 10 ml、白萝卜汁 50 ml,白糖适量。

【用法】 将上 3 味汁放在一起搅匀,分 3 次服,每次加白糖少许,开水冲服。

【功用】 润肺止咳。适用于急性支气管炎。

方十

【组成】 棉花根 500 g。

【用法】 将上药加水 1 000 ml、糖适量煎成 500 ml。每日 3 次,每次服 3~4 汤匙。

【功用】 止咳化痰,补虚平喘。适用于内伤虚咳。

方十一

【组成】 乌鸦 1 只(去毛、内脏)、瓜蒌 1 个、白矾少许。

【用法】 将上 2 味药装入乌鸦腹中,用线缝好煮熟,每日 1 次,4 次吃完。

【功用】 清热化痰,肃肺止咳。适用于热性咳嗽。

方十二

【组成】 硼砂 1.5 g、儿茶 1 g。

【用法】 共研细末,分 4 次服,早晚各服 1 次,温开水送服。

【功用】 清肺化痰。适用于热性咳嗽之痰多呼吸不畅。

方十三

【组成】 新鲜桑白皮 30 g、金银花 15 g、鲜车前草 15 g。

【用法】 水煎服,每日 1 剂,早晚各服 1 次。若无鲜品,可用干品代替,但疗效略差。

【功用】 清热解毒,泻肺化痰。适用于热性咳嗽伴痰多壅滞者。

方十四

【组成】 萝卜汁 240 ml、饴糖 30 g。

【用法】 炖温频服。

【功用】 清热,润肺,止咳。适用于热性咳嗽。

方十五

【组成】 栀子 10 g、桃仁 3 g、杏仁 7 粒、糯米 7 粒。

【用法】 上药共研末,用鸡蛋黄 1 个、高粱酒 15 ml 调和,用布包好,敷于脚心(男左女右),次日见效,可连用几次。

【功用】 清热泻肺,止咳平喘。适用于热性咳嗽。

方十六

【组成】 白毛夏枯草 30 g。

【用法】 水煎服,少加红糖,每日 1 剂,早晚各服 1 次。

【功用】 清热泻火,散结止咳。适用于热性咳嗽。

方十七

【组成】 桑白皮 12 g、枇杷叶 12 g。

【用法】 水煎服,每日 1 剂,连服 3～5 天。

【功用】 润肺,止咳,化痰。适用于风燥伤肺型外感咳嗽。

方十八 小青龙汤(《伤寒论》)

【组成】 麻黄 10 g、芍药 15 g、细辛 5 g、干姜 5 g、桂枝 8 g、半夏 10 g、五味子 5 g、炙甘草 6 g。

【用法】 以水 2 000 ml,先煮麻黄减 400 ml,去上沫,纳诸药煮取 600 ml,去渣,温服 200 ml。

【功用】 温肺化饮。适用于寒饮伏肺型内伤咳嗽。

方十九 麻参汤(张伯臾方)

【组成】 麻黄 5 g、杏仁 10 g、生石膏[先煎] 25 g、党参 10 g、熟附子 10 g、炙苏子 10 g、金荞麦 30 g、鱼腥草 30 g、防己 12 g、泽漆 18 g、炙甘草 5 g。

【用法】 水煎服,每日 1 剂,早晚各服 1 次。

【功用】 补肺益气,清热化痰。适用于肺气虚型内伤咳嗽。

方二十(祝谌予方)

【组成】 白术 20 g、柴胡 10 g、当归 10 g、薄荷 10 g。

【用法】 水煎服,每日 1 剂,早晚各服 1 次。亦可代茶饮服。

【功用】 疏肝健脾,止咳化痰。适用于肝火犯肺型内伤咳嗽。

3. 支气管哮喘

支气管哮喘是由气道的炎性细胞(如嗜酸粒细胞、肥大细胞、T淋巴细胞、中性粒细胞等)和结构细胞(如平滑肌细胞、气道上皮细胞等)等多种细胞及细胞组分参与的气道慢性炎症性疾病。以反复阵发性支气管痉挛而致的气急、咳嗽、咳泡沫痰和肺部哮鸣音为主要表现。其在中医学中属于哮证和喘证范畴,分为实证哮喘、虚证哮喘,有发作期和缓解期等。治疗以发时治标,缓时治本,明辨虚实为原则。

方一

【组成】　五味子500 g。

【用法】　取水2～2.5 L,放入五味子同煎取浓汁,将药液置入瓷盆内,待凉后放进新鲜鸡蛋20个,浸泡1周后,鸡蛋壳变软为宜。每日早晚各服1个(为防鸡蛋太凉可放进开水烫一下),3日后,再放进新鲜鸡蛋20个浸泡后接着吃,40个鸡蛋为1个疗程。

【功用】　敛肺止喘。适用于预防哮喘。

【备注】　秋天服效果好,多用于青壮年。

方二

【组成】　全瓜蒌4个、明矾30 g。

【用法】　将4个瓜蒌各开一个小孔,将明矾分为四等份,分别装孔内盖好,烧存性,研细粉。每日早晨空腹服,用煮熟的萝卜蘸粉吃,瓜蒌粉吃完为1个疗程。

【功用】　清热化痰,止咳平喘。适用于热性哮喘。

方三

【组成】　小猪睾丸2枚。

【用法】　烧存性,黄酒冲服,每日1次。

【功用】　补肾治喘。适用于肾虚不纳型喘证。

方四

【组成】　蝙蝠若干。

【用法】　烧焦食之,每晚吃1个,连吃7日。

【功用】　止咳、化痰、平喘。适用于各型哮喘。

【备注】　又方用小猪睾丸10枚,洗净后浸入750 ml酒中浸泡2周,饮其酒。也可用牛睾丸、马睾丸、猪卵巢代之。

方五

【组成】　蚯蚓(晒干)250 g。

【用法】　水煎服或研末,每服3～6 g,酒冲服,1日2次。

【功用】　清热息风,通络平喘。适用于肺热哮喘。

方六

【组成】　曼陀罗花或叶、款冬花、甘草各等份。

【用法】　焙干切细,做成烟卷,每当气喘发作时吸半支。

【功用】　温肺化痰,止咳平喘,镇痛止痉。适用于寒性哮喘发作期。

【备注】　此方有毒,不可多吸,防止中毒。

方七

【组成】　肉桂12 g、炮姜12 g、川贝10 g、白胡椒12粒、斑蝥7个、紫河车1个、红糖250 g。

【用法】　将上6味药研成细粉,放入碗内,兑入红糖拌匀。再放入蒸笼内蒸至红糖化尽为宜,收存瓶内,早晚各服1次,每次6 g,温开水送下。

【功用】 温肺止咳,化痰平喘。适用于虚寒性哮喘。

【备注】 忌辣、凉、烟、酒等刺激物。

方八 白芥子饼俞穴贴法

【组成】 白芥子500 g、延胡索500 g、细辛250 g、甘遂250 g、鲜生姜2 kg。

【制法】 前4味药共研极细末,生姜捣如泥,榨取汁,用生姜汁调和药粉,至如稀面糊状(不可太稠或太稀,太稠则渗入力差,太稀则皮肤易起疱)备用。药粉可以预制备用。生姜调和好的药糊不可隔日,以当天制的新鲜药糊为佳。

【取穴】 肺俞、心俞、膈俞各取双穴,即第三、第五、第七胸椎下各旁开1.5寸,双侧共6穴。

【操作】 先把所贴穴位洗净擦干,取预制药糊1块(2~3岁儿童取豆粒大样1块,4~5岁加一倍,年龄每增长2岁,药糊加豆粒大1块。至18岁为成人量,约用小杏核大1块,不必再加,此为1个穴位用量,余同此)。压半扁形,贴于穴位上,盖以同样大的纸片,外以胶布条交叉固定即可。注意不要摩擦,免致药饼脱落,待药饼起作用(局部有灼热、痛感)后,2~3小时取下,遇有局部起疱的可随时取下,凡是起疱的效果较好,不要害怕。但必须用纱布包扎保护好,防止擦破感染。如不慎擦破可敷消炎膏,每日换贴1次,待愈为止。治疗时间和疗程:从第一伏天开始贴1次,隔10日左右,再贴第2次(二伏),再隔10日贴第3次(三伏),3次为1个疗程。如此连贴3年。

【备注】 这一疗法目前是治疗哮喘的好方法,通过第一疗程,痊愈者约23%,发病次数减少或症状减轻者约占57%,3个疗程后痊愈率超过60%。

方九 哮喘膏(《朱守华从医心得》)

【组成】 上等肉桂12 g、炮姜12 g、白胡椒12粒、斑蝥7个、胡桃肉30 g、紫河车1个、红糖250 g。

【用法】 先将斑蝥除去头、脚、翅和糯米同炒,用文火炒至现黄色,将米筛去。将上6味药碾成细粉,放入碗中,兑入红糖拌匀,再放入蒸笼内蒸至红糖化尽为宜,收存瓶内。早晚各服1次,每次6 g,温开水送服。

【功用】 温阳平喘,止咳化痰。适用于脾肾阳虚型虚证哮喘。

【备注】 心悸多汗者加西洋参30 g。本方主治虚寒性哮喘,实喘不宜服用。方中斑蝥有剧毒,服时宜慎,应在医师指导下服用。心力衰竭患者、体弱者、孕妇忌用。忌辛辣、生凉、烟酒等刺激物,并严忌房事。

方十 小青龙加石膏汤(《金匮要略》)

【组成】 麻黄10 g、芍药10 g、细辛5 g、干姜5 g、桂枝8 g、半夏10 g、五味子5 g、石膏10 g、炙甘草8 g。

【用法】 以水2 000 ml,先煮麻黄减400 ml,去上沫,纳诸药,煮取600 ml,去渣,温服200 ml,每日分3次服。

【功用】 解表散寒,清化痰热。适用于寒包热哮证。

方十一 回阳急救汤(《金匮玉函经》)

【组成】 附子10 g、干姜8 g、红参10 g、肉桂5 g、陈皮10 g、甘草5 g。

【用法】 水煎服,每日1剂,早晚各服1次。

【功用】 回阳救逆,扶正固脱。适用于喘脱危证。

方十二(周世印方)

【组成】 沉香8 g、乌药10 g、肉桂5 g、黄连10 g、木香8 g、柴胡12 g、槟榔12 g、枳壳12 g、杭白芍20 g、生甘草6 g。

【用法】 先以黄连、杭白芍煎水取汁,以药汁磨制诸药后,轻煎(3~5沸)服用,每日1剂,分4次服用。

【功用】 解郁泄热,降逆平喘。适用于肺气郁痹型哮喘。

方十三 补肾理肺汤(王有奎方)

【组成】 熟地黄 24 g、怀山药 30 g、茯苓 15 g、麻黄 10 g、杏仁 10 g、紫苏子 15 g、党参 24 g、当归 15 g、五味子 10 g、补骨脂 30 g。

【用法】 水煎服,每日 1 剂,早晚各服 1 次。

【功用】 补肾纳气,理肺平喘。适用于上盛下虚型哮喘。

方十四(沈仲圭方)

【组成】 白蜜 1 kg、胡桃肉 1 kg。

【用法】 先捣胡桃,入蜜拌和,隔汤炖熟,开水冲服,不拘时。

【功用】 润肺补虚,止咳化痰。适用于虚证哮喘。

方十五 五子定喘汤(祝谌予方)

【组成】 紫苏子 10 g、莱菔子 10 g、白芥子 10 g、杏仁 10 g、葶苈子 10 g。

【用法】 水煎服,每日 1 剂,早晚各服 1 次。

【功用】 豁痰下气,宣肺平喘,泻肺行水。适用于风痰哮喘。

方十六(郭子光方)

【组成】 蛤蚧 2 对(去头足)、人参 15 g、怀山药 60 g、杏仁 24 g、沉香 12 g、肉桂 12 g、京半夏 30 g、生黄芪 60 g、紫皮胡桃 60 g、炒白果 30 g、桑白皮 30 g、生甘草 15 g。

【用法】 上药共研细面为一料药,密装备用。每次 4~6 g,每日 3 次,温开水送下。

【功用】 补益肺脾,豁痰降气。适用于肺脾气虚型哮喘。

4.慢性阻塞性肺疾病

慢性阻塞性肺疾病是指终末细支气管远端(呼吸性细支气管、肺泡管、肺泡囊和肺泡)的组织弹性减退,过度膨胀、充气,肺容量增大,并伴有肺泡壁和细支气管的破坏,而无明显纤维化病变。以长期反复咳、痰、喘、气短胸闷、遇劳加重为主要表现。其在中医学中属于肺胀、支饮范畴,分为痰浊壅肺、痰热郁肺、痰蒙神窍、肺肾气虚、阳虚水泛等型。治疗以急则祛邪治标、缓则培补治本为原则。

方一 涤痰方(《奇效良方》)

【组成】 制南星 10 g、姜半夏 10 g、枳实 8 g、茯苓 10 g、橘红 10 g、石菖蒲 5 g、人参 5 g、竹茹 5 g、生甘草 5 g。

【用法】 以水 60 ml,上药加生姜 5 片,煎至 30 ml,饭后服。

【功用】 涤痰开窍。适用于痰蒙神窍型慢性阻塞性肺疾病。

方二(《秘验方》)

【组成】 猪肺 100 g、鱼腥草 60 g。

【用法】 水煎服,每日 1 剂,分 3 次服。

【功用】 清热润肺,止咳、化痰、平喘。适用于痰热郁肺型慢性阻塞性肺疾病。

方三(《秘验方》)

【组成】 龙牙草 100 g、猪心 1 个、猪肺 1 个。

【用法】 均用鲜品,猪心、猪肺洗净切片,与龙牙草共煮。连猪心、猪肺、药汤服用。每日 2 次,早晚各服 1 次。

【功用】 化痰止咳。适用于肺气肿见呼吸困难者。

方四 加味麦味地黄汤(董建华方)

【组成】 紫石英 15 g、肉桂 5 g、沉香 8 g、麦冬 10 g、熟地黄 10 g、五味子 5 g、山萸肉 10 g、茯苓 10 g、泽泻 10 g、冬虫夏草 6 g、牡丹皮 10 g、怀山药 10 g。

【用法】 水煎服,每日 1 剂,早晚各服 1 次。

【功用】 补肾纳气,润肺平喘。适用于肺肾气虚型慢性阻塞性肺疾病。

方五 三桑肾气汤(邵长荣方)

【组成】 桑白皮 10 g、桑椹 12 g、桑寄生 12 g、矮地茶 12 g、功劳叶 12 g、法半夏 10 g、陈皮 10 g、茯苓 15 g、五味子 5 g、补骨脂

10 g、川芎 10 g、石菖蒲 10 g。

【用法】 水煎服,每日 1 剂,早晚各服 1 次。

【功用】 补肾纳气,柔肝健脾,活血平喘。适用于脾肾两虚、痰阻血瘀型慢性阻塞性肺疾病。

方六(刘长天方)

【组成】 紫苏子 10 g、白芥子 10 g、莱菔子 10 g、生山药 60 g、玄参 30 g。

【用法】 水煎服,每日 1 剂,早晚各服 1 次。

【功用】 化痰降气,补脾益肺。适用于痰浊壅肺型慢性阻塞性肺疾病。

5. 肺炎

肺炎是指肺泡、远端气道和肺间质的感染性炎症。以发病急,寒战高热、胸痛咳嗽、吐铁锈样痰,甚则呼吸困难、循环衰竭为主要表现。其在中医学中属于温病学中的风温范畴,分为邪犯肺卫、邪热壅肺、热入营血、正气虚脱、温邪伤阴等型。治疗以清肺热、养肺阴为原则。

方一

【组成】 麻黄 5 g、杏仁 10 g、生石膏 10 g、生甘草 5 g、天竺黄 8 g、川贝 8 g、桔梗 5 g、胆南星 5 g、竹沥 300 ml。

【用法】 水煎服,连服 2～3 剂。

【功用】 清热解毒,宣肺化痰。适用于邪热壅肺型肺炎。

方二

【组成】 10%～100%大蒜糖浆。

【用法】 每次 15～20 ml,每 4 小时 1 次。

【功用】 去湿化痰。适用于大叶性肺炎。

方三

【组成】 麻黄 10 g、杏仁 10 g、金银花

15 g、生石膏 30 g、生甘草 5 g。

【用法】 水煎服,每日 1 剂,早晚各服 1 次。

【功用】 清热解表,宣肺化痰。适用于邪热壅肺而表邪未解者。

方四

【组成】 穿心莲 20 g、麦冬 15 g、白茅根 30 g、金银花 15 g。

【用法】 水煎服,每日 1 剂,早晚各服 1 次。

【功用】 清肺养阴。适用于温邪伤阴型肺炎。

方五

【组成】 栀子 30 g、桃仁 5 g、明矾 5 g。

【用法】 共研为细末,醋调敷胸部。

【功用】 凉血祛痰,清热化痰。

方六

【组成】 白芥子粉 6 g、面粉 6 g。

【用法】 加冷开水调成糊状,敷肺俞穴。若局部起疱即取下,外涂甲紫溶液,防止感染。

【功用】 温肺化痰。适用于各型肺炎。

方七(《实用中西医结合诊断治疗学》)

【组成】 红参 10～15 g、熟附子 10 g、麦冬 15 g、五味子 10 g。

【用法】 水煎服,急投之。

【功用】 益气固脱,回阳救逆,养阴敛汗。适用于正气虚脱型肺炎。

方八 清营汤(《温病条辨》)

【组成】 犀角 3 g(可用水牛角 15 g 代替)、生地黄 15～20 g、玄参 10 g、竹叶心 8 g、麦冬 10 g、丹参 10 g、黄连 8 g、金银花 15 g、连翘 15 g。

【用法】 以水 1 500 ml,煮取 600 ml,每日分 3 次服。

【功用】 清营透热,养阴活血。适用于热入营血型肺炎。

方九(秦伯未方)

【组成】 桑叶 10 g、菊花 10 g、栀子 10 g、杏仁 10 g、荆芥 10 g、薄荷 5 g、象贝母 10 g、连翘 15 g。

【用法】 水煎服,每日 1 剂,早晚各服 1 次。

【功用】 清肺解表,止咳化痰。适用于邪犯肺卫型肺炎。

方十 银花大贝散(何任方)

【组成】 麦冬 10 g、北沙参 10 g、炙百部 12 g、玄参 10 g、蒲公英 30 g、干芦根 10 g、薏苡仁 30 g、炒金银花 15 g、冬瓜子 15 g、浙贝母 10 g、生甘草 8 g。

【用法】 上药捣为散剂,每服 6～10 g,每日 2 次;或水煎服,每日 1 剂,早晚各服 1 次。

【功用】 滋阴清热,润肺止咳。适用于温邪伤阴型肺炎。

6.肺脓肿

肺脓肿是由多种病原菌感染引起的肺组织炎性坏死而形成的脓腔性疾病。以咳嗽、咯脓臭痰、高热为主要表现。其在中医学中属于肺痈范畴,分为起病期、成痈期、溃脓期和恢复期。治疗以清热解毒、化瘀排脓为原则。

方一

【组成】 白及 30 g、柿霜 30 g。

【用法】 上药共研细末,每次服 1.5 g,每日 2～3 次。用仙鹤草 15 g 煎汤送服。

【功用】 清肺生津,化痰消肿。适用于肺痈起病期。

方二

【组成】 芦根 30 g、鱼腥草 15 g、桔梗 10 g。

【用法】 水煎服,每日 1 剂,早晚各服 1 次。

【功用】 清肺排脓。适用于肺痈成痈期。

方三

【组成】 芦根 30 g、冬瓜子 20 g、薏苡仁 15～30 g、桃仁 10 g。

【用法】 水煎服,每日1剂,早晚各服1次。

【功用】 清热排脓。适用于肺痈成痈期。

方四

【组成】 鱼腥草30 g、桔梗15 g、川贝母10 g、汉防己10 g。

【用法】 水煎服,每日1剂,早晚各服1次。

【功用】 清肺止咳,化痰排脓。适用于肺痈溃脓期。

方五

【组成】 鲜大蓟根250 g、猪肺1个、陈芥菜卤适量。

【用法】 大蓟根与猪肺同煮,不放盐。弃药吃肺喝汤。每隔3～4日吃1个,连吃2～3个,初服时脓痰增多,至脓痰很少或不吐时,继服陈芥菜卤,每次取5 ml,冲开水150 ml,饭前服,每日3次,连续服陈芥菜卤1 000～1 500 ml。

【功用】 散瘀消痈,补肺止咳。适用于邪恋正虚型肺痈恢复期。

方六(《中医中药临床实验汇编》《河南省秘验单方集锦》)

【组成】 鱼腥草50 g、鸡蛋1个。

【用法】 先将鱼腥草用水300 ml浸1小时,然后用火煎,煎沸即可,不可多煎,滤去药渣,敲入鸡蛋,调匀,细细服下。如患者正在咯血须温服,但不可太热。以上为1日量,可连服15～20日。

【功用】 清热解毒,化脓生肌。适用于肺痈溃脓期。

方七(《偏方大全》)

【组成】 紫皮大蒜50 g、醋100 ml。

【用法】 蒜去皮捣烂,用醋煎约10分钟。饭后服,每日3次。

【功用】 解毒排毒。适用于肺痈成痈期。

方八 百合白及猪肉汤(钟玉池方)

【组成】 百合120 g、白及60 g、猪瘦肉适量。

【用法】 前2味共研细末,取6 g与适量猪瘦肉末一起用水调至糊状,炖熟后服食,每日1～3次。

【功用】 养阴清肺,化瘀排脓。适用于阴伤气耗型肺痈恢复期。

方九 肺痈验方(沈仲圭方)

【组成】 金银花20 g、薏苡仁30 g、葶苈子15 g、桔梗15 g、生黄芪20 g、生甘草15 g、生姜3片。

【用法】 水煎服,每日1剂,分3次服。

【功用】 清热化痰,散结排脓。适用于肺痈溃脓期。

方十 清肺汤(施今墨方)

【组成】 桑白皮10 g、冬瓜子15 g、桃仁8 g、鱼腥草30 g、合欢皮10 g、西洋参5 g、白及10 g、阿胶(烊化单服)10 g、珍珠粉^{研末}5 g。

【用法】 诸药煎水冲服珍珠粉,每日1剂,早晚各服1次。

【功用】 清热排脓,祛瘀生新。适用于肺痈溃脓期。

7.肺结核

肺结核是由结核杆菌引起的慢性肺部感染性疾病。以乏力、消瘦、午后潮热、盗汗、胸痛、咳嗽、咯血为主要表现。中医学中属于肺痨范畴,分为肺阴亏损、阴虚火旺、气阴耗伤、阴阳两虚等型。治疗以补虚培元、抗痨杀虫为原则。

方一

【组成】　糯米饭 500 g、松香粉 90 g。

【用法】　捣匀做成丸,每丸 3 g,每日 3 次,每次 1 丸,温开水送服,连服 1 个月。

【功用】　健脾益气,燥湿排脓。适用于各型肺痨。

方二

【组成】　夏枯草 60 g、鸡蛋 2 个。

【用法】　水煎夏枯草,冲鸡蛋服,每晚 1 次,1 次服完。

【功用】　滋阴润燥,开郁散结。适用于慢性肺结核发热、咳嗽、吐血,亦可治淋巴结核。

方三

【组成】　白及 240 g、川贝母 60 g、紫河车 60 g、海螵蛸 15 g。

【用法】　上药共研细末,每次服 10 g,每日 2 次,白开水送下。

【功用】　消肿敛疮,益气养血。适用于气阴耗伤型肺痨。

方四

【组成】　川贝母 100 g、百合 100 g、蒸百部 100 g、白及 100 g、冬虫夏草 30 g。

【用法】　共研细末,炼蜜为丸,每丸 15 g,每日 3 次,每次 1 丸,连服 3 个月为 1 个疗程。

【功用】　滋阴补阳,化痰散结。适用于阴阳两虚型肺痨。

方五

【组成】　蛤蚧 1 对、川贝母^{研细末} 60 g、黄蜡 60 g、蜂蜜 60 g。

【用法】　蛤蚧用黄酒 120 ml 浸透,放在瓦上焙干研细末,将蜂蜜、黄蜡化开和蛤蚧、川贝粉共为小丸,如绿豆大。每日 2～3 次,每次 10 g,白开水送下。

【功用】　滋阴补阳,润肺止咳。适用于阴阳两虚型肺痨。

方六

【组成】　肉桂 5 g、生大黄 5 g、代赭石 30～60 g。

【用法】　将肉桂、大黄研末,代赭石煎汤送服,1 次服完。

【功用】　化痰散结,降逆止咳。适用于肺痨呛咳,对肝郁气逆、喉痒、胸闷、咯血亦有效。

方七

【组成】　花蕊石 30 g。

【用法】　先用火煅碎后,研细末,每次服 1～3 g,每日 2 次,用童便或醋汤送下。

【功用】　化瘀止血。适用于肺结核咯血。

方八

【组成】　紫皮蒜(15 大瓣或 20 小瓣)、小黏米 30 g、白及粉 5 g。

【用法】　将大蒜去皮置沸水中煮 1～2 分钟(以蒜表面熟、里面生为适宜,过熟有效成分被破坏,过生对胃有刺激),取小黏米用煮蒜的水煮成稀粥,待粥煮成后,将蒜重新放入稀粥内搅匀。白及粉与大蒜粥同吃或食粥后服用 1 次白及粉。以上为 1 日量,连服 3

日,休息 1 日后继续服。

【功用】 温中行气,敛肺消肿。适用于慢性肺结核恢复期。

方九

【组成】 狼毒 500 g、大枣 2.5 kg。

【制法】 将狼毒切片放入蒸笼内摊平,再放上大枣,蒸煮 7 小时即成。

【服法】 去狼毒吃枣。第 1 日吃 1 个,第 2 日吃 2 个,连吃 15 日即增加到 15 个时,不要再增加,每日吃 15 个持续下去。服完为 1 个疗程。

【功用】 化痰破积。适用于各型结核病。

【备注】 狼毒有毒性,应注意中病即止,不可过量。

方十

【组成】 女贞子 10 g、地骨皮 10 g、青蒿 10 g、五味子 10 g、鳖甲^{先煎} 12 g。

【用法】 水煎服,每日 1 剂,早晚各服 1 次。

【功用】 滋阴降火。适用于阴虚火旺型肺结核。

方十一 抗痨方(《朱守华从医心得》)

【组成】 西洋参 30 g、生百部 30 g、生白及 30 g、生山药 100 g、生白术 50 g、玫瑰花 8 g、生麦芽 30 g、炒神曲 20 g、鸡内金 8 g、白蔻仁 8 g。

【用法】 上药共研细末,装瓶备用,并防潮解。成人每次 4 g,温开水送服,每日 3 服,饭前服用。

【功用】 益气养阴。适用于气阴耗伤型

肺痨见咯血、低热、体倦乏力、纳差者。

方十二 双百膏(秦增寿方)

【组成】 百部 90 g、百合 60 g、夏枯草 90 g、煅牡蛎 60 g、蜂蜜 500 g。

【用法】 将前 4 味药加水适量,煎熬 1 小时,滤出药液,再加入水适量煎熬 1 小时,滤出,将两次所得药液混合备用。蜂蜜倒入铁锅内煮沸,兑入所得药液,边搅边煎,以水沸为度,收膏储瓶内,放阴凉处。每次服 30 ml,按需常服。

【功用】 滋阴润肺,解毒排脓。适用于肺阴亏损和阴虚火旺型浸润型肺结核。

方十三 保肺丸(朱良春方)

【组成】 土鳖虫 120 g、紫河车 120 g、百部 180 g、制首乌 450 g、白及 450 g、生地榆 180 g、黄精 180 g、茜草 180 g。

【用法】 前 5 味药共研细末,后 3 味药煎取浓汁,兑入细末,制丸如绿豆大,每服 10 g,每日 2 次,温开水送服。

【功用】 滋补气血,消瘀抗痨。适用于阴阳两虚型肺结核及使用抗结核药而久治不愈者。

方十四 加减月华丸(印会河方)

【组成】 天冬 10 g、麦冬 10 g、阿胶^{烊化} 10 g、生地黄 10 g、熟地黄 10 g、川贝母 10 g、百部 10 g、甜杏仁 10 g。

【用法】 水煎服,每日 1 剂,早晚各服 1 次。

【功用】 滋阴润肺。适用于肺阴亏损型肺结核。

8.胸膜炎

胸膜炎是泛指由多种原因引起的壁层胸膜与脏层胸膜之间的炎症。以咳嗽、咳痰、发热、胸痛为主要表现。其在中医学中属于悬饮范畴,分为邪犯胸肺、饮停胸胁、络气不和、阴虚内热型。治疗以温阳化饮为原则。

方一

【组成】 延胡索 8 g、当归 10 g、金橘叶 10 g、郁金 10 g、白芍 10 g、柴胡 5 g、薄荷 8 g。

【用法】 水煎服,每日 1 剂,早晚各服 1 次。

【功用】 和解宣利。适用于邪犯胸肺型胸膜炎。

【备注】 适用于干性胸膜炎。

方二

【组成】 茯苓 10 g、泽泻 8 g、猪苓 10 g、白术 8 g、肉桂 5 g。

【用法】 水煎服,每日 1 剂,早晚各服 1 次。

【功用】 健脾利湿,化气行水。适用于饮停胸胁型湿性胸膜炎。

方三

【组成】 大戟 1 g、甘遂 1 g、芫花 1 g、白芥子 1 g。

【用法】 上 4 味药研末后混合为一包,加大枣 10 枚(去核),加水 600 ml,煎成 300 ml。早晨空腹服枣汤 150 ml,10 分钟后再把 150 ml 枣汤同药末一起服下,服后 1～3 小时即觉腹痛、肠鸣,腹泻 3～7 次,有全身疲劳感,偶有恶心、呕吐。此方效果见于服药后 3～7 日,如 1 周后再服第两剂,用量同上,若两剂无效则停服。

【功用】 泻肺祛饮。适用于饮停胸胁型胸膜炎。

方四 泻白散(《小儿药证直诀》)

【组成】 地骨皮 30 g、炒桑白皮 30 g、炙甘草 5 g、粳米 10 g。

【用法】 水煎服,每日 1 剂,早晚各服 1 次。

【功用】 清泻肺热,止咳平喘。

方五 七味都气丸(《中国药典》)

【组成】 五味子 150 g、山萸黄 200 g、茯苓 150 g、牡丹皮 150 g、熟地黄 400 g、怀山药 200 g、泽泻 150 g。

【用法】 上药共研细末,过筛混匀。每 100 g 粉末用炼蜜 30 g 加适量水制为丸。1 次服 10 g,每日 2 次。

【功用】 补肾健脾,纳气化饮。适用于脾肾两虚型胸膜炎。

方六(云南省文山壮族苗族自治州民间验方)

【组成】 新鲜马蹄菜(莼菜)根叶 250 g、猪骨(捣碎)500 g。

【用法】 将马蹄菜洗净,加猪骨共煮水,分 3 次服。

【功用】 清热止咳,消肿利水。适用于饮停胸胁型胸膜炎。

方七(朱泽甫方)

【组成】 白芥子 60 g、白胡椒 10 g、细辛 20 g。

【用法】 将上药共研细末,装瓶备用。用甘油调匀外敷患侧胸背部,每日 1 次。

【功用】 温阳通络,化痰利水。适用于络气不和型胸膜炎。

方八　椒目瓜蒌汤（费伯雄方）

【组成】　椒目 8 g、瓜蒌 15 g、桑白皮 10 g、葶苈子 15 g、化橘红 10 g、姜半夏 12 g、茯苓 15 g、苏子 30 g、白蒺藜 30 g、生姜 5 片。

【用法】　水煎服，每日 2 次，早晚各服 1 次。

【功用】　泻肺祛饮，开胸止嗽。适用于饮停胸胁型胸膜炎。

9. 肺不张

肺不张是指一侧肺、一个肺叶或肺段含气量减少或体积缩小。以咳吐浊痰涎沫、胸闷气喘为主要表现。其在中医学中属于肺痿范畴，分为虚热、虚寒等型。治疗以补肺生津为原则。

方一（《肘后方》）

【组成】　新鲜天冬 25 g、米酒 2 000 ml、饴糖 200 g、紫菀 80 g。

【用法】　新鲜天冬（若没有鲜品，可将干品用水泡软后代替）捣汁，纳诸药煎至可制丸，每服 6 g，每日 3 服。

【功用】　滋阴清热，润肺止咳。适用于虚热型肺痿。

【备注】　忌辛辣、烟酒及房事。

方二（《梅师方》）

【组成】　薏苡仁 360 g。

【用法】　制粗散，用水 600 ml 煎至 200 ml，加米酒少许，分 6 次服完，每日早、中、晚各服 1 次。

【功用】　利湿健脾，清热排脓。适用于虚热型肺痿伴咳唾脓血。

方三（《中医内科学》教参）

【组成】　紫河车 1 具。

【用法】　研末，每日 2 次，1 次 3 g，温开水送服。

【功用】　温肺益气。适用于虚寒型肺痿。

方四（《中医内科学》教参）

【组成】　百合 30 g、银耳 15 g、冰糖 10 g。

【用法】　煮粥服，每日 1 次。

【功用】　养阴清热。适用于虚热型肺痿。

方五（《中医内科学》教参）

【组成】　熟附片 10 g、淫羊藿 10 g、黄芪 15 g、白术 10 g、党参 10 g、补骨脂 15 g、茯苓 10 g、陈皮 10 g、法半夏 10 g、炙甘草 5 g。

【用法】　水煎服，每日 1 剂，早晚各服 1 次。

【功用】　温肺益气。适用于虚寒型肺痿。

方六　保和汤（《医学心悟》）

【组成】　知母 10 g、川贝母 10 g、天冬 10 g、麦冬 10 g、薏苡仁 30 g、五味子 10 g、桔梗 10 g、马兜铃 10 g、薄荷 10 g、阿胶烊化 10 g、百合 10 g、生甘草 5 g。

【用法】　水煎，冲饴糖 1 汤匙服，早晚各服 1 次。

【功用】　滋阴润肺，生津止咳。适用于虚热型肺痿。

第二节　消化系统疾病

1.呕吐

呕吐是胃内容物反入食管,经口吐出的一种反射性动作。其在中医学中亦称呕吐,分为外邪犯胃、饮食停积、痰饮内阻、肝气犯胃、脾胃气虚、脾胃阳虚、胃阴不足等型。治疗以和胃降逆为原则。

方一

【组成】　黄连 5 g、紫苏叶 5 g、竹茹 12 g。

【用法】　水煎服,每日 1 剂,早晚各服 1 次。亦可煎药急投。

【功用】　解表散邪,清热化浊。适用于胃热呕吐和外邪犯胃型呕吐。

方二

【组成】　柿蒂 5 个、丁香 3 g。

【用法】　水煎服,每日 1 剂,早晚各服 1 次。亦可煎药急投。

【功用】　温中止呕。适用于胃寒呕吐和痰饮内阻型呕吐。

方三

【组成】　铁落 1 块。

【用法】　加水 500 ml,煎汤 200 ml 饮服。

【功用】　平肝,镇惊,止呕。适用于顽固性呕吐。

方四

【组成】　代赭石^{研末} 30 g、旋覆花^{包煎} 25 g。

【用法】　加水 900 ml 煎至 150 ml,去渣分 2 次服。

【功用】　降气止呕。适用于肝气犯胃型呕吐。

方五

【组成】　竹茹 30 g、姜半夏 30 g、生姜 15 g、伏龙肝 60 g。

【用法】　将前 3 味药研末,伏龙肝熬成水,用伏龙肝水泛为丸。每日 2 次,每次 6 g,温开水送服。

【功用】　温中降逆。适用于痰饮内阻型呕吐。

方六

【组成】　古石灰(陈石灰)30 g。

【用法】　水煎服,以白糖为引,每日 1 剂,早晚各服 1 次。

【功用】　燥湿止呕。适用于痰饮内阻型呕吐。

方七

【组成】　方甲:山楂片^{去核} 30 g,滑石 12 g(研极细末混匀)。

方乙(《中医验方汇编　第一辑》):砂仁 30 g(研极细末)。

【用法】　以上两方各用开水泡,轮番内服,如先服方甲,次服方乙,再服方甲,而后又服方乙。方甲每服 2 g,方乙每服 3 g。

【功用】　消食化滞,和胃降逆。适用于饮食停积型呕吐兼见泄泻者。

方八(《理瀹骈文》)

【组成】　酒炒白芍 10 g、胡椒 2 g、葱白

60 g。

【用法】 将酒炒白芍和胡椒共研细末，与葱白共捣成膏，贴心窝（剑突下）。每日1次。

【功用】 温中健脾，和胃降逆。适用于寒性呕吐和肝气犯胃型呕吐。

方九(《中国民间小单方》)

【组成】 乌梅12 g、冰糖适量。

【用法】 用适量的水煎服。

【功用】 滋养胃阴，生津止呕。适用于胃阴不足型呕吐。

方十(《浙江中医杂志》,1993 年第 7 期)

【组成】 大蒜头 5 个、吴茱萸末 10 g。

【用法】 将大蒜头去衣捣烂，与吴茱萸末拌匀，揉成药饼，敷双足涌泉穴。一般 2 小时后见效。

【功用】 温中，和胃，止呕。适用于脾胃阳虚型呕吐。

方十一(秦伯未方)

【组成】 白人参（单煎另服）5 g、茯苓10 g、砂仁 5 g、黄连 5 g。

【用法】 水煎服，每日 1 剂，早晚各服1 次。

【功用】 健脾益气，清热止呕。适用于热性呕吐。

【备注】 秦氏认为热呕者宜清火，不可降火，降火则生便血。

方十二(秦伯未方)

【组成】 白术 10 g、红参（单煎另服）5 g、熟附子 5 g、干姜 5 g、丁香 2 g。

【用法】 水煎服，每日 1 剂，早晚各服1 次。

【功用】 温阳健脾，散寒止呕。适用于寒性呕吐和脾胃气虚型呕吐。

【备注】 秦氏认为寒呕者宜散寒，不可降寒，降寒则生遗尿。

2. 消化不良

消化不良是由胃动力障碍引起的一种临床综合征，以上腹饱胀、嗳气、食欲不振、恶心、呕吐为主要表现。其在中医学中属于痞满范畴，分为饮食内停、痰湿中阻、湿热阻胃、肝胃不和、脾胃虚弱、痞满胃热、胃阴不足等型。治疗以调理脾胃升降、行气除痞消满为原则。

方一 四消丸(《朱守华从医心得》)

【组成】 黑白丑各 750 g、西大黄 1 kg、槟榔片 1 kg、制香附 500 g、五灵脂 500 g。

【用法】 上药共研细末，水泛为丸，如绿豆大小，阴干装瓶备用。每日服 2 次，每次20～40 粒。若服后病情好转，无大便秘结者，则可停服；若大便秘结难下，则适当加量；大便日行≥3 次，出现质稀便溏等症状者，应停服。

【功用】 行气消滞。适用于饮食内停型消化不良。

方二 山药红枣粥(《中医内科学》教参)

【组成】 山药 60 g、大枣 30 g、粳米60 g。

【用法】 上 3 药共煮粥，加糖适量，每日早晚分服。

【功用】 补益脾胃，滋养营血。适用于脾胃虚弱型消化不良。

方三 陈皮菊花茶(《中医内科学》教参)

【组成】 陈皮 6 g、菊花 3 g、绿茶 3 g。

【用法】 调入红糖适量，代茶频服。

【功用】 行气消胀,和中开胃。适用于饮食内停型消化不良。

方四(《中医内科学》教参)

【组成】 黄连 3 g、陈皮 10 g。

【用法】 沸水浸泡,代茶饮服。

【功用】 清热理气。适用于痞满胃热型消化不良。

方五(《中医内科学》教参)

【组成】 乌梅 15 g、木瓜 10 g。

【用法】 水煎服,每日 1 剂,早晚各服 1 次。

【功用】 滋阴养胃,生津和中。适用于胃阴不足型消化不良。

方六 敷脐疗法(《现代中西医结合杂志》,2008 年第 11 期)

【组成】 吴茱萸 3 g、生姜 1 片(直径 3 cm,厚 0.5 cm)。

【用法】 吴茱萸研细末,以食醋 5 ml 调至糊状,加热至 40℃,填满肚脐;姜片按压脐外;用麝香止痛膏于夜间睡前固定外贴,次日上午取下。每日 1 次,10 日为 1 个疗程。

【功用】 温胃消痞。适用于寒积中焦者。

方七 除湿汤(段亚亭方)

【组成】 太子参 20 g、苍术 10 g、茯苓 15 g、厚朴 10 g、法半夏 10 g、薏苡仁 20 g、砂仁 10 g、藿香 15 g、佩兰 15 g、生甘草 10 g。

【用法】 水煎服,每日 1 剂,早晚各服 1 次。

【功用】 健脾除湿,理气化痰。适用于痰湿中阻型消化不良。

方八 理中加减汤(岳美中方)

【组成】 党参 10 g、白术 10 g、炮干姜 18 g、细辛 13 g、吴茱萸 18 g、生姜 10 g。

【用法】 水煎服,每日 1 剂,早晚各服 1 次。

【功用】 益气健脾,温肾暖中。适用于脾胃虚弱型消化不良见胃寒腹泻者。

方九 胃安汤(陈镜合方)

【组成】 海螵蛸 15 g、浙贝母 10 g、砂仁后下 10 g、延胡索 10 g、柴胡 10 g、白术 10 g、党参 15 g。

【用法】 水煎服,每日 1 剂,早晚各服 1 次。

【功用】 疏肝健脾,理气化湿。适用于痰湿中阻与肝胃不和型消化不良。

方十

【组成】 干燥鸡爪 2 只、馒头 50 g、鸡内金 15 g、葱须 7 枚、莱菔子 15 g、木瓜 10 g、生姜 3 片。

【用法】 将鸡爪和馒头同放入铁锅内干煎,炭化至 7 成,加入余药,加清水 1 L,用大火煮沸 20 分钟,去渣服用药汁。每日 1 剂,早晚各服 1 次。

【功用】 消食化积,行气导滞。适用于顽固性消化不良服诸药无效者。

【备注】 小儿酌情减量使用。

【供方人】 王素芹(安徽省宿州市朱仙庄煤矿)。

3.胃炎

胃炎是由各种不同的因素引起的胃黏膜甚至胃壁的炎症,有急性和慢性之分。以上腹胀痛、恶心、呕吐等为主要表现。其在中医学中属于胃脘痛范畴,分为寒邪客胃、饮食伤胃、肝气犯胃、湿热中阻、瘀血停胃、胃阴亏耗、脾胃虚寒、气滞胃痛等型。治疗以理气和胃为原则。

方一

【组成】 乌鸦1只。

【用法】 将乌鸦去毛及内脏,切成碎块,用开水煮烂,连汤带肉1次吃完。

【功用】 滋阴补虚。适用于胃阴亏耗型胃炎。

方二

【组成】 生韭菜30 g、五灵脂10 g。

【用法】 将五灵脂研面,韭菜煎汁冲服。

【功用】 温中止痛,活血化瘀。适用于寒邪客胃、瘀血停胃和脾胃虚寒型胃炎。

方三

【组成】 百合30 g、乌药12 g、苏叶5 g。

【用法】 水煎服,每日1剂,早晚各服1次。

【功用】 养阴益胃,行气止痛。适用于胃阴亏耗型胃炎。

方四

【组成】 醋延胡索、五灵脂、明没药、草蔻仁各等份。

【用法】 上药共研细末,每次10 g,早晚各1次,黄酒送服。

【功用】 化瘀通络,理气和胃。适用于瘀血停胃型胃炎。

方五

【组成】 醋制香附10 g、酒洗高良姜8 g、白豆蔻5 g。

【用法】 水煎服,每日1剂,早晚各1次。

【功用】 温胃散寒。适用于寒邪客胃型胃炎兼吐清水者。

方六

【组成】 广木香10 g、制乳香5 g、制没药5 g、全当归10 g、制香附10 g、甘松8 g、陈皮10 g、檀香末8 g。

【用法】 水煎服,每日1剂,早晚各服1次。

【功用】 行气化瘀,和胃止痛。适用于瘀血停胃和肝气犯胃型胃炎。

方七 乌百导气汤(《朱守华从医心得》)

【组成】 台乌药10 g、生百合30 g、醋延胡索15 g、醋川楝子^打12 g、炒枳壳12 g、缩砂仁^{后下打碎}4 g。

【用法】 将上药用清水800~1 000 ml浸泡30分钟,用武火煎开,再用文火煎20分钟,滤出药汁,再加清水700~800 ml续煎,30分钟后,滤出药汁,将2次药汁混合,分2~3次温服。

【功用】 理气止痛。适用于气滞胃痛型胃炎。

方八 清中汤(《医学统旨》)

【组成】 黄连8 g、炒栀子10 g、陈皮10 g、茯苓10 g、姜半夏5 g、草豆蔻5 g、炙甘草5 g。

【用法】 以水400 ml,上药加生姜3片,煎至150 ml,饭前服。

【功用】 清化湿热,理气和胃。适用于湿热中阻型胃炎。

方九(《中医外治杂志》,2000 年第 4 期)

【组成】　姜半夏 10 g、藿香 10 g、生蒲黄 10 g、厚朴 10 g、苏叶 5 g、白术 15 g。

【用法】　上药研末混匀,装瓶备用。用时取 1 g,以鲜生姜捣汁,拌药末为糊,置于脐,以胶布固定,8 小时后揭掉,每日 1 次,10 次为 1 个疗程。

【功用】　和胃化湿,理气止痛。适用于湿阻中焦见腹胀、腹泻、反胃、纳呆者。

方十(《实用中医药杂志》,2006 年第 11 期)

【组成】　丁香 10 g、郁金 10 g。

【用法】　水煎服,每日 1 剂,分 3 次服,每次 80～100 ml。

【功用】　温胃止痛。适用于脾胃虚寒型胃炎。

方十一(宋善安方)

【组成】　西洋参 60 g、石斛 60 g、白木耳 60 g、香菇 60 g、灵芝 60 g。

【用法】　上药共研细末,装入胶囊,每日 3 次,每次 3～4 粒。

【功用】　养阴益胃,和中止痛。适用于胃阴亏耗型胃炎。

4.消化性溃疡

消化性溃疡泛指胃肠道黏膜在某种情况下被胃酸或胃蛋白酶自身消化而造成的溃疡性疾病。以周期性发作并有节律性的上腹部疼痛为主要表现。其在中医学中属于胃痛、嘈杂等范畴,分为脾胃虚寒、肝胃不和、瘀血阻络、脾胃阴虚等型。治疗以健脾和胃为原则。

方一

【组成】　鸡蛋壳 120 g。

【用法】　炒黄研成细末,每日早晚各服 1 次,每次 10 g,温开水送服。

【功用】　敛酸止痛。适用于各型消化性溃疡伴有反酸者。

方二

【组成】　蚌壳(煅透)、芝麻(炒微黄)各等份。

【用法】　先把蚌壳研成细粉,再加芝麻研成细末。每日早晚各服 3～5 g,温开水送服。

【功用】　滋阴潜阳,敛酸散结。适用于脾胃阴虚型消化性溃疡伴有反酸者。

方三

【组成】　海螵蛸 120 g、川贝母 60 g(或

白及 60 g)、生甘草 30 g。

【用法】　将上药共研细粉,每日 3 次,每次 3 g,饭前温开水冲服。

【功用】　敛酸止痛,消肿生肌。适用于各型消化性溃疡伴有反酸者。

方四

【组成】　海螵蛸 3 份、延胡索 1 份、枯矾 4 份、蜂蜜 6 份。

【用法】　将前 3 味药研细末,蜂蜜炼好,拌和调匀制成丸剂或片剂。每日 3 次,每次 10 g,温开水送下,3 个月为 1 个疗程。

【功用】　敛酸燥湿,行气止痛。适用于肝胃不和型消化性溃疡伴嗳腐反酸者。

方五

【组成】　龙骨粉 500 g、丁香 30 g、牡蛎粉 120 g、面粉 120 g。

【用法】　上药研细粉混合均匀,过筛分

装,每包重 3 g,每日 3 次,每次服 1 包。

【功用】 制酸止痛,行气温中。适用于脾胃虚寒型消化性溃疡伴胃酸过多者。

方六

【组成】 茜草根 30 g、降香 10 g、炒苏子 15 g、血余炭^{研末} 30 g。

【组成】 茜草根 30 g、降香 10 g、炒苏子 15 g、血余炭研末 30 g。

【用法】 将前 3 味煎汤,冲服血余炭。根据病情每日服 1～2 剂。

【功用】 化瘀止血,理气止痛。适用于瘀血阻络型消化性溃疡伴有胃出血者,也可用于食管静脉曲张破裂出血者。

方七(《常见病验方选编》)

【组成】 海螵蛸 30 g、白芍 30 g。

【用法】 上药共研细末,每日 3 次,每次 5～10 g,温开水送服。

【功用】 制酸止痛,养阴益胃。适用于脾胃阴虚型消化性溃疡。

方八(《常见病验方选编》)

【组成】 侧柏叶 100 g、白及 100 g。

【用法】 上药共研细粉,每日 2 次,每次 5～10 g,温开水送服。

【功用】 化瘀止血。适用于瘀血阻络型消化性溃疡。

方九 溃疡膏(《现代中西医结合杂志》,1999 年第 8 期)

【组成】 吴茱萸 30 g、高良姜 30 g、白胡椒 15 g、细辛 15 g、五倍子 30 g、砂仁 20 g、沉香 20 g。

【用法】 上药干燥、混匀后碾细粉备用。取上药粉 10 g,以食醋适量调成薄饼样,贴于双足涌泉穴,用胶布固定,治疗前最好用热水洗脚,隔日换药 1 次。

【功用】 温中散寒,行气止痛。适用于脾胃虚寒型消化性溃疡。

方十(《中国民间疗法》,2006 年第 2 期)

【组成】 鱼腥草 50 g。

【用法】 上药加水 500 ml,煮沸 30 分钟后滤去渣,当茶饮,每日 2 次,坚持服用 2 个月。

【功用】 清热解毒,消炎止痛。适用于胃溃疡有热者。

方十一 牙屑汤(章次公方)

【组成】 象牙屑 6 g、琥珀屑 6 g、血余炭 10 g、杏仁霜 12 g、柿饼霜 12 g、煅瓦楞子 25 g、伏龙肝 25 g。

【用法】 上药共研极细末,每餐饭后服 2 g,每日 3 次。

【功用】 降逆止血。适用于消化性溃疡伴出血者。

方十二 溃疡方(章次公方)

【组成】 凤凰衣 30 g、木蝴蝶 30 g、马勃 20 g、浙贝母 20 g、血余炭 15 g、琥珀粉 15 g。

【用法】 上药共研细粉,每日 3 次,每次 2 g,饭前服。

【功用】 疏肝和胃,化瘀敛酸。适用于消化性溃疡有出血、反酸、胃痛者。

方十三 钟乳石汤(祝谌予方)

【组成】 钟乳石 30 g、黄柏 10 g、肉桂 5 g、蒲公英 30 g、生甘草 6 g。

【用法】 水煎服,每日 1 剂,早晚各服 1 次。

【功用】 寒热平调,补虚和胃。适用于各型消化性溃疡。

方十四

【组成】 白及 50 g、白蒺藜 50 g。

【用法】 上药共研细末,分为 7 包,每日 1 包,白开水送服,连服 7 日。另加呋喃唑酮 0.1 g,每日 3 次,7 日为 1 个疗程。

【功用】 疏肝和胃,敛疮生肌。适用于各型胃及十二指肠溃疡。

【供方人】 胡萍(安徽省宿州市埇桥社区服务中心)。

5.膈肌痉挛

膈肌痉挛是指气从胃中上逆,以喉间频频作声,声急短促,不能自制为特征的一类病证。其在中医学中属于呃逆的范畴,分为胃中寒冷、胃火上逆、气机郁滞、脾胃阳虚、胃阴不足等型。治疗以理气和胃、降逆平呃为原则。

方一

【组成】 南瓜蒂5～10个。

【用法】 水煎服。连服3～4次。

【功用】 解痉止呃。适用于各型呃逆。

方二

【组成】 柿蒂30 g。

【用法】 水煎服,每日1剂。

【功用】 降气止呃。适用于各型呃逆。

方三

【组成】 韭菜子10 g。

【用法】 焙干研粉,温开水送服,每日2次。

【功用】 温阳散寒,降逆止呃。适用于胃中寒冷和脾胃阳虚型呃逆。

方四

【组成】 牙皂、细辛、半夏各等份。

【用法】 上药共研细末装瓶备用,在呃逆不止时,将少许吹入鼻孔内,呃逆即止。

【功用】 温中止呃。适用于胃中寒冷和脾胃阳虚型呃逆。

【备注】 指压疗法:术者以左右拇指甲尖垂直分别掐于患者少商穴,出现酸胀感后,再持续1分钟,呃逆即止。

耳针疗法:针膈疗效甚佳。

方五 竹叶石膏汤(《伤寒论》)

【组成】 竹叶8 g、生石膏^{先煎}50 g、姜半夏10 g、麦冬20 g、白人参8 g、炙甘草6 g、粳米10 g。

【用法】 将前6味药以水2 000 ml煮

取1 200 ml,去渣,纳粳米,煮至米熟,汤成去米,温服200 ml,每日3服。

【功用】 清胃泄热,降逆止呃。适用于胃火上逆型呃逆。

方六(《河南中医》,1997年第3期)

【组成】 丁香、柿蒂、枇杷叶、刀豆各等份。

【用法】 上药焙干研末,取0.5 g从鼻孔吸入,使打嚏即愈。

【功用】 温中理气,和胃降逆。适用于气机郁滞型呃逆。

方七(《山东中医杂志》,2005年第12期)

【组成】 白芍60 g、炙甘草15 g。

【用法】 上药以清水泡约20分钟,水煎2次兑匀,共约500 ml,早晚分服,每日1剂,3剂为1个疗程。

【功用】 敛阴,和中,止呃。适用于胃阴不足型呃逆。

方八 柿蒂旋覆代赭汤(蒲辅周方)

【组成】 茯苓10 g、姜半夏10 g、陈皮10 g、旋覆花^{包煎}10 g、代赭石(研细粉布包)10 g、竹茹10 g、柿蒂8 g、炒麦芽15 g、苏梗8 g、伏龙肝(另包,开水浸泡1小时取汁煎药)30 g。

【用法】 水煎服,每日早晚各服1次。

【功用】 疏肝和胃,降逆止呃。适用于气机郁滞型呃逆。

方九(施今墨方)

【组成】 白芝麻30 g。

【用法】 研碎沏水,代茶饮。

【功用】 润燥除呃。适用于呃逆津伤者。

方十　降气止呃汤(秦伯未方)

【组成】 丁香8g、柿蒂8g、刀豆子8g、陈皮10g、厚朴10g、生姜3片。

【用法】 水煎服,每日1剂,早晚各服1次。

【功用】 温中和胃,降逆止呃。适用于胃中寒冷型呃逆。

6.腹泻

腹泻是指以排便次数增多,粪质不成形,甚至呈稀水样,或带黏液脓血为主要特征的病症。其在中医学中属于泄泻范畴,分为寒湿内盛、湿热伤中、食滞胃肠、脾胃虚弱、肾阳虚衰、肝气乘脾等型。治疗以运脾化湿为原则。

方一

【组成】 车前草60g、生姜2片、红糖适量。

【用法】 水煎服,每日1剂,早晚各服1次。

【功用】 渗湿止泻。适用于湿盛之泄泻,寒湿、湿热均可用。

方二

【组成】 腊肉15g、生姜3片、鸡蛋1个。

【用法】 上药同放锅内炒熟吃。

【功用】 温中止泻。适用于寒湿内盛型腹泻。

方三

【组成】 枣树皮15g。

【用法】 将枣树皮研细末,每日3次,每次5g,温开水送下。

【功用】 敛肺涩肠,燥湿止泻。适用于寒湿内盛型腹泻。

【备用】 亦有用枣树皮煮鸡蛋者,疗效亦佳。

方四

【组成】 炒山楂60g、茶叶15g、生姜15g、红糖15g、白糖15g。

【用法】 将前3味药煎好,冲红糖、白糖服。

【功用】 消食化积,化湿止泻。适用于食滞胃肠型腹泻。

方五

【组成】 五倍子^{醋炒} 50g。

【用法】 研细末,每次服5g,米汤送下,每日2次。

【功用】 涩肠止泻。适用于滑肠泄泻经久不愈者。

方六

【组成】 干姜炭50g、炒车前子50g。

【用法】 上药研细末备用,每日3次,每次5g,温开水送服。

【功用】 温中化湿。适用于寒湿内盛型腹泻。

方七(《常见病验方选编》)

【组成】 茶叶10g、生姜8g。

【用法】 加水600ml,浓煎至150ml,1次服下。

【功用】 温中和胃,化湿止泻。适用于脾胃虚弱和寒湿内盛型腹泻见水泻不止者。

方八(《常见病验方选编》)

【组成】 石榴树叶 60 g、生姜 15 g、食盐 30 g。

【用法】 上药共炒黑,煎汤代茶,频频饮服。另取葱白、粗盐各适量,放锅内炒热,布包敷于腹部。

【功用】 温中和胃,涩肠止泻。适用于脾胃虚弱型腹泻。

方九(《中医外治法集要》)

【组成】 胡椒 10 g。

【用法】 胡椒研末,过筛,用新鲜姜汁调成膏状,以填满肚脐为度,外敷麝香暖脐膏。

【功用】 温里,散寒,止泻。适用于寒湿内盛型腹泻。

方十(《山东中医杂志》,1989 年第 8 期)

【组成】 葛根 50 g、白扁豆 100 g、车前草 150 g。

【用法】 上药水煎 20～30 分钟,去渣取液,放入脚盆中,兑适量开水,以水面超过足踝为度,水温保持在 30℃左右,泡脚 30～60 分钟,每日 3 次。

【功用】 清热,利湿,止泻。适用于湿热伤中型腹泻。

方十一(《浙江中医杂志》,1990 年第 1 期)

【组成】 胡桃肉 20 g。

【用法】 上药嚼服,每天 2 次,每次 10 g,

连服 2 个月。

【功用】 温肾止泻。适用于肾阳虚衰型腹泻。

方十二(《吉林中医药》,1990 年第 2 期)

【组成】 马齿苋 50 g、白头翁 50 g、黄柏 50 g、川芎 50 g、丹参 20 g、儿茶 20 g。

【用法】 上药水煎成 100 ml,加 2% 普鲁卡因 20 ml,每晚睡前保留灌肠 1 次,15 日为 1 个疗程。

【功用】 清热利湿,化瘀止泻。适用于湿热伤中型腹泻。

方十三(施今墨方)

【组成】 淮山药、糯米、土炒白术、薏苡仁、茯苓块各等份。

【用法】 上药共研细末,每次用 30 g,打糊如粥,加冰糖调味,每日当点心服 2 次。

【功用】 健脾养胃,化湿止泻。适用于脾胃虚弱型腹泻。

方十四(邓铁涛方)

【组成】 木香^{后下}10 g、黄连 8 g、柴胡 10 g、白芍 15 g、枳壳 10 g、太子参 30 g、茯苓 15 g、白术 15 g、生甘草 5 g。

【用法】 水煎服,每日 1 剂,早晚各服 1 次。

【功用】 健脾疏泄,理气止泻。适用于肝气乘脾型腹泻。

7.便秘

便秘指以大便次数减少,排便困难和粪质性状改变为主要表现的病症。其在中医学中亦称为便秘,分为热秘、冷秘、气秘、虚秘等。治疗以通下为主,但绝不可单纯用泻下药。

方一

【组成】 蜂蜜 60 g、芝麻油 60 ml。

【用法】 将上 2 味药混合，用开水冲服，先服 30 ml，若不愈再服 60 ml。

【功用】 润肠通便。适用于各型便秘，尤适于气秘、虚秘。

方二

【组成】 番泻叶 10 g。

【用法】 开水泡服。

【功用】 泻下通便。适用于热秘。

方三

【组成】 葱白 1 根、蜂蜜少许。

【用法】 取小指粗的葱白蘸蜂蜜徐徐插入肛门，来回拉动 3～4 次即取出，15 分钟后若无便排出，再做 1 次。

【功用】 润肠通便。适用于各型便秘。

【备注】 必要时可用手指挖出粪块。

方四

【组成】 决明子 60 g。

【用法】 煎浓取汁，1 次服下。

【功用】 润肠通便。适用于热秘。

方五（《中医验方汇编　第一辑》）

【组成】 黑芝麻 30 g、核桃仁 60 g。

【用法】 共捣烂，每日早晨服 1 匙，温开水送服。

【功用】 养血，润燥，通便。适用于血虚秘。

方六（《中医杂志》，2003 年第 9 期）

【组成】 鸡血藤 100 g。

【用法】 水煎取汁，早晚分服。

【功用】 养血通便。适用于血虚秘。

方七　润肠丸（上海龙华医院协定方）

【组成】 生首乌 15 g、玉竹 10 g、大腹皮 12 g、青皮 8 g、陈皮 10 g、生枳壳 10 g、乌药 10 g、青橘叶 10 g。

【用法】 水煎服，每日 1 剂，早晚各服 1 次。

【功用】 调气畅中，润肠通便。适用于气秘。

方八　润肠通便方（孟澍江方）

【组成】 生地黄 15 g、玄参 12 g、麦冬 10 g、柴胡 10 g、桃仁 10 g、杏仁 10 g、枳壳 12 g。

【用法】 水煎服，每日 1 剂，早晚各服 1 次。

【功用】 滋阴通便。适用于阴虚秘。

方九（来春茂方）

【组成】 肉苁蓉 30 g、白术 60 g、炙大黄 3 g。

【用法】 水煎服，每日 1 剂，早晚各温服 1 次。

【功用】 益肾健脾，润燥通便。适用于老年阴虚血少肠燥便秘。

方十　加味温下汤（赵海仙方）

【组成】 新会陈皮 10 g、熟附子 6 g、蜂蜜 30 g、半硫丸[冲服] 10 g、生甘草 6 g。

【用法】 水煎服，每日 1 剂，晚饭后 1 次服完。

【功用】 攻下冷积，温补脾阳。适用于冷秘和阳虚秘。

方十一　五子汤（蒲辅周方）

【组成】 女贞子 10 g、墨旱莲 8 g、肉苁蓉 12 g、柏子仁 10 g、火麻仁 12 g、决明子[炒香] 8 g、黑芝麻 10 g。

【用法】 水煎服，入白蜜 1 匙，分 2 次温服。

【功用】 滋肾益脾，润肠通便。适用于老年性便秘。

8.便血

便血是指血从肛门排出体外的一类病证,血色呈鲜红或暗紫甚至黑色,可见便前、便后、单纯下血,或与粪便混杂而下。其在中医学中分为肠道湿热、气虚不摄、脾胃虚寒等型。治疗以健脾止血为原则,但应排除痔疮、肛裂等疾病。

方一

【组成】　茜草 30 g。

【用法】　水煎,1 次服完。

【功用】　凉血止血。适用于肠道湿热型便血。

方二

【组成】　藕节 15 g、白果 30 g。

【用法】　上药共研细末,分 3 次以温开水送服,1 日服完。

【功用】　收敛止血。适用于各型便血。

方三

【组成】　鲜地黄 60 g、小蓟根 60 g。

【用法】　水煎服,每日 1 剂,早晚各服 1 次。

【功用】　凉血止血。适用于肠道湿热型便血。

方四

【组成】　地榆炭 30 g、椿根皮 30 g。

【用法】　水煎服,每日 1 剂,早晚各服 1 次。

【功用】　清热解毒,凉血止血。适用于肠道湿热型便血。

方五

【组成】　白萝卜 120 g、鲜椿根白皮 120 g、红糖 60 g、白糖 60 g。

【用法】　前 2 味药水煎取汁,冲化红糖、白糖服用。

【功用】　理气止血。适用于肠道湿热型便血。

方六

【组成】　百草霜 10 g、血余炭 10 g、椿根白皮 30 g、绿豆芽 120 g、红糖 60 g。

【用法】　前 3 味药水煎,将绿豆芽拧汁兑入药汤中,冲化红糖,加温顿服。

【功用】　收敛止血,健脾温中。适用于脾胃虚寒型便血。

方七(《中医验方汇编　第一辑》)

【组成】　臭椿树根上皮(去掉接触泥土的那一层皮)^{醋炒} 60 g、五倍子 5 g、黑大豆 120 g、生甘草 6 g。

【用法】　水煎服,成人按上述分量,小儿酌减。

【功用】　敛肠止血。适用于气虚不摄型便血。

方八(《中医验方汇编　第一辑》)

【组成】　丝瓜藤(以露天过冬者为佳) 90 g、金银花 10 g、生白芍 5 g、灶心土 1 块、生甘草 3 g。

【用法】　将丝瓜藤放瓦上炙成灰存性,研细末,拌蜂蜜,用余药煎汤送服丝瓜藤末约 6 g。

【功用】　养血通络,清热止血。适用于肠道湿热型便血。

方九(《普济方》)

【组成】　贯众适量。

【用法】　去皮、毛,焙干研末,每服 10 g,米汤送服。

【功用】　清热解毒,凉血止血。适用于肠道湿热型便血。

方十(《中医验方汇编》)

【组成】 木瓜^{研细末} 6 g、蜂蜜 6 g。

【用法】 上药为 1 次用量,先用白开水将蜂蜜溶解,再加入木瓜末冲服,每日早晚各服 1 次,连续服用。

【功用】 化湿,和中,止血。适用于各型便血。

方十一 治肠风方(《先醒斋医学广笔记》)

【组成】 党参 12 g、生黄芪 12 g、当归 10 g、白芍 15 g、生地黄 10 g、麦冬 15 g、地榆 10 g、山茱萸 10 g、五味子 5 g、荆芥炭 5 g、柴胡 10 g、白芷 8 g、炙甘草 5 g。

【用法】 水煎服,每日 1 剂,早晚各服 1 次。

【功用】 益气摄血,滋阴敛肠。适用于气虚不摄型便血。

方十二(秦伯未方)

【组成】 大萝卜皮、荷叶炭、生蒲黄各等份。

【用法】 大萝卜皮炒炭,上药共研末,每次用米汤调服 3 g。

【功用】 清热止血。适用于肠道湿热型便血。

9.胃下垂

胃下垂是指站立时,胃的下缘达盆腔,胃小弯弧线最低点降到髂嵴连线以下的一类疾病。以腹胀、腹痛、恶心、呕吐、便秘为主要表现。其在中医学中属于胃缓范畴,分为脾虚气陷、虚寒夹饮、肝胃不和、胃阴不足、胃络瘀滞等型。治疗以健脾益气为原则。

方一 柴平汤(《重订通俗伤寒论》)

【组成】 柴胡 10 g、法半夏 10 g、党参 10 g、黄芩 10 g、厚朴 10 g、陈皮 10 g、苍术 15 g、干姜 3 g、大黄 3 g、生甘草 5 g。

【用法】 水煎服,每日 1 剂,早晚各服 1 次。

【功用】 疏肝和胃。适用于肝胃不和型胃下垂。

方二 扶肝举胃汤(《中医杂志》,1982 年第 2 期)

【组成】 柴胡 25 g、生黄芪 25 g、党参 20 g、香附子 15 g、肉桂 10 g、肉苁蓉 10 g、升麻 10 g、炒葛根 10 g、山萸肉 12 g、生甘草 10 g。

【用法】 水煎服,每日 1 剂,早晚各服 1 次。

【功用】 疏肝理气,补脾举陷。适用于脾虚气陷与肝胃不和型胃下垂。

方三 益气防风汤(《中医杂志》,2003 年第 7 期)

【组成】 炒防风 30 g、生黄芪 30 g、红参(单煎另服)10 g、白术 10 g、炒当归 10 g、升麻 10 g、柴胡 10 g。

【用法】 水煎服,每日 1 剂,早晚各服 1 次。

【功用】 补气升陷。适用于脾虚气陷型胃下垂。

方四(《江苏中医药》,1982 年第 6 期)

【组成】 肉桂(刮去粗皮生用)1 g、炒五倍子 2 g、炒何首乌 3 g。

【用法】 此为 1 次量,上药分研细末和匀,每日用凉开水一次服下。20 日为 1 个疗程,用 1~2 个疗程。

【功用】 温胃化饮。适用于虚寒夹饮型

胃下垂。

方五　升胃饼(《上海中医药杂志》,1987年第 8 期)

【组成】　蓖麻仁 10 g、升麻粉 2 g。

【用法】　将蓖麻仁捣烂如泥,拌入升麻粉,制成直径 2 cm、厚 1 cm 的圆饼,敷百会穴,以胶布固定,然后用灌有 80℃热水的盐水瓶熨烫药饼 30 分钟,每日 3 次,每块药饼连用 5 日,休息 1 日后更换新药饼,10 日为 1 个疗程,共治 3 个疗程。

【功用】　通络举陷。可用于各型胃下垂。

方六(朱良春方)

【组成】　苍术 20 g。

【用法】　泡水代茶,频频饮服。此为 1 日量,应坚持服用。

【功用】　燥湿健脾。适用于虚寒夹饮型胃下垂。

方七　增液复津方(孟澍江方)

【组成】　玄参 10 g、麦冬 15 g、细生地黄 10 g、砂仁^{后下} 3 g。

【用法】　用水 500 ml,煮取 300 ml,分 2 次服。所余药渣,再加水 400 ml,煮取 200 ml 服。

【功用】　滋养胃阴。适用于胃阴不足型胃下垂。

方八　参芪丹鸡黄精汤(朱进忠方)

【组成】　生黄芪 30 g、红参(单煎另服) 10 g、丹参 30 g、鸡血藤 30 g、黄精 10 g、生地黄 10 g、苍术 15 g、白术 10 g、青皮 10 g、陈皮 10 g、柴胡 10 g、三棱 10 g、莪术 10 g、薄荷 5 g、砂仁 10 g、莱菔子 10 g。

【用法】　水煎服,每日 1 剂,早晚各服 1 次。

【功用】　理气养血,化瘀和胃。适用于胃络瘀滞型胃下垂。

10.病毒性肝炎

病毒性肝炎是由各型肝炎病毒所致的以肝脏病变为主的传染性疾病。以乏力、食欲减退、肝区疼痛、黄疸为主要表现。其在中医学中属于肝着、胁痛、黄疸等范畴,分为湿热蕴结、肝气郁滞、肝郁脾虚、肝肾阴虚、脾肾阳虚、瘀血阻络等型。治疗以疏肝健脾兼清湿热为原则。

方一

【组成】　茵陈 30 g、栀子 10 g、黄柏 10 g。

【用法】　水煎服,每日 1 剂,早晚各服 1 次。

【功用】　清热,利湿,退黄。适用于湿热蕴结型肝炎。

方二

【组成】　青黛 10 g、明矾 20 g。

【用法】　上药研细末,每日 3 次,每次取 1 g 冲服,也可装胶囊服。

【功用】　清肝泻火,利湿退黄。适用于湿热蕴结型肝炎兼有体倦、胸腹饱闷、食下即胀、尿少、有时大便稀溏、身目尿黄者。

方三

【组成】　明矾 0.1 g、糯稻草 30 g。

【用法】　水煎服,每日 1 剂,早晚各服 1 次。

【功用】　清热,利湿,退黄。适用于湿热

蕴结型肝炎。

【备注】 单用糯稻草煎服亦可。

方四

【组成】 青麦苗 250 g、红糖 60 g。

【用法】 青麦苗捣碎取汁,炖开后加红糖冲服,每日 1 剂。

【功用】 清热退黄。适用于湿热蕴结型肝炎。

方五

【组成】 茵陈 30 g、板蓝根 30 g、大枣 10 枚。

【用法】 水煎服,每日 1 剂,早晚各服 1 次。

【功用】 清热,利湿,退黄。适用于湿热蕴结型肝炎。

方六

【组成】 穿心莲 75 g。

【用法】 研细粉,每日 3 次,每次 1.5 g,吞服(可装入胶囊),15 日为 1 个疗程。

【功用】 清热解毒。适用于湿热蕴结型慢性肝炎活动期。

方七

【组成】 茵陈 60 g、厚朴 30 g、陈皮 30 g、五灵脂 30 g、煅皂矾 30 g、核桃仁 30 g、大枣肉 30 g(煮去皮核)、麦面 30 g。

【用法】 上药共研细粉,炼蜜为丸,每日 2 次,每次 6 g,白开水送服。

【功用】 养血清肝,利湿退黄。适用于贫血的肝炎患者。

方八

【组成】 丹参 50 g、红糖 30 g。

【用法】 浓煎冲红糖,分 2 次服,每日 1 剂。

【功用】 活血通络。适用于瘀血阻络型无黄疸性肝炎。

方九

【组成】 苦丁香(甜瓜蒂)、赤小豆各等份。

【用法】 上药共研细末,吹鼻孔,每日 3～4 次,每隔 40 分钟吹 1 次,吹后鼻流黄水。

【功用】 利湿退黄。适用于湿热蕴结型黄疸性肝炎。

方十 1 号健肝胶囊(《朱守华从医心得》)

【组成】 第 1 组:白花蛇舌草 60 g、板蓝根 60 g、泽泻 30 g、猪苓 60 g、垂盆草 120 g、鸡内金 60 g、龙胆草 15 g、生栀子 30 g、川大黄 20 g、生麦芽 100 g、炒神曲 100 g。

第 2 组:虎杖 30 g、贯众 30 g、土茯苓 30 g、车前草 120 g、蒲公英 60 g、茵陈 30 g。

第 3 组:羚羊角粉 10 g、熊胆粉 20 g。

【用法】 先将第 1 组药加工成极细粉,后将第 2 组药水煎 2 次取汁浓缩至 300 ml,加入第 1 组药粉,干燥后再加入第 3 组药,拌匀后装入 0 号胶囊壳备用。每次 3～4 粒,每日 3 次,小儿酌减,饭前温开水送服。

【功用】 清热解毒,利湿退黄。适用于湿热蕴结型肝炎。

方十一 2 号健肝胶囊(《朱守华从医心得》)

【组成】 第 1 组:白花蛇舌草 60 g、板蓝根 60 g、黄芩 30 g、枳壳 60 g、生白芍 30 g、橘络 20 g、赤芍 60 g、醋延胡索 20 g、炒麦芽 60 g、炒鸡内金 30 g、炒神曲 60 g、川大黄 20 g。

第 2 组:虎杖 30 g、生贯众 30 g、土茯苓 30 g、柴胡 30 g、醋川楝子 20 g、佛手 20 g、炒莱菔子 30 g。

第 3 组:熊胆粉 20 g。

【用法】 先将第 1 组药加工成极细粉,后将第 2 组药水煎取汁浓缩至 300 ml,加入第 1 组药粉,干燥后再加入第 3 组药,拌匀装入 0 号胶囊壳备用。每次 3～4 粒,每日 3 次,小儿酌减,饭前温开水送服。

【功用】　疏肝理气,清热利湿。适用于肝气郁滞型肝炎。

方十二　慢肝六味饮(邓铁涛方)

【组成】　太子参 30 g、茯苓 15 g、白术 12 g、珍珠草 30 g、川萆薢 10 g、生甘草 5 g。

【用法】　水煎服,每日 1 剂,早晚各服 1 次。

【功用】　扶土抑木,健脾化湿。适用于肝郁脾虚型肝炎。

方十三　荣肝汤(关幼波方)

【组成】　党参 12 g、炒白术 10 g、炒苍术 10 g、木香 10 g、茵陈 15 g、当归 12 g、白芍 15 g、醋香附 10 g、佛手 10 g、山楂 15 g、泽兰 15 g、生牡蛎 15 g、王不留行 12 g。

【用法】　水煎服,每日 1 剂,早晚各服 1 次。

【功用】　健脾疏肝,活血化瘀,清热利湿。适用于肝郁脾虚、气滞血瘀、湿热未清者。

方十四　加味一贯煎(章真如方)

【组成】　生地黄 15 g、枸杞 10 g、白芍 15 g、当归 10 g、麦冬 10 g、条参 15 g、郁金 10 g、川楝子 10 g。

【用法】　水煎服,每日 1 剂,早晚各服 1 次。

【功用】　滋阴养血,理气疏肝。适用于肝肾阴虚型肝炎。

方十五　黄肿丸(朱祖经方)

【组成】　安肉桂 15 g、丁香 15 g、茵陈 120 g、制附片 60 g、枯矾 45 g、糯米 250 g、黑大豆 100 g、鸡内金 45 g、白豆蔻 25 g。

【用法】　上药共研细末,过筛,炼蜜为丸,每丸 2 g,每次服 10 g,每日 3 次,白开水或淡盐汤送服。

【功用】　温补脾肾,行气化湿。适用于脾肾阳虚型肝炎。

11.脂肪肝

脂肪肝是指肝脏脂肪代谢功能发生障碍,导致脂类物质在肝细胞内贮积量超过肝重量 5％的一类病证,包括酒精性脂肪肝和非酒精性脂肪肝。轻中度患者可无明显症状,重度患者可见乏力、食欲减退等表现。其在中医学中属于肝癖范畴,分为肝郁脾虚、肝胆湿热、瘀血阻络、肝肾阴虚等型。治疗以疏肝健脾、祛湿化痰为原则。

方一　减肥降脂方(《朱守华从医心得》)

【组成】　紫丹参 60 g、决明子 60 g、山楂肉 60 g、泽泻 60 g、西红花 10 g、粉甘草 10 g。

【用法】　上药共研粗末,均分 30 包,每日 1 包,代茶频饮。

【功用】　活血化瘀,化湿祛浊。适用于瘀血阻络型脂肪肝。

方二(《中医杂志》,1988 年第 1 期)

【组成】　荷叶 12 g、泽泻 15 g、茯苓 15 g、决明子 15 g、薏苡仁 15 g、汉防己 15 g、白术 15 g、陈皮 10 g。

【用法】　水煎服,每日 1 剂,分 3 次服。

【功用】　疏肝健脾,理气化湿。适用于肝郁脾虚型脂肪肝。

方三　化脂腹肝汤(张瑞霞方)

【组成】　丹参 15 g、茵陈 20 g、泽泻

20 g、黄芩 12 g、山楂 12 g。

【用法】 水煎服,每日 1 剂,早晚饭前温服。

【功用】 疏肝活血,清热化湿。适用于肝胆湿热型脂肪肝。

方四(吴沛田方)

【组成】 墨旱莲 30 g、女贞子 20 g、泽泻 15 g、当归 15 g。

【用法】 水煎服,每日 1 剂,早晚各服 1 次。

【功用】 滋阴活血,祛湿化瘀。适用于肝肾阴虚型脂肪肝。

方五(沈有庸方)

【组成】 生山楂 10 g、决明子 15 g。

【用法】 泡水代茶,频频饮服。

【功用】 清热化浊。适用于实证型脂肪肝。

方六 消脂利肝丸(吴震西方)

【组成】 柴胡 30 g、生白芍 60 g、广郁金 100 g、莪术 60 g、鸡内金 60 g、生山楂 100 g、丹参 60 g、熟大黄 60 g、炒枳壳 60 g、泽泻 60 g、炒白术 60 g、云苓 60 g。

【用法】 上药共研极细末,以夏枯草 100 g、荷叶 100 g 煎汤代水,泛为丸,每丸 1 g,每次服 5 g,每日 3 次。

【功用】 疏肝健脾,行气散瘀。适用于肝郁脾虚和瘀血阻络型脂肪肝。

12.胆囊炎

胆囊炎是由细菌性感染或化学性刺激引起的胆囊炎性病变。以右胁肋部牵引右肩背部疼痛、厌油、黄疸为主要表现。其在中医学中属于胁痛、黄疸等范畴,分为肝郁气滞、肝胆湿热、脓毒热盛等型。治疗以疏利肝胆湿热为主。

方一(《四川中医》,1988 年第 9 期)

【组成】 栀子粉 10 g、大黄粉 10 g。

【用法】 上药用蓖麻子油或液体石蜡加数滴 75% 酒精调成糊状,敷痛处,加盖纱布固定,每次保持 1 日。

【功用】 清热解毒,通里攻下。适用于脓毒热盛型胆囊炎。

方二 胆豆丸(《四川中医》,1990 年第 11 期)

【组成】 健猪胆 10 个(连同胆汁)、绿豆 250 g、生甘草 50 g。

【用法】 将绿豆分别装入猪胆中,用线缝紧,洗净猪胆外污物,放入锅内蒸约 2 小时取出捣烂,再用生甘草煎汁泛为丸,烤干备用。每日早、中、晚各服 10 g,10 日为 1 个疗程。

【功用】 疏肝,利胆,清热。适用于各型胆囊炎。

方三(《辽宁中医杂志》,1989 年第 1 期)

【组成】 白芷 10 g、花椒 15 g、苦楝子 50 g、葱白 20 g、韭菜兜 20 g、白醋 50 ml。

【用法】 先将前 3 味研末,后将葱白、韭菜兜捣烂如泥,再用白醋将上述药物拌匀,敷于中脘穴周围,外用透明薄膜覆盖,最后用腹带(或胶布)加固,每天换贴 1 次,可连贴 2～4 次。

【功用】 疏肝,理气,止痛。适用于肝郁气滞型胆囊炎。

姜 10 g、瓜蒌仁 18 g、桂枝 10 g、龙胆草 6 g、生甘草 6 g。

方四(《山东中医杂志》,1994 年第 4 期)

【组成】 鲜五爪龙 500 g。

【用法】 水煎成 500 ml,1 日内分 4～6 次服完。

【功用】 清热利湿,消瘀解毒。适用于肝胆湿热型胆囊炎。

方五(彝族民间经验方)

【组成】 野荞麦块根 10 g、核桃 3 个。

【用法】 将野荞麦根洗净,与核桃仁一起嚼服,每日 2 次,饭后服。

【功用】 清热解毒,润肠通便。适用于脓毒热盛型胆囊炎。

方六 柴胡桂姜胆草汤(朱良春方)

【组成】 柴胡 10 g、生牡蛎^{先煎}30 g、干

【用法】 水煎服,每日 1 剂,早晚各服 1 次。

【功用】 平调寒热,通降气机。适用于肝郁气滞型胆囊炎。

【备注】 胁痛明显时配合嚼服生吴茱萸 20 粒,每日 3～5 次。

方七 变通大柴胡汤(刘渡舟方)

【组成】 柴胡 20 g、大黄 10 g、白芍 10 g、枳实 10 g、黄芩 10 g、清半夏 10 g、郁金 10 g、生姜 15 g。

【用法】 每日 1～2 剂,水煎,分 2 次服。

【功用】 疏肝利胆,清热通腑。适用于肝胆湿热和脓毒热盛型胆囊炎。

13.胆石症

胆石症是胆囊结石和胆管结石的总称。以右上腹痛,向肩背放射,餐后加重为主要表现。其在中医学中属于胁痛、黄疸范畴,分为肝郁气滞、湿热、毒热等型。治疗以清热祛湿、利胆排石为原则。

方一

【组成】 川金钱草 120 g。

【用法】 水煎服,每日 1 剂,早晚各服 1 次。

【功用】 清热,利湿,退黄。适用于湿热型胆石症。

方二

【组成】 茵陈 90 g、龙胆草 90 g、郁金 90 g、木香 90 g、枳壳 90 g、猪胆汁(牛或羊的胆汁均可)500 ml。

【用法】 前 5 味药共研细粉,胆汁熬浓到 250 ml,拌入药末中,并加适量蜂蜜做成药丸,每丸 10 g,每日早晚各服 1 丸。

【功用】 清热利湿,行气利胆。适用于湿热型胆石症。

方三

【组成】 郁金 40 g、硫酸钠 70 g、滑石 110 g、明矾 30 g、生甘草 20 g。

【用法】 上药共研细末,每次吞服 5 g,每日 2 次。连服 20～30 日,小儿用量酌减,孕妇忌服。

【功用】 清热解毒。适用于毒热型胆石症。

方四

【组成】 金钱草 60 g、茵陈 30 g、广木香 10 g、郁金 10 g、黄芩 10 g、枳壳 10 g。

【用法】 水煎服,每日1～2剂。

【功用】 清热利湿,理气退黄。适用于湿热型胆石症。

【备注】 高热者加金银花15 g、连翘15 g;黄疸者加龙胆草10 g、栀子10 g;大便秘结者加大黄^{后下}10 g、玄明粉^{冲服}10 g;恶心、呕吐者加竹茹(或陈皮)、姜半夏各10 g。

方五(《常见病验方选编》)

【组成】 玉米须30 g、芦根30 g、茵陈15 g。

【用法】 水煎服,每日1剂,早晚各服1次。

【功用】 清热、利湿、排石。适用于湿热型胆石症见泥沙样结石,或静止期胆道内有较小的结石者。

方六(《秘验方》)

【组成】 丝瓜络(煅存性研细末)60 g、金钱草60 g。

【用法】 先煎金钱草,后加黄酒数滴,送服丝瓜络末,每服10 g,每日3次。

【功用】 清热利湿,通络排石。适用于湿热型胆石症。

方七(《浙江中医杂志》,1991年第12期)

【组成】 鲜虎耳草30 g。

【用法】 以米酒与水各半煎服,每日1剂,早晚各服1次。若无鲜品,可用干品

15 g代替,但疗效略差。

【功用】 清热解毒,利胆排石。适用于毒热型胆石症。

方八 消积二金散(欧阳锜方)

【组成】 郁金30 g、鸡内金10 g。

【用法】 共研细末(过细目筛,去粗渣不用),每日2～3次,每次用白开水送服1～3 g。

【功用】 利胆排石。适用于各型胆石症。

方九 胆石方(邓铁涛方)

【组成】 柴胡10 g、太子参15 g、金钱草30 g、广郁金15 g、白芍药15 g、生蒲黄10 g、五灵脂10 g、生甘草5 g。

【用法】 水煎服,每日1剂。早晚各服1次。

【功用】 疏肝健脾,利胆排石。适用于肝气郁滞型胆石症。

方十 利胆五金汤(俞慎初方)

【组成】 金钱草30 g、海金沙15 g、鸡内金10 g、金铃子10 g、川郁金10 g、玉米须15 g。

【用法】 水煎服,每日1剂,早晚各服1次。

【功用】 清热利湿,散结排石。适用于湿热型胆石症。

14. 肝硬化

肝硬化是一种由不同病因长期作用于肝脏引起的慢性、进行性、弥漫性肝病的终末阶段,以肝功能减退和门静脉高压症为特点,失代偿期可出现腹腔积液、上消化道出血、肝性脑病等严重并发症。其在中医学中属于胁痛、黄疸、臌胀、积聚等范畴,分为湿热内阻、肝脾血瘀、肝郁脾虚、脾虚湿盛、肝肾阴虚、脾肾阳虚等型。治疗分初、中、末三期,初期属邪实,以消散为主;中期属邪实正虚,应消补兼施;末期以正虚为主,应扶正消积。

方一

【组成】　大黑鱼 1 条、芒硝 30 g、蚕豆适量。

【用法】　将鱼去鳞及肠杂,装入芒硝和蚕豆(装满鱼腹),用麻线扎紧,煮熟吃鱼和蚕豆,喝汤。

【功用】　泻下攻积,清热利水。适用于湿热内阻型肝硬化及肝硬化腹水见正气亏虚不明显者。

方二

【组成】　猫胎盘 1 个。

【用法】　将猫胎盘放瓦上焙干研末,每日 1 个,开水送服,连服 7 日。

【功用】　养血益气,温肾利水。适用于脾肾阳虚型晚期肝硬化腹水。

方三

【组成】　炒棉籽 180 g、王不留行 60 g、笼头纸 10 g(可用丹参 30 g 代替)、海南沉香 12 g、冬虫夏草 10 g。

【用法】　将上药共研细末,炼蜜为丸,每丸 10 g,重者每日服 2 丸,轻者每日服 1 丸。

【功用】　温阳补肾,行气利水。适用于脾肾阳虚型肝硬化。

方四

【组成】　柴胡 10 g、当归 10 g、白芍 15 g、云苓 10 g、白术 10 g、郁金 10 g、桃仁 12 g、生牡蛎^{先煎} 30 g、醋香附 15 g、枳壳 10 g。

【用法】　水煎服,每日 1 剂,早晚各服 1 次。

【功用】　疏肝健脾,活血祛瘀。适用于肝脾血瘀型肝硬化。

【备注】　胸胁痛者加木香 10 g、川楝子 10 g、延胡索 10 g;肝脾大者加三棱 8 g、莪术 10 g。

方五

【组成】　活癞蛤蟆 1 只、砂仁^{研粉} 15 g。

【用法】　将癞蛤蟆剖开去肠杂,装入砂仁粉扎好,放瓦上用木柴火焙干,研为细末,分 4 次服,每日 2 次,黄酒冲服。或将砂仁装入癞蛤蟆口内,加水 1 000 ml,煎成 150 ml,每日 1 次,连服 3～5 日。

【功用】　行气利水。适用于脾虚湿盛型肝硬化。

方六

【组成】　汉防己 15 g、生黄芪 15 g、云苓 15 g、当归 12 g、葶苈子 12 g、椒目 10 g、木香 10 g、青皮 10 g、大黄 10 g、砂仁^{后下} 6 g。

【用法】　水煎服,每日 1 剂,早晚各服 1 次。

【功用】　健脾益气,利湿行水。适用于脾虚湿盛型肝硬化。

方七

【组成】　九头狮子草根(京大戟)适量。

【用法】　洗净晒干,微火炒成咖啡色,研成粉末装胶囊,每 30 g 装入 100 粒,成人每次服 13～16 粒,小儿减半,早饭后 2 小时温开水送服。每 3～7 日可服 1 次。

【功用】　泻水逐饮,消肿散结。适用于湿热内阻型肝硬化。

【备注】　对肝硬化腹水、心脏病腹水、肾脏病腹水、晚期血吸虫病腹水均可使用。

方八

【组成】　葫芦 1 个、白萝卜子 30 g、白糖 500 g。

【用法】　将葫芦上面开口,去部分内瓤,再将白萝卜子和白糖装入葫芦内,把口盖好,水煎,当茶饮之。

【功用】　下气利水。适用于各型肝硬化腹水的辅助治疗。

方九

【组成】　甘遂 15 g、甘草 10 g。

【用法】　将甘遂研细末,用水调成糊状,敷于关元穴(脐中下 3 寸),另取生甘草煎汤内服,待大便泻水后去除敷药。

【功用】 泻水逐饮,补脾益气。适用于脾虚湿盛型肝硬化。

【备注】 甘遂攻伐力猛,有毒,应中病即止,不可久用。

方十 行气导水汤(《朱守华从医心得》)

【组成】 汉防己 10 g、川椒目 6 g、葶苈子 8 g、猪牙皂 5 g、制杏仁 10 g、王不留行 15 g、沉香 6 g、赤茯苓 30 g、车前子[包煎] 30 g、制蝼蛄[研粉] 6 条、将军干[研粉] 6 条。

【用法】 将上药用清水 1 000 ml 浸泡 30 分钟,用武火煎开,再用文火煎 20 分钟,滤出药汁,再加水 800 ml,煎开 20 分钟后,滤出药汁。将两次药汁混合在一起,晚上临睡前服 3/5,早上加温后空腹服完,并随药冲服将军干、蝼蛄粉。

【功用】 行气利水。适用于实证型肝硬化腹水。

方十一 加味大腹水肿散(《朱守华从医心得》)

【组成】 黑白丑[各] 25 g、西大黄 25 g、葶苈子 20 g、川椒目 10 g、人工牛黄粉 6 g、桂心 25 g、昆布 30 g、海藻 30 g。

【用法】 先把海藻、昆布洗净去杂质晒干,与黑白丑、桂心、葶苈子、川椒目、西大黄共研细末,再加入人工牛黄粉拌匀装瓶备用。每次 3 g。

【功用】 通腑泄热,利水消肿。适用于湿热内阻型肝硬化腹水。

方十二 (《辽宁中医杂志》,1982 年 1 期)

【组成】 青蛙 1 只、砂仁 20 g、鸡矢醴 3 g、黑白丑各 10 g。

【用法】 将青蛙腹部除去内脏,放入诸药,用纸包裹扎紧,外涂一层稀泥糊,用文火焙焦黄(但不要烧成炭),研面水泛为丸。每服 2 g,每日服 3 次。

【功用】 健脾,利水,行气。适用于脾虚湿盛型肝硬化腹水。

方十三 (《中医杂志》,1991 年第 7 期)

【组成】 生黄芪 40 g、莪术 40 g、薏苡仁 30 g、牵牛子 50 g、桃仁 50 g、红花 50 g。

【用法】 上药水煎,浓缩成稀粥样约 150 ml,洗净腹壁,将浓缩药敷于上至肋弓下缘,下至脐下 2 寸处,上盖纱布,待干燥后即可穿衣,每 2 日换药 1 次,一般敷药 3~5 次。

【功用】 健脾益气,活血利尿。适用于肝脾血瘀、脾虚湿盛型肝硬化腹水,尤宜于顽固性腹水。

方十四 (《四川中医》,1997 年第 6 期)

【组成】 全蝎 5 g、蜈蚣 5 g、麝香 0.8 g。

【用法】 上药分别研碎后同白酒 1 L 放入猪脬(干品)内,用细绳扎牢脬口,用一条宽 20 cm、长 100 cm 白布束于腰间,使猪脬固定在脾肿大的部位,1 剂为 1 个疗程,5~7 日药液基本渗完,再行第 2 个疗程。

【功用】 行气通络,消积散结。适用于肝硬化脾功能亢进者。

方十五 (邓铁涛方)

【组成】 淮山药 30 g、薏苡仁 30 g、鳖(或龟)500 g。

【用法】 煲汤或炖服。每日服 1~2 次。

【功用】 健脾填精。适用于肝硬化失代偿期见低白蛋白血症者。

方十六 养阴柔肝汤(韩哲仙方)

【组成】 北沙参 10 g、石斛 10 g、麦冬 10 g、白芍 15 g、枸杞 10 g、女贞子 10 g、墨旱莲 10 g、郁金 10 g、川楝子 10 g。

【用法】 水煎服,每日 1 剂,早晚各服 1 次。

【功用】 柔肝养阴,软坚散结。适用于肝肾阴虚型肝硬化。

方十七 复肝丸(朱良春方)

【组成】 土鳖虫 10 g、红参须 6 g、紫河车 10 g、广姜黄 10 g、参三七 10 g、炮山甲 15 g、鸡内金 10 g、石见穿 6 g、虎杖 10 g、糯稻根 6 g。

【用法】　水泛为丸,每服 3 g,每日 2 次。也可水煎服,每日早晚各 1 次。

【功用】　破瘀散结,解毒消积。适用于肝脾血瘀型肝硬化代偿期。

方十八　桃丹二甲汤

【组成】　桃仁 12 g、丹参 15 g、炮山甲^{先煎} 12 g、制鳖甲^{先煎} 15 g、白术 12 g、党参 15 g、白花蛇舌草 30 g、玫瑰花 10 g、佛手花 10 g、生甘草 10 g。

【用法】　水煎服,每日 1 剂,早晚各服 1 次,每次服 200 ml,30 日为 1 个疗程。休息 2 日后,再进行下个疗程,2 个疗程即可见明显疗效。

【功用】　清热利湿,化瘀软坚。适用于湿热内阻、肝脾血瘀型肝硬化。

【备注】　患者注意精神和生活调养,忌烟酒及辛辣、油腻等刺激性食物。

【供方人】　秦斌(安徽省宿州市第一人民医院)。

第三节　循环系统疾病

1.高血压病

高血压病是一种主要由高级神经中枢功能失调引起的以血压升高为主要表现的全身性疾病。其在中医学中多属眩晕、头痛等范畴;分为肝阳上亢、肝肾阴虚、气血亏虚、肾精不足、痰浊中阻等型。治疗以补虚泻实、调整阴阳为原则。

方一

【组成】　决明子 30 g。

【用法】　微炒泡茶饮。

【功用】　清热泻火。适用于肝阳上亢型高血压病。

方二

【组成】　芹菜、海带各适量。

【用法】　水煎当茶喝。

【功用】　祛痰平肝。适用于痰浊中阻和肝阳上亢型高血压病。

方三

【组成】　生铁锈水 120 ml。

【用法】　熬小米粥吃。

【功用】　平肝镇惊。适用于肝阳上亢型高血压病。

方四

【组成】　茺蔚子 12 g、桑枝 30 g、桑叶 8 g。

【用法】　水煎服,每日 1 剂,早晚各服 1 次。也可煎水洗脚。

【功用】　清热祛湿,养血平肝。适用于肝阳上亢和痰浊中阻型高血压病。

方五

【组成】　夏枯草 15 g、连翘 15 g、怀牛膝 30 g、蒲公英 30 g。

【用法】　水煎服,每日 1 剂,早晚各服 1 次。

【功用】　清热平肝,散结消肿。适用于肝阳上亢型高血压病。

方六

【组成】 臭梧桐根 30 g、枸杞 30 g、桑树根 30 g。

【用法】 水煎服,每日 1 剂,早晚各服 1 次。

【功用】 清湿热,补肝肾。适用于肝肾阴虚型高血压病。

方七

【组成】 生杜仲 25 g、夏枯草 20 g、杭菊花 5 g、条黄芩 10 g、生牡蛎^{先煎} 12 g、龙胆草 10 g。

【用法】 水煎服,每日 1 剂,早晚各服 1 次。

【功用】 平肝潜阳,清热泻火。适用于肝阳上亢型高血压病。

方八 高血压病方(《朱守华从医心得》)

【组成】 炒杜仲 12～18 g、夏枯草 20～30 g、生白芍 12～16 g、何首乌 10～15 g、龙胆草 3～6 g、条黄芩 9～12 g、生甘草 3～6 g。

【用法】 将上药用清水 1 000～1 200 ml 浸泡 30 分钟后用武火煎开,再用文火煎 20 分钟,滤出药汁,再加清水 800～1 000 ml 续煎 20 分钟后滤出药汁,将两药混合后,分早晚两次温服。

【功用】 清热养阴,平肝潜阳。适用于肝阳上亢型高血压病。

方九(《常见病验方选编》)

【组成】 豨莶草 30 g、槐花 30 g。

【用法】 水煎服,每日 1 剂,早晚各服 1 次。

【功用】 清肝泻火,凉血祛湿。适用于肝阳上亢型高血压病。

【备注】 亦可单用豨莶草 6～15 g,煎汤代茶饮服。

方十(《常见病验方选编》)

【组成】 钩藤 12 g、白蒺藜 15 g、川牛膝 10 g。

【用法】 水煎服,每日 1 剂,早晚各服 1 次。

【功用】 祛湿化痰,健脾补肾。适用于痰浊中阻型高血压病。

方十一(《常见病验方选编》)

【组成】 盐附子 30 g、生地黄 30 g。

【用法】 上药捣烂,每晚敷两足心,外用纱布包扎。

【功用】 滋阴温阳。

方十二(《中医杂志》,1995 年第 4 期)

【组成】 吴茱萸 60 g。

【用法】 研粗末,用米醋、鸡蛋清调糊,每晚睡前贴敷双侧涌泉穴,次晨取下,每晚复行此法。

【功用】 温化通降,引火归元。适用于各型高血压病。

方十三 加味八珍汤(《陕西中医》,2008 年第 2 期)

【组成】 熟地黄 10 g、当归 10 g、白芍 10 g、川芎 15 g、白术 10 g、天麻 10 g、党参 20 g、泽泻 20 g、茯苓 15 g、炙甘草 6 g。

【用法】 水煎服,每日 1 剂,早晚各服 1 次。

【功用】 补养气血,健运脾胃。适用于气血亏虚型高血压病。

方十四(沈仲圭方)

【组成】 蚕豆花适量。

【用法】 开水泡,当茶饮,以上为 1 日量,须久服始效。

【功用】 止血降压。适用于各型高血压病。

方十五 莲椹汤(邓铁涛方)

【组成】 莲须 10 g、桑椹 12 g、女贞子 12 g、墨旱莲 12 g、淮山药 30 g、龟甲^{先煎} 30 g、怀牛膝 15 g。

【用法】　水煎服,每日 1 剂,早晚各服 1 次。

【功用】　滋肾养肝。适用于肝肾阴虚型高血压病。

方十六　肝肾双补汤(邓铁涛方)

【组成】　桑寄生 30 g、何首乌 30 g、川芎 10 g、淫羊藿 10 g、玉米须 30 g、杜仲 10 g、磁石^{先煎} 30 g、生龙骨^{先煎} 30 g。

【用法】　水煎服,每日 1 剂,早晚各服 1 次。

【功用】　补肾填精,平肝潜阳。适用于肾精不足型高血压病。

方十七　赭决九味汤(邓铁涛方)

【组成】　生黄芪 30 g、党参 15 g、陈皮 10 g、法半夏 10 g、茯苓 15 g、代赭石^{先煎} 30 g、决明子 30 g、白术 15 g、生甘草 5 g。

【用法】　水煎服,每日 1 剂,早晚各服 1 次。

【功用】　燥湿祛痰,健脾益气。适用于痰浊中阻型高血压病。

方十八(刘渡舟方)

【组成】　益母草 30 g、夏枯草 15 g、龙胆草 8 g、白芍 25 g、炙甘草 8 g。

【用法】　每日 1 剂,水煎服,分 2～3 次服。

【功用】　疏肝清热,利水活血。适用于各型高血压病。

2.心律失常

心律失常是指因心脏起搏和传导功能紊乱而发生的心脏节律、频率和(或)激动顺序异常的一组病证。以心慌、胸闷、头晕,甚至晕厥为主要表现。其在中医学中属于心悸、怔忡、胸痛、眩晕等范畴,分为心脾两虚、阴虚火旺、心阳不足、水饮凌心、心血瘀阻、痰火扰心、心气不足、气阴两虚等型。治疗以明辨虚实、养心安神为原则。

方一

【组成】　朱砂^{研细末} 3 g、猪心 1 个。

【用法】　将朱砂装入猪心内扎紧,放在砂锅内煮熟吃。上药为 1 日量,连吃 6～7 日。

【功用】　镇静安神。适用于心气虚型心动过速。

方二

【组成】　辽沙参 15 g、夜交藤 75 g、牡丹皮 15 g、老琥珀 15 g、镜面砂 15 g、全当归 15 g、没药 12 g、粉甘草 60 g。

【用法】　上药共研细末,每日 3 次,每次 3 g,温开水送下。

【功用】　滋阴和血,镇静安神。适用于阴虚火旺和气阴两虚型心动过速。

方三　茯神茶(《秘验方》)

【组成】　茯神 5 g、炙远志 8 g、枣仁 3 g、桂圆肉 10 g、红枣 5 g、橘饼 1 个。

【用法】　煎水代茶饮服。

【功用】　益气健脾,养血宁心。适用于心脾两虚型。

方四　旋覆郁金汤(董建华方)

【组成】　旋覆花^{包煎} 10 g、广郁金 10 g、丹参 10 g、三七粉^冲 3 g、川芎 10 g、赤芍 10 g、白芍 10 g、制香附 10 g、全瓜蒌 10 g。

【用法】　水煎服,每日 1 剂,早晚各

1 次。

【功用】 理气活血,通阳化痰。适用于心血瘀阻、水饮凌心型。

方五 越真汤(赵锡武方)

【组成】 生石膏 12 g、麻黄 5 g、生甘草 10 g、茯苓 12 g、白术 12 g、白芍 10 g、熟附子 6 g、生姜 10 g、大枣 5 枚、车前子[包煎] 15 g、白茅根 30 g、杏仁 10 g、厚朴 10 g、陈皮 10 g。

【用法】 水煎服,每日 1 剂,早晚各 1 次。

【功用】 清肺化痰,降气利湿。适用于痰火扰心型。

方六 加味炙甘草汤(裘沛然方)

【组成】 炙甘草 30～45 g、党参 12～30 g、生地黄 30 g、桂枝 10～30 g、阿胶 10～15 g(烊化单服)、麦冬 15 g、麻子仁 10 g、大枣 7～10 枚、生姜 5～10 g、苦参 15～30 g、丹参 15～30 g、黄连 10 g。

【用法】 水煎服,每日 1 剂,早晚各 1 次。

【功用】 滋阴养心,益气宁心。适用于气阴两虚型。

方七 温阳复脉汤(张崇泉方)

【组成】 人参 10 g、生黄芪 30 g、麦冬 15 g、制附片 6 g、丹参 15 g、细辛 5 g、炙麻黄 10 g、桂枝 10 g、五味子 10 g、红花 8 g、葛根 20 g、淫羊藿 15 g、炙甘草 5 g。

【用法】 水煎服,每日 1 剂,早晚各服 1 次。

【功用】 温阳益气,驱寒复脉。适用于心阳不足型。

3.冠状动脉粥样硬化性心脏病

冠状动脉粥样硬化性心脏病是指冠状动脉血管发生粥样硬化使管腔狭窄或阻塞,导致心肌缺血、缺氧而引起的心脏病,它和冠状动脉功能性改变(冠状动脉痉挛),被统称为冠状动脉性心脏病,简称"冠心病",亦称"缺血性心脏病"。以胸痛牵引后背、心慌气短,甚至喘息不得卧为主要表现。其在中医学中属于胸痹、真心痛、心悸等范畴,分为气滞、血瘀、寒凝、痰阻、诸虚等型。治疗应分清标本缓急,扶正祛邪,"通""补"为要。

方一(《食疗本草》)

【组成】 韭菜(或根)2.5 kg。

【用法】 洗净,捣汁,饮服。

【功用】 活血通滞。适用于心血瘀阻型冠心病。

方二 三七止痛散(《中医杂志》,1994 年第 1 期)

【组成】 三七适量。

【用法】 三七研粉,每次冲服 6 g,每日 2 次。

【功用】 散瘀止痛。适用于各型心绞痛夹瘀者。

方三 丹参酒(《四川中医》,1991 年第 3 期)

【组成】 丹参 10 g。

【用法】 将丹参放入 1 L 40°白酒中,浸泡 7 日后即可服用,每日早晚各饮 25～50 ml。

【功用】 活血化瘀,通脉止痛。适用于心血瘀阻型冠心病。

方四 鼻闻散(《四川中医》,1998 年第 1 期)

【组成】 细辛粉 45 g、肉桂粉 30 g、麝香 1 g、冰片 2～3 g。

【用法】 上药研末和匀,当心绞痛发作时或心前区憋闷时取少许药末放手心,轻轻吸入鼻中,一般闻药 3～4 分钟疼痛消失或减轻。也可用消毒棉球蘸药末塞一侧鼻腔内深吸。

【功用】 辛温通阳,开痹散寒。适用于阴寒凝滞型冠心病。

方五 辛芎二黄汤(孟澍江方)

【组成】 细辛 5 g、川芎 10 g、生蒲黄 15 g、片姜黄 10 g。

【用法】 水煎服,每日 1 剂,早晚分服。

【功用】 温阳化痰,活血止痛。适用于痰瘀交阻、痰浊内阻型冠心病。

方六 少冲穴放血法(邓铁涛方)

【方法】 以三棱针于双手少冲穴,速刺放血。

【功用】 通络止痛。适用于各型心胸疼痛及急救。

方七 (邓铁涛方)

【组成】 党参(或太子参)18 g、竹茹 10 g、法半夏 10 g、茯苓 15 g、橘红 10 g、枳壳 10 g、丹参 18 g、生甘草 5 g。

【用法】 水煎服,每日 1 剂,早晚分服。

【功用】 豁痰开结,益气通络。适用于痰浊内阻型冠心病。

方八 参芎汤(邓铁涛方)

【组成】 党参 25 g、麦冬 15 g、五味子 10 g、川芎 18 g、丹参 18 g、红花 10 g、陈皮 10 g。

【用法】 水煎服,每日 1 剂,早晚各 1 次。

【功用】 益气养阴,活血化瘀。适用于气阴两虚型冠心病。

方九 茜红汤(刘渡舟方)

【组成】 茯苓 30 g、桂枝 12 g、白术 10 g、茜草 10 g、红花 10 g、炙甘草 10 g。

【用法】 水煎服,每日 1 剂,每日 2～3 次。

【功用】 温阳化饮,活血化瘀。适用于阳虚型冠心病。

方十 益心汤(颜德馨方)

【组成】 党参 15 g、丹参 15 g、生黄芪 30 g、葛根 10 g、赤芍 10 g、川芎 10 g、决明子 30 g、石菖蒲 10 g、降香 5 g。

【用法】 水煎服,每日 1 剂,早晚各 1 次。

【功用】 益气活血,化瘀通络。适用于气虚血瘀型冠心病。

方十一 扩冠养心汤

【组成】 全瓜蒌 24 g、丹参 24 g、制半夏 12 g、川芎 10 g、生晒参 10 g、生黄芪 30 g、制首乌 12 g、葛根 30 g、石菖蒲 10 g、枳实 12 g。

【用法】 水煎服,每日 1 剂,早晚各服 1 次,每次 200 ml,20 日为 1 个疗程,休息 5 日后,再进行下个疗程,一般 4～5 个疗程即可明显见效。

【功用】 活血化瘀,理气止痛。适用于心血瘀阻型冠心病。

【备注】 口唇青紫、畏寒肢冷、汗出者,加桂枝 10 g、制附片 12 g;心悸气短、盗汗、心烦者,加麦冬 12 g、五味子 10 g;高血压者,加钩藤 15 g、白芍 10 g、杜仲 12 g。

患者应低脂低盐,清淡饮食,忌烟酒。

【供方人】 秦淮河(安徽省宿州市埇桥社区服务中心)。

4.病毒性心肌炎

病毒性心肌炎是指由病毒感染引起的心肌局限性或弥漫性的急性和慢性炎症病变。轻者可无症状或有轻微的心悸、胸闷、胸痛、水肿等表现；重者可出现心力衰竭、心源性休克，甚至猝死。其在中医学中属温热毒、心悸、怔忡、水肿等范畴，分为急性期、恢复期、慢性期。治疗上急性期以清热解毒为主，恢复期以益气养阴为主，慢性期以扶正为主、佐以化湿祛瘀等祛邪之法。

方一 穴位敷贴法(《中国针灸》,2003年第5期)

【组成】 生黄芪20 g、南沙参15 g、丹参20 g、党参15 g、苦参10 g、冰片1 g。

【选穴】 膻中穴配厥阴俞穴、巨阙穴配心俞穴。

【用法】 将除冰片外各药研细末，混匀，涂于棉纸上，成直径10 mm、厚2 mm的圆饼，再将冰片粉撒于圆饼上，用胶布粘贴于穴位上，每日穴位敷贴1次，每次2小时，2组穴位交替使用，10次为1个疗程。治疗3个疗程，共30日。

【功用】 补气活血，解毒宁心。适用于各型病毒性心肌炎。

方二 四参安心汤(张学文方)

【组成】 苦参12 g、西洋参单煎(或太子参)10 g、玄参10 g、丹参15 g、炒枣仁10 g、炙甘草10 g。

【用法】 水煎服，每日1剂，早晚各服1次。

【功用】 益气养阴，清心通脉。适用于气阴两虚、心经瘀热型病毒性心肌炎恢复期和慢性期。

方三 复方四参饮(张镜人方)

【组成】 丹参12 g、太子参12 g、南沙参10 g、苦参10 g、广郁金10 g、炒枣仁10 g、莲子心3 g、水炙甘草5 g。

【用法】 水煎服，每日1剂，早晚各服1次。

【功用】 益气养阴，活血清热。适用于气阴两虚型病毒性心肌炎恢复期及慢性期。

方四 解毒清心饮(张琪方)

【组成】 板蓝根20 g、菘蓝20 g、金银花20 g、连翘20 g、薄荷15 g、桔梗15 g、竹叶15 g、枇杷叶15 g、牛蒡子15 g、麦冬15 g、柏子仁15 g、生甘草10 g。

【用法】 水煎服，每日1剂，早晚各服1次。

【功用】 清热解毒，宣肺宁心。适用于热毒侵心、邪热犯肺型病毒性心肌炎急性期。

方五 炙甘草汤加味方(裘沛然方)

【组成】 炙甘草30～45 g、党参12～30 g、生地黄30 g、桂枝10～30 g、阿胶烊化10～15 g、麦冬12～15 g、麻子仁10～12 g、生姜5～10 g、苦参15～20 g、丹参15～30 g、黄连10～12 g、大枣7～10枚。

【用法】 水煎服，每日1剂，早晚各服1次。

【功用】 益气养阴，养血宁心。适用于气阴两虚、气虚血瘀型病毒性心肌炎，亦可用于心律不齐者。

方六(周次清方)

【组成】 人参(另煎单服)10 g、生黄芪30 g、白术12 g、当归10 g、熟地黄15 g、麦冬10 g、五味子8 g、益智仁10 g、炙甘草8 g。

【用法】 水煎服，每日1剂，早晚各服

1 次。

【功用】　益气养阴。适用于气阴两虚型病毒性心肌炎。

方七([日]加藤英一方)

【组成】　鸡蛋黄 10 个。

【用法】　取鸡蛋黄放入铁锅内,以文火煎熬出蛋黄油约 50 g,每日 3 次,每次 0.5 g。

【功用】　滋阴润燥,养血息风。适用于阴虚型病毒性心肌炎。

5.慢性肺源性心脏病

　　慢性肺源性心脏病是由慢性支气管-肺疾病、胸廓疾病或肺血管疾病引起肺循环阻力增加、肺动脉高压,进而引起右心室肥厚、扩大,甚至发生心力衰竭的心脏病,简称"肺心病"。以咳嗽、咳痰、喘息、活动时心慌气短、不耐劳作,逐步出现肺心功能衰竭征象为主要表现。其在中医学中属咳喘、痰饮、心悸、水肿等范畴,分为缓解期(肺肾气虚)和急性发作期(包括气虚外感、阳虚水泛、痰浊闭窍、元阳欲绝、热瘀伤络等型)。治疗上缓解期以益肺补肾为主,发作期以化痰平喘、益气固本为基本原则。

方一(《中医外治法简编》)

【组成】　天南星、制川乌各等份。

【用法】　上药研细末,再用黄蜡融化推于手、足心,每日 1 次,晚敷晨取,10 次为 1 个疗程。

【功用】　温阳化痰。适用于痰浊闭阻和阳虚水泛型肺心病。

方二(《浙江中医杂志》,1989 年第 4 期)

【组成】　千层楼 15 g(鲜品可用至 25 g)。

【用法】　将千层楼用适量的水煎,分早晚服用,每日 1 剂,连服 3 周为 1 个疗程。疗程结束后间隔 3~4 日可再次服用。

【功用】　清热解毒,消肿止血。适用于肺心病发作期之热瘀伤络型。

方三(《云南中医学院学报》,1994 年第 1 期)

【组成】　黑熊胆汁干燥粉适量。

【用法】　将上药装胶囊,每次 0.2 g,每日 3 次。也可以直接用温开水冲服。

【功用】　清热,解毒,化痰。适用于肺心病发作期之肺肾气虚外感偏热型者及肺心病合并真菌感染者。

【备注】　脾胃虚寒者慎用。

方四(姜春华方)

【组成】　熟附片 6 g、茯苓 15 g、白术 10 g、芍药 10 g、干姜 5 g、党参 15 g、生黄芪 15 g、五味子 10 g。

【用法】　水煎服,每日 1 剂,早晚各服 1 次。

【功用】　温阳利水。适用于阳虚水泛型肺心病见水肿者。

方五　射干平喘汤(李辅仁方)

【组成】　射干 10 g、南沙参 15 g、炒薏苡仁 15 g、清半夏 10 g、杏仁 10 g、玄参 20 g、炙前胡 15 g、炙紫菀 10 g、炒白术 15 g、葶苈子 15 g、丹参 15 g、赤芍 15 g、枳壳 15 g、川芎 10 g。

【用法】　水煎服,每日 1 剂,早晚各服 1 次。

【功用】　理气化痰,活血化瘀。适用于

热瘀伤络、痰浊闭阻型肺心病。

方六 温肾救心汤(查玉明方)

【组成】 制附子 8 g、白术 25 g、茯苓 25 g、白芍 15 g、生黄芪 25 g、五加皮 25 g、细辛 5 g、桂枝 10 g、五味子 10 g、炙甘草 10 g、生姜 15 g。

【用法】 水煎服,每日 1 剂,早晚各服 1 次。

【功用】 温阳益气,化湿利水。适用于阳虚水泛及肺肾气虚外感之偏寒型者。

---

6. 风湿性心脏病

风湿性心脏病是指由风湿热活动累及心脏瓣膜而造成的病变。患病初期常无明显症状,后期以心慌气短、乏力、咳嗽、下肢水肿、咳粉红色泡沫样痰等为主要表现。其在中医学中属于心悸、水肿、心痹、咳喘等范畴,分为心气不足、气阴两虚、肺络瘀阻、肾不纳气、心肾阳虚、脾肾阳虚、风中经络等型。治疗以补虚泻实、宁心通络为原则。

方一

【组成】 鲜老茶树根 90 g。

【用法】 水煎服,以米酒为引,每晚 1 次温服。若无鲜品,可用干品代替,但疗效略差。

【功用】 清热解毒,强心利尿。适用于除阳虚体质外的风湿性心脏病。

方二

【组成】 当归 90 g、紫丹参 90 g、汉防己 90 g、秦艽 90 g、生黄芪 150 g、生乳香 90 g、生没药 120 g、生山药 150 g、桂圆肉 150 g。

【用法】 将上药共研细末,炼蜜为丸,每丸重 6 g,每日 3 次,每次 2 丸,温开水送下。

【功用】 益气养血,活血止痛。适用于气阴两虚和肺络瘀阻型风湿性心脏病。

方三 蔓荆子汤(《秘验方》)

【组成】 山羊肝 1 具、蔓荆子 30 g、仙鹤草 20 g、鸡血藤 15 g、丹参 15 g、柏子仁 12 g、酸枣仁 12 g、石菖蒲 10 g。

【用法】 山羊肝焙干,研粉备用。余药每日 1 剂,水煎,分 2 次服,每次用药液冲羊肝粉 6 g。

【功用】 祛风除湿,养血安神。适用于肺络瘀阻和风中经络型风湿性心脏病合并慢性心衰者。

方四(《中医杂志》,2001 年第 9 期)

【组成】 徐长卿 30 g。

【用法】 煎水代茶,频频饮服。

【功用】 祛风除湿,散寒通络,活血止痛。适用于风湿性心脏病缓解期之预防保健。

方五 治风心病方(邓铁涛方)

【组成】 太子参 30 g、白术 15 g、茯苓 15 g、桃仁 10 g、红花 5 g、五爪龙 30 g、鸡血藤 25 g、桑寄生 30 g、炙甘草 5 g。

【用法】 水煎服,每日 1 剂,早晚各服 1 次。

【功用】 益气活血。适用于心气不足、肾不纳气和肺络瘀阻型风湿性心脏病。

方六 保元强心汤(钟坚方)

【组成】 红参(另煎冲服)10 g、生黄芪 30 g、麦冬 15 g、炙五味子 10 g、丹参 15 g、川芎 15 g、鹿角霜 10 g、三七粉(冲服) 3 g、地龙 12 g、炙甘草 15 g。

【用法】　水煎服,每日 1 剂,分 6 次温服。

【功用】　补益心肾,活血通络,温阳化饮。适用于心肾阳虚、脾肾阳虚型风湿性心脏病兼见水泛、血瘀者。

方七　风心方(陈镜合方)

【组成】　桂枝 10～30 g、生姜 5 g、大枣 15 g、防风 10 g、白术 15 g、熟附子 15～30 g、炙甘草 10 g。

【用法】　水煎服,每日 1 剂,加水 500 ml 煎至 200 ml,分 2 次服。6 日为 1 个疗程。

【功用】　温通心阳,散寒利水。适用于心肾阳虚型风湿性心脏病。

方八　玉竹寄生汤(俞长荣方)

【组成】　玉竹 15 g、白薇 10 g、桑寄生 12 g、徐长卿 15 g、生黄芪 15 g、麦冬 10 g、生地黄 15 g、秦艽 10 g、炙甘草 8 g。

【用法】　水煎服,每日 1 剂,早晚各服 1 次。

【功用】　益气养阴,利湿通络。适用于气阴两虚型风湿性心脏病。

7.心力衰竭

心力衰竭是指心脏的收缩功能和(或)舒张功能发生障碍,不能将静脉回心血量充分排出心脏,导致静脉系统血液淤积,动脉系统血液灌注不足,从而引起心脏循环障碍的一种临床综合征。以呼吸困难、乏力、肺瘀血和外周水肿为主要表现。其在中医学中属心悸、水肿、痰饮、喘咳等范畴,分为心气不足、气虚血瘀、心肾阳虚、气阴两虚、心脾阳虚、肾不纳气、心阳虚脱等型。治疗上应明辨标本缓急,急则利湿祛痰、化瘀逐饮以治其标;缓则补益培元以治其本,出现危象应急投回阳固脱之品。

方一

【组成】　白芍 10 g、生龙骨 12 g、阿胶[烊化] 12 g、生地黄 10 g、煅牡蛎 12 g、麦冬 10 g、柏子仁 10 g、血竭(研末分 2 次随药冲服)1 g、炙甘草 5 g。

【用法】　水煎服,每日 1 剂,早晚各服 1 次。

【功用】　滋阴养血,镇静安神。适用于阴虚型心力衰竭所引起的心动过速。对于扩张型心肌病、神经症、心律不齐及贫血所引起的心动过速,也有较好的疗效。

方二(《内蒙古中医药》,2004 年第 5 期)

【组成】　葶苈子 3～6 g。

【用法】　将上药直接用温开水或温黄酒送服。此为 1 日量,分 3 次饭后服用。

【功用】　泻肺定喘,利水消肿。适用于各型心力衰竭见痰饮湿盛者,阳虚患者可配黄芪、附片共研末冲服。

方三(郭士魁方)

【组成】　生黄芪 15～30 g、党参 15 g、桑白皮 12 g、葶苈子 15～30 g、泽兰 15 g、猪苓 15～30 g、茯苓 15～30 g、车前子[包煎] 20 g、丹参 20 g、红花 10 g。

【用法】　水煎服,每日 1 剂,早晚各服 1 次。

【功用】　益气活血,利水消肿。适用于气虚血瘀型慢性充血性心力衰竭。

方四　慢衰灵(路志正方)

【组成】　生黄芪 30 g、太子参 15 g、炮附子 12 g、川芎 12 g、黄精 15 g、葶苈子 12 g。

【用法】 水煎服,每日1剂,早晚各服1次。

【功用】 温阳利水,交通心肾。适用于心肾阳虚、心气不足型心力衰竭。

方五(周洪范方)

【组成】 高丽参10 g、西洋参6 g、大红枣5枚。

【用法】 将上药放入陶罐中,兑入清水,置锅内。文火清蒸至少3小时,而后方可取出,趁热服之,连服5剂。

【功用】 补中益气,滋阴养血。适用于气阴两虚型充血性心力衰竭所引起的水肿。

方六 治慢性心衰方(邓铁涛方)

【组成】 西洋参^{另炖}10 g、太子参30 g、麦冬10 g、大枣4枚、炙甘草6 g。

【用法】 水煎服,每日1剂,早晚各服1次。

【功用】 益气,养阴,生脉。适用于气阴两虚、心气不足型慢性心力衰竭。

方七 暖心方(邓铁涛方)

【组成】 红参^{单煎}10 g、熟附子12 g、薏苡仁15 g、橘红8 g。

【用法】 水煎服,每日1剂,早晚各服1次。

【功用】 温补心阳,健脾化湿。适用于心脾阳虚型心力衰竭。

方八 养心方(邓铁涛方)

【组成】 生晒参^{单煎}10 g、麦冬12 g、法半夏10 g、茯苓10 g、田七10 g。

【用法】 水煎服,每日1剂,早晚各服

1次。

【功用】 益气养阴。适用于气阴两虚型心力衰竭。

方九 调心饮子(张琪方)

【组成】 生黄芪30 g、小麦50 g、大枣5枚、赤芍15 g、高丽参^{单煎}15 g、熟附子^{先煎}15 g、桂枝15 g、麦冬15 g、五味子15 g、红花15 g、丹参20 g、鸡血藤30 g、炙甘草20 g。

【用法】 水煎服,每日1剂,早晚各服1次。

【功用】 益气温阳,活血通络。适用于心阳虚脱、气虚血瘀型心力衰竭。

方十 温阳益心饮(张琪方)

【组成】 高丽参^{单煎}15 g、熟附子^{先煎}15 g、茯苓20 g、白术15 g、白芍30 g、桂枝15 g、生姜15 g、泽泻20 g、丹参20 g、红花15 g、葶苈子20 g、炙甘草15 g。

【用法】 水煎服,每日1剂,早晚各服1次。

【功用】 温肾补心,活血行水。适用于心肾阳虚型心力衰竭。

方十一 通脉饮(朱锡祺方)

【组成】 桂枝6～12 g、赤芍10 g、桃仁12 g、川芎8 g、益母草30 g、红花8～10 g、丹参15 g、麦冬15 g、生黄芪15～30 g、炙甘草8 g。

【用法】 水煎服,每日1剂,早晚各服1次。

【功用】 活血化瘀,益气通脉。适用于气虚血瘀型心力衰竭。

第四节　泌尿系统疾病

1.尿路感染

尿路感染是指病原体侵犯尿路黏膜或组织引起的感染性疾病,多见于女性和儿童。以腰痛、血尿、尿急、尿频、尿痛为主要表现。其在中医学中多属淋证范畴,分为热淋、气淋、血淋、膏淋、劳淋等证。治疗以实则清利、虚则补益为原则。

方一

【组成】　向日葵秆芯 30 cm。

【用法】　水煎取汁,加白糖少许,当茶频服。

【功用】　清热利尿,止血通淋。适用于热淋及血淋实证。

方二

【组成】　绿豆芽适量。

【用法】　洗净去头尾,绞汁约 300 ml,加白糖少许,煎开待温顿服。

【功用】　清热利尿。适用于热淋。

方三

【组成】　干柳树叶 30 g(鲜者 60～120 g)。

【用法】　水煎浓汁一次性服下。

【功用】　清热,解毒,利尿。适用于热淋。

方四

【组成】　金银花 15 g、蒲公英 30 g、车前草^{包煎} 15 g、生栀子 10 g、川黄柏 10 g、生甘草 6 g。

【用法】　水煎,分 3 次服,每日 1 剂。

【功用】　清热解毒,利水渗湿。适用于热淋。

方五(《常见病验方选编》)

【组成】　茵陈 30 g、细生地黄 30 g。

【用法】　煎汤代茶,每日 1 剂,频频饮服。

【功用】　清热利湿,养阴凉血。适用于热淋。

方六(《常见病验方选编》)

【组成】　鲜石韦根 120 g。

【用法】　去叶,洗净,捣烂,浓煎,每日 1 剂,煎 2 次,空腹服。

【功用】　利尿通淋,凉血止血。适用于血淋、热淋等。

方七(《常见病验方选编》)

【组成】　干金钱草 240 g、火硝 120 g、滑石 30 g、萹蓄 180 g。

【用法】　将金钱草、萹蓄熬滤 3 次,再熬成膏。火硝、滑石研成粉,将药膏倾入药粉内拌匀,晒干,再研成细末。每服 3～6 g,用温水冲服,每日 4 次。

【功用】　清热凉血,利湿通淋。适用于热淋、血淋、膏淋。

方八(《中医验方汇编　第一辑》)

【组成】　大黄 25 g、胡椒 15 g、猪脊髓 1 副。

【用法】　将大黄、胡椒研细末,用猪脊髓和丸,如黄豆大,分为 7 包,每次服 1 包,每日早晨空腹服 1 次,温开水送下。

【功用】　通络下气,益肾填髓。适用于

劳淋。

【备注】 忌酒及酸辣、生冷食物。

方九(《浙江中医杂志》,1988 年第 12 期)

【组成】 川楝子 30 g。

【用法】 将川楝子砸碎,水煎 2 次,将药液混合,分早晚服。

【功用】 下气通淋。适用于气淋。

方十(邓铁涛方)

【组成】 鲜珍珠草 30 g、鲜凤尾草 30 g。

【用法】 水煎服,每日 1 剂,早晚各服 1 次。

【功用】 清热利尿。适用于热淋型急性泌尿系统感染。

方十一(秦伯未方)

【组成】 藕汁 30 ml、白蜜 30 g、生地黄汁 30 ml。

【用法】 将白蜜兑入二汁中拌匀,一次性服下,每日 1 剂。

【功用】 清热凉血,健脾通淋。适用于劳淋日久。

方十二 乌梅茶(欧阳勋方)

【组成】 乌梅 50 g、红糖(白糖亦可)10 g。

【用法】 以上为 1 日量,共放杯中,开水冲泡,代茶,频频饮服,病愈为止。

【功用】 敛阴生津。适用于各型尿路感染。

【备注】 饮服乌梅茶会致小便频多,不必紧张。

方十三 五苓加味汤(董建华方)

【组成】 茯苓 12 g、猪苓 10 g、桂枝 5 g、泽泻 10 g、白术 10 g、萆薢 12 g、车前子包煎 10 g、陈皮 10 g、乌药 5 g、牡丹皮 5 g、生甘草 5 g。

【用法】 水煎服,每日 1 剂,早晚各服 1 次。

【功用】 通利膀胱,调畅气机。适用于气淋。

方十四 血余茅根汤(魏长春方)

【组成】 血余炭 10 g、白茅根 15 g、淡竹叶 10 g、生地黄 15 g、知母 6 g、怀牛膝 10 g、生甘草梢 6 g。

【用法】 水煎服,每日 1 剂,早晚各服 1 次。

【功用】 滋阴利水,通淋止血。适用于血淋。

2.尿潴留

尿潴留是指膀胱内积有大量尿液而不能排出的一种疾病。以下腹胀痛、排尿不畅为主要表现。其在中医学中属癃闭范畴,分为膀胱湿热、肺热壅盛、肝郁气滞、尿道阻塞、脾气不升、肾阳衰惫等型。治疗应明辨虚实,以通为用,但不可滥用利尿之品。

方一

【组成】 蝼蛄(或用蟋蟀)5 个。

【用法】 将蝼蛄焙焦研末,白糖水冲服,1～2 次即愈。

【功用】 利水消肿。适用于癃闭实证。

【备注】 蝼蛄入药取雄性者更佳。

方二

【组成】 小麦秆(麦秆编的草帽也可)250 g。

【用法】 剪碎水煎服,每日 1 剂,早晚各服 1 次。

【功用】　养心益肾,除热通利。适用于肾阳衰惫型癃闭。

方三

【组成】　甘遂 15 g、甘草 15 g。

【用法】　共研细末,清水调和,把药摊于纱布上,贴肚脐。

【功用】　泻水逐饮,清热散结。适用于各型癃闭。

方四

【组成】　大田螺 5 个、食盐少许。

【用法】　捣烂摊布上,贴于脐下 3 寸,如小便仍不解,用皂角末吹鼻取嚏即解。

【功用】　清热利水。适用于各型癃闭。

方五

【组成】　食盐 500 g、生葱 250 g。

【用法】　将生葱切碎和盐同入锅内炒热,取出用布包裹,待温度不烫皮肤时,即熨脐周围及小腹,冷则易之。一般需要更替热敷数次,需 2～4 小时,对神经系统病变及手术后引起的尿潴留效果较好。

【功用】　平调寒热,宣肺利水。适用于各型癃闭。

方六

【组成】　土鳖虫 10 g、广木香 10 g、蟋蟀 10 g。

【用法】　上药焙干,研细末,每日 3 次,每次吞服 1.5～3 g。

【功用】　破血逐瘀,行气利尿。适用于尿道阻塞型癃闭。

方七　倒换散(《普济方》)

【组成】　生大黄 12 g、荆芥穗 12 g。

【用法】　上药晒干(不宜火焙,否则效力减弱)后共研末,分 2 次服,每隔 4 小时用温开水调服 1 次,每日 2 次。

【功用】　清热泻火,宣肺通利。适用于肺热壅盛、膀胱湿热和尿道阻塞型癃闭。

方八(《中医内科学》教参)

【组成】　瓜蒌 30～60 g。

【用法】　煎汤坐浴约 20 分钟。

【功用】　清热化湿,散结通利。适用于肺热壅盛和尿道阻塞型癃闭。

方九(《常见病验方选编》)

【组成】　柳树叶 30 g(鲜者 60～90 g)。

【用法】　水煎浓汁,一次性服下。亦可嚼咽其汁,吐渣。

【功用】　祛风利湿,散瘀止血。适用于膀胱湿热、尿道阻塞型癃闭及外科术后之尿潴留。

方十(《常见病验方选编》)

【组成】　皂角 0.3～0.6 g。

【用法】　研细末,吹鼻取嚏。

【功用】　通窍开闭。适用于各型癃闭。

方十一(《山东省中医经验良方汇编　第一辑》)

【组成】　大蒜 1 头。

【用法】　剥去皮捣烂,敷脐上。

【功用】　温中开闭。适用于肾阳衰惫型癃闭。

方十二　沉香散(《三因极一病症方论》)

【组成】　沉香 15 g、石韦^{去毛} 15 g、滑石^{包煎} 15 g、王不留行 15 g、当归 15 g、炒冬葵子 25 g、白芍 25 g、陈皮 10 g、炙甘草 10 g。

【用法】　上药共研细末,每次服 6 g,每日 2 次,空腹时煎大麦饮送服。亦可水煎服(视病情调整剂量)。

【功用】　疏利气机,通利小便。适用于肝郁气滞型癃闭。

方十三(吴钲方)

【组成】　人参 10 g、灯心草 5 g、荷梗 5 g、琥珀^{研粉} 0.5 g。

【用法】　以水 250 ml,先煎人参 20 分钟,再入灯心草、荷梗,煎至 100 ml 时冲入琥珀粉,分 2 次温服。

【功用】 升清降浊,化气利水。适用于脾气不升型癃闭。

方十四 加味济生肾气丸(李斯炽方)

【组成】 熟地黄 10 g、山茱萸 10 g、山药 12 g、牡丹皮 10 g、泽泻 10 g、茯苓 12 g、熟附子 10 g、桂枝 10 g、车前子^{包煎} 10 g、川牛膝 10 g、桑寄生 15 g、杜仲 10 g、益智仁 10 g、菟丝子 12 g。

【用法】 水煎服,每日 1 剂,早晚各服 1 次。

【功用】 温阳补肾,化气利水。适用于肾阳衰惫型癃闭。

3.男性性功能减退症

男性性功能减退症是由雄性激素缺乏、减少或作用不能发挥导致的性功能减退性疾病。其在中医学中属于遗精、阳痿范畴,分为湿热、相火、痰火、肝火、劳伤、肾阴虚和肾气虚等型。治疗以补虚泻实为原则。

方一

【组成】 车前草根 15 株。

【用法】 水煎服,每晚 1 次,1 周后减量。

【功用】 清热利湿。适用于湿热下注型遗精。

【备注】 服药时忌思虑、色欲及刺激性食物。

方二

【组成】 刺猬皮 1 个。

【用法】 焙黄研末,每日服 3 次,每次服 10 g,温开水送服。

【功用】 固精缩尿。适用于肾虚遗精。

【备注】 服药时忌思虑、色欲及刺激性食物。

方三

【组成】 鲜猪脊髓 1 副、大黄末 30 g。

【用法】 捣碎做成丸,分 3 次服完,每日 1 次。

【功用】 清热泻火,益精填髓。适用于肾虚有热之遗精者。

【备注】 服药时忌思虑、色欲及刺激性食物。

方四

【组成】 荷叶^{晒干} 30 g。

【用法】 将荷叶研细末,每次服 3 g,早晚各服 1 次,热米汤送下。

【功用】 清暑利湿。适用于湿热下注之遗精者。

【备注】 服药时忌思虑、色欲及刺激性食物。

方五

【组成】 大葱白 1 根、大虾 1 对。

【用法】 将大虾裹于大葱白内火旁炙干,研细末,临睡时一次性服完,白开水冲服。

【功用】 温阳补肾。适用于肾阳虚衰之阳痿早泄者。

方六(《中医验方汇编 第一辑》)

【组成】 黄鱼鳔 120 g。

【用法】 将黄鱼鳔切成薄片,放陶瓷罐内,放入适量水,再兑入黄酒 5 ml,然后将罐放入锅内隔水煮 24 小时,鱼鳔即成糊状。每日温服 10 ml。

【功用】 补肾养血。适用于肾虚遗精。

方七(《山东省中医经验良方汇编　第一辑》)

【组成】　炒韭菜子 6 g、核桃仁 1 个。

【用法】　用水煎,加入黄酒 10 ml 为引,每日 1 剂,早晚各服 1 次,连服 3 日。

【功用】　温补肝肾,固精止遗。适用于肾气不固型遗精。

方八　亢痿灵(《中医杂志》,1981 年第 12 期)

【组成】　蜈蚣 18 g(不去头足或焙烤,以免减效)、当归 60 g、白芍 60 g、生甘草 60 g。

【用法】　先将后三药晒干研细末,过百目筛,再将蜈蚣研细末,然后将两种药粉和匀,分 40 包。每次服半包至一包,早晚各服 1 次,空腹用白酒或黄酒送服。15 日为 1 个疗程。

【功用】　疏肝解郁,养血通络。适用于肝郁气滞型阳痿。

【备注】　用药时忌生冷、气恼。

方九　香芷起痿散(《中医杂志》,2000 年第 3 期)

【组成】　白芷 120 g、当归 90 g、蜈蚣 30 条。

【用法】　上药共研细末,分 30 包,每次 1 包,每日 2 次,早晚温开水送服。

【功用】　健脾燥湿,养血通络。适用于劳伤心脾型阳痿。

方十　起痿灵(《中医杂志》,2002 年 10 期)

【组成】　Ⅰ号方:土茯苓 250 g、蜈蚣 10 条。

Ⅱ号方:土茯苓 100 g、蜈蚣 3 条、枸杞 250 g、补骨脂 50 g。

【用法】　Ⅰ号方中药物用低度白酒 500 ml 浸泡,7 日后应用,每次房事前 1 小时用棉球浸泡后涂抹阴茎及周围,7 日为 1 个疗程。Ⅱ号方中药物用黄酒 1 L 浸泡,半月后服用,每次 10 ml,每日 3 次,7 日为 1 个疗程。两方配合使用疗效更佳。

【功用】　清热利湿,补肾通络。适用于湿热下注型阳痿。

方十一　顽固遗精方(姚国美方)

【组成】　怀山药 60 g、芡实 30 g、猪脊髓 1 副(去净血络)。

【用法】　上药共蒸服。连服 5～6 剂后,再取 3～4 剂量,共研末,与猪脊髓共捣为丸,每次服 10～15 g,每日 3 次,连服 3 个月,可望根治。

【功用】　平补脾肾。适用于虚证遗精。

方十二(秦伯未方)

【组成】　蛇床子 30 g、淫羊藿 30 g、海马 20 g、丁香 20 g、细辛 20 g。

【用法】　上药用 95％酒精 200 ml 浸泡 1 周后备用,使用时用棉签蘸药酒涂擦龟头,反复 4～5 次,待 3 分钟后即可行房事。

【功用】　温肾壮阳,涩精止遗。适用于肾虚早泄。

方十三　清心丸(秦伯未方)

【组成】　生地黄 120 g、丹参 60 g、黄柏 15 g、生牡蛎 45 g、山药 45 g、炒枣仁 45 g、茯苓 45 g、茯神 45 g、麦冬 30 g、五味子 30 g、车前子 30 g。

【用法】　上药共研细末,水泛为丸,每丸如绿豆大,每次 3 g,每日 3 次,温开水送服。

【功用】　清心火,泄相火,安神止遗。适用于君相火旺型遗精。

方十四(秦伯未方)

【组成】　人参^{单煎} 5 g、芡实 10 g、麦冬 8 g、生枣仁 10 g、当归 5 g、山萸肉 8 g、莲须 5 g、山药 10 g、熟地黄 10 g、柏子仁 10 g、远志 5 g、五味子 3 g。

【用法】　水煎服,每日 1 剂,早晚各服 1 次。

【功用】　益气生血,宁心摄精。适用于

劳伤心脾型遗精。

方十五　玉锁丹(蒲辅周方)

【组成】　文蛤 240 g、茯苓 60 g、龙骨^{另研} 30 g。

【用法】　前 2 味药共研细末,再将龙骨

粉兑入和匀,大米汤泛糊为丸如绿豆大,每次 3 g,空心淡盐汤送服,早晚各服 1 次。

【功用】　涩精止遗。适用于各型遗精、早泄。

4.乳糜尿

乳糜尿是指因乳糜微粒逆流进入尿中,形成白色浑浊尿液的一种疾病。以尿呈乳白色或酱油色,或夹杂乳糜凝块为主要表现。其在中医学中多属于淋证中的膏淋、尿浊,分为湿热下注、脾虚气陷、肾虚不固等型。治疗以清利泄浊、兼顾补益为原则。

方一

【组成】　白向日葵茎(芯)5 段(每段 16.5 cm,越陈越好,至少 2 年)。

【用法】　水煎服,红糖为引,每日 1 剂,早晚各服 1 次。

【功用】　清热利尿。适用于湿热下注型乳糜尿。

方二

【组成】　白鸡冠花 30 g、红糖 15 g。

【用法】　水煎服,每日 1 剂,早晚各服 1 次。

【功用】　凉血、止血、化浊。适用于湿热下注型乳糜尿。

方三

【组成】　绿豆芽 1 kg。

【用法】　绞汁煮开待温,一次性服下。

【功用】　清热,利尿,泄浊。适用于湿热下注型乳糜尿。

方四

【组成】　萆薢 15 g、猪苓 12 g、泽泻 12 g、黄柏 10 g、赤苓 12 g、车前子^{包煎} 18 g、滑石^{包煎} 15 g、知母 10 g、木通 5 g。

【用法】　水煎服,每日 1 剂,早晚各服

1 次。

【功用】　清热利湿,分清泄浊。适用于湿热下注型乳糜尿。

方五　白及方(《中医杂志》,1992 年 7 期)

【组成】　白及 30 g。

【用法】　上药研细末,早晚分 2 次冲服,10 日为 1 个疗程。或将白及研末,早晚分 2 次配糯米煮粥服用,10 日为 1 个疗程。

【功用】　凉血泄热。适用于湿热下注型乳糜尿。

方六　泽漆方(《新中医》,1992 年第 9 期)

【组成】　泽漆 30 g。

【用法】　以上为 1 日量,水煎 30 分钟,分 3 次服。或研细末,水泛为丸,每次 4 g,每日服 3 次,10 日为 1 个疗程。

【功用】　利水解毒。适用于湿热下注型乳糜尿。

【备注】　本方有毒,用时须久煎,煎煮时间不得少于 30 分钟。

方七　炒糯米粥(《新中医》,1993 年第 12 期)

【组成】　糯米适量。

【用法】 将糯米置铁锅内,炒至金黄色,然后以其煮粥食,用量随患者食欲而定,每日食 3 次。

【功用】 益气健脾。适用于脾虚气陷型乳糜尿。

方八(蔡友敬方)

【组成】 芋头 250 g。

【用法】 以上为 1 日量,用水蒸或煮熟,分数次服完,连服 1 个月。

【功用】 健脾补虚,散结解毒。适用于脾虚气陷型乳糜尿。

方九 膏淋汤(张伯臾方)

【组成】 党参 12 g、生黄芪 15 g、炒白术 10 g、草薢 12 g、炒知母 6 g、炒黄柏 10 g、炙熟地黄 15 g、小蓟 30 g、茜草 12 g、墨旱莲 12 g、威喜丸(黄蜡、茯苓、猪苓)^{分吞} 10 g。

【用法】 水煎服,每日 1 剂,早晚各服 1 次。

【功用】 补脾肾,化湿热。适用于脾虚气陷、肾虚不固型乳糜尿。

方十 治乳糜尿方(邓铁涛方)

【组成】 太子参 15 g、白术 15 g、茯苓 15 g、草薢 30 g、百部 12 g、台乌药 15 g、木香^{后下} 10 g、丹参 15 g、珍珠草 15 g、桑寄生 30 g、石菖蒲 10 g、生甘草 6 g。

【用法】 水煎服,每日 1 剂,早晚各服 1 次。

【功用】 健脾,祛湿,通淋。适用于脾虚气陷型乳糜尿。

方十一 乳糜尿基本方(李济仁方)

【组成】 苦参 20 g、熟地黄 15 g、山茱萸 15 g、怀山药 20 g、草薢 20 g、车前子^{包煎} 20 g、石菖蒲 10 g、乌药 10 g、益智仁 10 g、炮山甲^{先煎} 10 g。

【用法】 水煎服,每日 1 剂,早晚各服 1 次。

【功用】 益肾养精,清热祛湿。适用于肾虚不固型。

方十二 乳糜尿食疗汤(李济仁方)

【组成】 薏苡仁、芡实、大枣、芹菜、荠菜、怀山药、莲子各适量。

【用法】 熬粥食用,或当菜肴,或煎汤服。

【功用】 健脾补虚,清热渗湿。适用于脾虚兼有湿热者。

5.原发性肾小球疾病

原发性肾小球疾病是一组以血尿、蛋白尿、水肿、高血压和不同程度的肾功能受损等为临床表现的肾脏疾病。其在中医学中多属于水肿、尿血、腰痛等范畴,分为阳水(风水相搏、湿毒浸淫、水湿浸渍、湿热蕴结等型)、阴水(脾阳虚衰、肾阳衰微、瘀水互结等型)。治疗以发汗、利尿、泻下逐水为基本原则,对虚实夹杂应攻补兼施。

方一

【组成】 白茅根 60~120 g。

【用法】 水煎服,每日 1 剂,早晚各服 1 次。

【功用】 清热利尿。适用于阳水之湿热蕴结型。

【备注】 又方:白茅根 60 g(也可用到 240 g)、西瓜皮(晒干)36 g(也可用到 180 g)。用法、功用同前。

方二

【组成】 益母草(或用玉米须)120 g。

【用法】 水煎,分 4 次服,每隔 4 小时服 1 次,小儿酌减。

【功用】 利水消肿,活血清热。适用于阳水之湿热蕴结型及阴水之瘀水互结型。

方三

【组成】 陈葫芦壳(缩葫芦)15～30 g。

【用法】 水煎服,每日 1 剂,早晚各服 1 次。

【功用】 利尿消肿。适用于各型水肿。

【备注】 又方:用抽葫芦 1 个焙微黄研末,每服 10 g,白开水冲服,每日 2～3 次。功用同前。

方四

【组成】 鲫鱼 1 条、冬瓜皮 60 g。

【用法】 去鱼肚肠杂,装入冬瓜皮共煮,吃鱼喝汤。

【功用】 利水,消肿,清热。适用于阳水之湿热蕴结型。

方五

【组成】 猪肚 1 个、大蒜 120 g、车前草 30 g。

【用法】 将猪肚洗净,然后把大蒜、车前草装入猪肚内,放入锅内加水适量煮熟,去大蒜、车前草。如 1 次吃不完,可作 2～3 次吃完,但不可隔时间长,一般连服 5～7 次即可见效。

【功用】 利尿通淋,温脾消肿。适用于阴水之脾阳虚衰和肾阳衰微型。

方六

【组成】 乌鱼 1 条,赤豆(红小豆) 500 g。

【用法】 煮熟吃。

【功用】 补脾益气,利水消肿。适用于阴水。

方七

【组成】 青蛙 1 个、砂仁 10 g、黄酒 12 g。

【用法】 将砂仁、黄酒放入青蛙口中,置屋檐下悬挂 100 日阴干后,研成细末,每日服 2 次,每次 6 g,温开水送服。

【功用】 行气利水,温中补虚。适用于阴水。

方八

【组成】 老葫芦 1 个、棉花根 7 根、白糖 500 g。

【用法】 将葫芦蒂去掉,挖出内容物,将棉花根、白糖装入,加水装满。将蒂盖好,放入锅内加水 1 500 ml,煎至 500 ml 即可,再装入葫芦内服其水,分 4 次服完。

【功用】 利水,消肿,补虚。适用于阴水。

方九

【组成】 生黄芪 30 g、茯苓 15 g、熟地黄 15 g、生山药 15 g、山萸肉 10 g、熟附子 10 g、肉桂 3 g。

【用法】 水煎服,每日 1 剂,早晚各服 1 次。

【功用】 温阳益气,利水消肿。适用于阴水及水肿消后蛋白尿持续不消者。

方十

【组成】 生薏苡仁 30 g、赤小豆 30 g、炙黄芪^{布包} 15～30 g。

【用法】 加大米熬粥喝,或水煎服。

【功用】 健脾化湿,益气利水。适用于阳水之水湿浸渍型。

方十一(《中医外治求新》)

【组成】 蓖麻子 60 g、独头蒜 20 g。

【用法】 蓖麻子去壳,和去皮大蒜一同捣烂,每晚分别涂敷于双脚涌泉穴,塑膜覆盖,绷带包扎,次晨去掉,7 日为 1 个疗程。

【功用】 通络导滞,消肿解毒。适用于

各型肾小球肾炎。

方十二(《河南中医》,1983 年第 9 期)

【组成】　党参 10 g、白术 7 g、干姜 5 g、白矾 3 g、硫黄 3 g、炙甘草 3 g。

【用法】　上药共研细末,填平脐中,外用胶布固定,24 小时换药 1 次,7 日为 1 个疗程。

【功用】　温阳利水。适用于各型肾小球肾炎。

方十三　黄芪粥(岳美中方)

【组成】　生黄芪 30 g、生薏苡仁 30 g、赤小豆 15 g、鸡内金研末 10 g、金橘饼 2 枚、糯米 30 g。

【用法】　先以水 600 ml,煮黄芪 20 分钟,捞去渣,次入薏苡仁、赤小豆,煮 30 分钟,再入鸡内金、糯米,煮熟成粥。作 1 天量,分 2 次服之,食后嚼服金橘饼 1 枚,每日 1 剂。

【功用】　益气健脾,化气行水。适用于阴水之肾阳衰微型肾炎及小儿慢性肾炎。亦可用于慢性肾炎稳定期。

【备注】　若无金橘饼,可用陈皮 5 g 与黄芪同煮。

方十四　风水第一方(余无言方)

【组成】　麻黄先煎 8 g、紫苏叶后下 10 g、防风 10 g、汉防己 10 g、陈皮 10 g、炙桑白皮 10 g、大腹皮 10 g、木通 5 g、牡丹皮 12 g、茯苓 12 g、车前子包煎 15 g。

【用法】　水煎服,每日 1 剂,早晚各服 1 次。

【功用】　疏风清热,宣肺利水。适用于阳水之风水相搏型(急性肾炎,症见遍身水肿)。

方十五　益气化瘀补肾汤(朱良春方)

【组成】　生黄芪 30 g、淫羊藿 20 g、石韦 15 g、熟附子 10 g、川芎 10 g、红花 10 g、全当归 10 g、川续断 10 g、怀牛膝 10 g。

【用法】　须用益母草 90～120 g,煎汤代水煎药,每日 1 剂,早晚各服 1 次。

【功用】　益气化瘀,温阳利水,补肾培本。适用于阴水之瘀水互结型。

方十六　芪牛地黄汤

【组成】　生黄芪 20 g、川牛膝 12 g、熟地黄 15 g、山药 15 g、山萸肉 15 g、茯苓 15 g、泽泻 15 g、牡丹皮 12 g。

【用法】　将上药用清水 800～1 000 ml 浸泡 30 分钟后,用武火煎开,再用文火煎 20 分钟,滤出药汁;再加清水 600～800 ml 续煎 30 分钟,滤出药汁,将 2 次药汁混合,分 2 次早晚各服 1 次,连续用药 1 个月为 1 个疗程,休息 2 日再行下个疗程,连用 4～5 个疗程。

【功用】　益气养阴,清热利湿。适用于阳水之湿热蕴结型及阴水之瘀水互结型。

【备注】　见有下肢水肿、倦怠乏力、小便黄赤者,加党参 12 g、防风 10 g、蒲公英 20 g、车前子包煎 20 g;见有咳嗽气喘、纳差、乏力者,加百合 15 g、桔梗 12 g、丹参 20 g、红枣 6 枚。

患者应加强锻炼,预防感冒;给予低盐、清淡饮食;忌辛辣、烟酒等刺激物。

【供方人】　秦斌(安徽省宿州市第一人民医院)。

6.慢性肾衰竭

慢性肾衰竭是指由多种原因造成的慢性进行性肾实质损害,致使肾脏明显萎缩,不能维持其基本功能,临床出现以代谢产物潴留,水、电解质紊乱,酸碱平衡失调,全身多系统受累为主要表现的临床综合征。其在中医学中属于关格、癃闭、水肿等范畴,分为脾肾阳虚、肝肾阴虚、肾气衰微、气阴两虚等型。治疗宜攻补兼施、标本兼顾,早期以补为先、兼以化浊利水,晚期应补中有泻、补泻并重、泻后即补。

方一(《河南中医》,2002 年第 22 期)

【组成】 大黄 15 g、红花 15 g、黄柏 12 g、白头翁 12 g。

【用法】 每次使用时将上药煎汁 100 ml,待温至 37～38℃,保留灌肠 1～2 小时后排出,每日 4 次,1 周为 1 个疗程,连续观察 2～3 个疗程。

【功用】 清热燥湿,活血化瘀。适用于慢性肾衰竭早期及急性肾衰竭。

方二(《辽宁中医杂志》,2006 年第 2 期)

【组成】 艾叶 50 g、麻黄 50 g、大黄 50 g、赤芍 50 g、鸡血藤 50 g、威灵仙 50 g。

【用法】 加水 30 L,浓煎取液倒入大木桶内,加开水适量,水量以人平躺时盖过身体为宜,水温约 45℃,每次浸泡 20～30 分钟,每日 1 次,10 日为 1 个疗程,休息 5 日,治疗 2 个月为限。

【功用】 利水消肿,活血通络。适用于各型慢性肾衰竭。

方三 灌肠方(张琪方)

【组成】 生大黄 15 g、生牡蛎^先煎 30 g、丹参 20 g、熟附子 15 g、益母草 30 g。

【用法】 上药煎取浓汁,灌肠 100～150 ml,每日 2 次,灌肠后留药 2 小时以上为佳。

【功用】 温肾阳,泄湿毒,活血化瘀。适用于脾肾阳虚、肾气衰微型慢性肾衰竭。

方四 尿毒症方(谢海洲方)

【组成】 西洋参 5 g、麦冬 10 g、五味子 5 g、生地黄 10 g、熟地黄 10 g、茯苓 12 g、山茱萸 10 g、牡丹皮 8 g、山药 10 g、怀牛膝 10 g、车前子^包煎 15 g、泽泻 12 g、炮附子 3 g、白茅根 30 g、肉桂 2 g。

【用法】 水煎服,每日 1 剂,早晚各服 1 次。亦可制成口服液,每支 10 ml(相当于半剂汤剂量),每日 2 次,每次 10 ml。

【功用】 温阳降浊,益气养阴。适用于气阴两虚型慢性肾衰竭致尿毒症者。

方五 温阳降浊汤(杜雨茂方)

【组成】 茯苓 15 g、白术 12 g、制附片 10 g、白芍 15 g、西洋参 8 g、黄连 6 g、紫苏叶 10 g、猪苓 15 g、泽泻 15 g、生姜 12 g。

【用法】 制附片加清水先煎半小时,再入余药同煎 2 次,每次文火煮半小时,滤汁混匀,分 2 次服。病重者可日服一剂半,分 3 次服。

【功用】 温肾健脾,降浊和中,宣通水道。适用于脾肾阳虚型慢性肾衰竭及尿毒症。

7.泌尿系统结石

泌尿系统结石又称尿石症,是指泌尿系统各部位形成结石的总称。以腰痛、尿血、排尿不畅等为主要表现。其在中医学中多属石淋、腰痛、血尿等范畴,分为湿热蕴结、气血瘀滞、肾气不足等型。治疗以实则清利、虚则补益为原则。

方一

【组成】　金钱草 30 g、玉米须 15～30 g（或用根、叶 120 g）。

【用法】　水煎服,每日 1 剂,早晚各服 1 次。

【功用】　利尿通淋,清热利湿。适用于湿热蕴结型尿石症。

方二

【组成】　鲜鹅不食草 60 g。

【用法】　捣汁,加白糖、白酒各少量,一次性服下,每日 1 剂。

【功用】　祛风通窍,利湿消肿。适用于气血瘀滞和肾气不足型尿石症。

方三

【组成】　蚕沙 60 g、红糖 30 g。

【用法】　水煎服,每日 1 剂,成人加倍。

【功用】　化湿和胃。适用于儿童尿石症。

方四

【组成】　两头尖 30 粒、川牛膝 6 g、炮山甲^{先煎} 6 g、当归尾 6 g、川楝子 10 g、赤茯苓 12 g、大麦秆 60 g（3～4 岁儿童可照此量给服）。

【用法】　水煎服,服头煎药后 3～4 小时如未排出尿石,可将原药重煎 1 次服之。如再无效时,可继续服,一般每日 1～2 剂,每隔 4～8 小时服 1 次。

【功用】　活血化瘀,利湿消肿。适用于气血瘀滞型尿石症。

方五

【组成】　金钱草 30 g、木通 10 g、川牛膝 12 g、车前子^{包煎} 12 g、泽泻 10 g、海金沙^{包煎} 12 g、萹蓄 15 g、瞿麦 15 g、六一散 12 g、石韦 12 g、琥珀 6 g。

【用法】　水煎服,每剂服 3 次,连服 2 剂。琥珀研细末分 2 次冲服。

【功用】　利湿,通淋,排石。适用于湿热蕴结和气血瘀滞型尿石症。

方六

【组成】　大茴香 3 g、小茴香 3 g、大黄^{后下} 6 g、金钱草 18 g、萹蓄 30 g。

【用法】　水煎服,每日 1 剂。经常煎服,黄豆卷汤可助药力。

【功用】　行气利湿,清热通淋。适用于湿热蕴结型肾结石。

方七（《内蒙古中医药》,2001 年第 2 期）

【组成】　甘遂、大戟、芫花各等份,大枣 10 枚。

【用法】　上药加工成药末,以 75% 酒精加蜂蜜适量调成膏,每次用 3～5 g,用胶布固定于神阙、中极、肾俞、阴陵泉、三阴交等穴。每次贴敷 48 小时,停药 6 小时继续外敷。5 次为 1 个疗程。

【功用】　逐饮排石。适用于湿热蕴结、气血瘀滞型尿石症。

方八　治肾结石自拟方（邓铁涛方）

【组成】　金钱草 30 g、生地黄 15 g、广木香 10 g、鸡内金 10 g、海金沙（冲服,或琥珀末或砂牛末与海金沙交替使用）3 g、木通 10 g、小甘草 3 g。

【用法】 水煎服,每日 1 剂,早晚各服 1 次。

【功用】 利水通淋,化石排石。适用于湿热蕴结型尿石症。

方九 增液益气排石汤(朱良春方)

【组成】 生地黄 10 g、生黄芪 30 g、玄参 10 g、麦冬 10 g、升麻 10 g、川牛膝 15 g、桂枝 10 g、白芍 30 g、鸡内金 20 g、金钱草 30 g、石韦 15 g、冬葵子 15 g。

【用法】 水煎服,每日 1 剂,早晚各服 1 次。

【功用】 增液益气,通淋排石。适用于肾气不足型尿石症。

方十 尿路结石汤(吴华强方)

【组成】 海金沙^{包煎} 15 g、金钱草 15 g、车前子^{包煎} 30 g、木通 10 g、白云苓 10 g、青皮 10 g、陈皮 10 g、滑石^{包煎} 12 g、琥珀末^{冲服} 3 g。

【用法】 前药煎水冲服琥珀末,每日 1 剂,早晚各服 1 次。

【功用】 利湿化瘀,散结通阻。适用于气血瘀滞型尿石症。

方十一

【组成】 金钱草 30 g、车前草 20 g、鸡内金 20 g。

【用法】 水煎服,每日 1 剂,早晚各服 1 次,连服 3 日。

【功用】 清热利湿,化积排石。适用于湿热蕴结、气血瘀滞型尿石症。

【供方人】 胡萍(安徽省宿州市埇桥社区服务中心)。

第五节 血液系统疾病

1.贫血

贫血是指由多种原因引起的人体外周血红细胞容量减少,低于正常范围下限,不能对组织、器官充分供氧的一类临床综合征。以头晕、耳鸣、面色苍白为主要表现。其在中医学中多属于虚劳、萎黄、血证等范畴,分为血热妄行、脾虚、心脾两虚、肾虚、气血两虚等型,治疗以养血益气为原则。

方一

【组成】 铁屑、大枣各等份。

【用法】 将铁屑研成细粉,用大枣肉制成黄豆大小的药丸(每丸重约 0.4 g),每次 2 粒,每日 2~3 次。

【功用】 补中益气,养血平肝。适用于心脾两虚、气血两虚型缺铁性贫血。

方二

【组成】 鬼针草 60 g、公鸡 1 只。

【用法】 公鸡去皮毛及内脏,把鬼针草塞入鸡腹内,加水煮熟,吃肉喝汤。

【功用】 益气活血,健脾养血。适用于脾气虚、心脾两虚、气血两虚型贫血。

方三

【组成】 黑矾 60 g、肥红枣(去核)60 g、核桃仁 60 g、红糖 60 g、细白面 60 g、高粱酒 60 ml。

【用法】　先将黑矾、红枣、核桃仁三味放在石白中捣极碎后，再入红糖、白面同捣之，最后加酒再捣，以软硬适中即可（酒不一定用完），做成丸如梧桐子大。每日早晚各服 20～30 丸，小儿酌减。

【功用】　温补脾肾，化瘀止血。适用于脾肾两虚和气血两虚型贫血。

方四

【组成】　鸡血藤 30 g、制首乌 12 g、桂枝 12 g、红枣 12 g、远志 10 g、酸枣仁 10 g、龙眼肉 10 g、焦冬术 10 g、白茯苓 10 g、青木香 10 g。

【用法】　水煎服，每日 1 剂，早晚各服 1 次。

【功用】　益气健脾，养血安神。适用于脾气虚、心脾两虚型贫血及骨髓纤维化引起的造血功能降低。

方五

【组成】　紫河车粉 300 g、山药粉 240 g。

【用法】　用面糊为丸如梧桐子大，每日 3 次，每次 10 粒。

【功用】　养血益气，滋补脾肾。适用于脾肾两虚、气血两虚型贫血及营养性或失血性贫血。

方六

【组成】　鸡血藤 1 kg。

【用法】　加水适量，煎后去渣，浓缩成 500 ml，加米酒 100 ml 配成，每日 3 次，每次内服 15～20 ml。

【功用】　养血活络。适用于各型虚证贫血及营养性或失血性贫血。

方七（《中医杂志》，1994 年第 2 期）

【组成】　熟三七粉 15 g，未啼叫的童子鸡 1 只。

【用法】　将鸡杀死后去内脏，将熟三七粉撒入鸡腹内，加适量清水，文火炖之，喝汤吃肉，分 2～3 次服完。

【功用】　健脾养血。适用于心脾两虚型贫血。

方八（《中医杂志》，2004 年第 1 期）

【组成】　墨旱莲 100 g。

【用法】　以上为一日量，煎汤代茶饮用，长期服。

【功用】　滋阴补肾，益血凉血。适用于肾阴虚型贫血，亦可用于血热妄行有出血倾向者。

方九　复方羊肝粉（黄建泰方）

【组成】　羊肝 1 具，黑芝麻 1 kg。

【用法】　以青灰色山羊肝为佳，蒸熟，以竹刀切片，放瓦上焙干，去筋杂；黑芝麻炒至微黄；二药共研细末，和匀装瓶封口备用。每日早晚各服 10 g，温开水送下。

【功用】　益气养阴，调补肝肾。适用于气血两虚型再生障碍性贫血。

方十　阴阳双补汤（周仲瑛方）

【组成】　菟丝子 20 g、枸杞 20 g、制首乌 20 g、熟地黄 20 g、桑椹子 20 g、麦冬 20 g、肉桂 6 g、熟附子 10 g。

【用法】　水煎服，每日 1 剂，早晚各服 1 次。

【功用】　阴阳双补，理气健脾。适用于贫血见阴阳俱虚者。

方十一　培元生血膏（周信有方）

【组成】　党参 20 g、生黄芪 20 g、黄精 20 g、淫羊藿 20 g、补骨脂 20 g、巴戟天 20 g、山茱萸 20 g、枸杞 20 g、女贞子 20 g、丹参 15 g、鸡血藤 20 g、五味子 15 g、龟甲 30 g、鹿角胶 30 g、熟地黄 20 g、紫河车 1 具。

【用法】　将紫河车、龟板、鹿角胶粉碎成小块，以酒浸泡后提取浓缩成浸膏；其他药物水煎后过滤成浸膏；混合两种浸膏即制成培元生血膏。口服，每次 8 g，每日 3 次，饭后服,3个月为1个疗程。

【功用】 温阳益气,补肾养血。适用于

各型贫血。

2.血小板减少性紫癜

血小板减少性紫癜是一种以血小板减少为特征的出血性疾病。以皮肤和脏器的出血倾向及血小板显著减少为主要表现。其在中医学中多属于血证、发斑等范畴,分为血热妄行、阴虚内热、脾肾两虚、瘀血内阻等型。治疗以治气、治血为原则。

方一

【组成】 连翘18 g。

【用法】 文火煎成100 ml药汁,分3次饭前服。

【功用】 清热解毒,凉血消肿。适用于血热妄行型血小板减少性紫癜。

【备注】 忌辣物,对过敏性紫癜亦有效。

方二

【组成】 生花生米适量。

【用法】 天天吃,剂量不限(根据患者的消化吸收能力)。

【功用】 健脾止血。适用于脾失统血型紫癜。对白细胞减少,尤其对癌症放射治疗后的白细胞减少有效。

方三

【组成】 荷叶90 g、生地黄30 g、白芍25 g、当归10 g、玄参30 g、知母18 g。

【用法】 先将荷叶炒干与其他五味药同研细末,炼蜜为丸,每丸重10 g,每日服1～2丸。

【功用】 滋阴清热,凉血止血。适用于阴虚内热型血小板减少性紫癜。

方四

【组成】 水牛角(锉碎先煎)30～60 g、丹参60～120 g、紫草6～12 g、牡丹皮6～12 g、白芍15～30 g。

【用法】 水煎服,每日1剂,早晚各服1次。

【功用】 清热凉血,滋阴。适用于阴虚内热型血小板减少性紫癜。

方五(《中医杂志》,2004年第11期)

【组成】 干防己根300 g。

【用法】 切成薄片,加水2 L,煎至1 L后,去渣,浓缩成600 ml,首次服50 ml,以后每次服30 ml,每日3次。

【功用】 利水消肿,祛风止痛。适用于血热妄行型血小板减少性紫癜,亦可用于过敏性紫癜。

方六(《实用中医内科杂志》,2005年第4期)

【组成】 阿胶珠[烊化]20 g、仙鹤草12 g、花生衣15 g、绿豆衣12 g、侧柏叶12 g、龟板[先煎]20 g、紫草12 g。

【用法】 水煎服,每日1剂,早晚各服1次,4周为1个疗程。

【功用】 滋阴,凉血,止血。适用于阴虚内热型血小板减少性紫癜。

方七 治血小板减少方(邓铁涛方)

【组成】 生黄芪15 g、党参15 g、白术12 g、柴胡10 g、升麻5 g、陈皮10 g、制首乌15 g、黄精12 g、仙鹤草30 g、炙甘草5 g。

【用法】 水煎服,每日1剂,早晚各服1次。

【功用】 益气养血。适用于脾肾两虚型

血小板减少性紫癜。

方八　升麻配虎杖桃红汤（颜德馨方）

【组成】　升麻 5 g、虎杖 30 g、生地黄 12 g、当归 12 g、赤芍 10 g、桃仁 10 g、红花 10 g、川芎 10 g、丹参 15 g、大枣 7 枚。

【用法】　水煎服，每日 1 剂，早晚各服 1 次。

【功用】　活血祛瘀，凉血消斑。适用于瘀血内阻型血小板减少性紫癜。

方九　补脾生血汤（周仲瑛方）

【组成】　潞党参 15 g、生黄芪 20 g、焦白术 10 g、当归 10 g、熟地黄 12 g、炒白芍 12 g、仙鹤草 12 g、鸡血藤 10 g、鹿角片^{先煎} 10 g、淫羊藿 10 g、阿胶^{烊化} 10 g、砂仁^{后下} 5 g、熟枣仁 10 g。

【用法】　水煎服，每日 1 剂，早晚各服 1 次。另外用紫河车粉每次 1.5 g，每日 2 次，开水冲服。

【功用】　培补脾肾，益气生血。适用于脾肾两虚型血小板减少性紫癜。

第六节　内分泌系统疾病及风湿性疾病

1.糖尿病

糖尿病是由遗传和环境因素共同引起的以慢性高血糖为主要特征的临床综合征。以多饮、多食、多尿、消瘦乏力等为主要表现。其在中医学中属于消渴等范畴，分为上消、中消、下消等型。治疗宜三消分治，立足于肾，慎用攻伐。

方一

【组成】　蚕茧 10 只。

【用法】　煎汤代茶。

【功用】　止血止渴，解毒疗疮。适用于上消、中消。

方二

【组成】　玉米须 50 g、枸杞根 50 g。

【用法】　水煎服，每日 1 剂，早晚各服 1 次。

【功用】　滋阴，凉血，降火，利水，渗湿，消肿。适用于中消之胃火炽盛及下消之阴虚火旺型。

方三

【组成】　猪胰（俗称“夹肝”）1 只（低温焙干）、山药 120 g。

【用法】　上药共研细末，水泛为丸，每日 10 g，用蚕壳 7 只，煎汤吞服，长期食用。

【功用】　补脾益肺，养阴润燥。适用于上消、中消。

方四

【组成】　生山药 120 g、生天花粉 120 g。

【用法】　先用水 1 500 ml 煮取药汁 750 ml，渣再用水 1 000 ml 煮取药汁 500 ml，两次取药汁 1 250 ml，任患者随意饮之，不论次数，一昼夜 1 剂、2 剂、3 剂均可，视病情轻重而定。

【功用】　清肺生津，健脾、益气、养阴。适用于上消、中消。

方五（《中医验方汇编　第一辑》）

【组成】　玉竹 15 g。

【用法】　煎汤,代茶饮。

【功用】　养阴润燥,生津止渴。适用于上消、中消。

方六　蚓黄散（《中医外治杂志》,2001年第 4 期）

【组成】　黄柏、地龙、血竭。

【用法】　上药按 3∶2∶1 比例混合,共研细末备用。用时用生理盐水调和成糊状,敷于创面,用无菌纱布包扎,每日换药 1 次,30 日为 1 个疗程。

【功用】　清热凉血,通络生肌。适用于糖尿病足见溃疡者。

方七　足浴方（《中医外治杂志》,2003年第 6 期）

【组成】　生黄芪 40 g、桂枝 15 g、当归 15 g、川芎 12 g、稀莶草 30 g、丝瓜络 20 g。

【用法】　先用冷水 2 L 浸泡,然后煮沸10～15 分钟,先熏患肢,待水温降至 35～45℃,浸泡患病手足,每次 30 分钟,每日 2次,15 日为 1 个疗程,共 2 个疗程。

【功用】　益气养血,祛湿通络。适用于糖尿病合并末梢神经炎。

方八　自拟降糖对药方（祝谌予方）

【组成】　生黄芪 30 g、生地黄 30 g、苍术 15 g、玄参 30 g、丹参 30 g、葛根 15 g。

【用法】　水煎服,每日 1 剂,早晚各服 1 次。

【功用】　健脾益气,养阴活血。适用于中消。

方九　斛乌合剂（朱良春方）

【组成】　川石斛 15 g、制首乌 15 g、制黄精 15 g、生地黄 15 g、生黄芪 30 g、怀山药 30 g、枸杞 10 g、金樱子 10 g、紫丹参 10 g、桃仁泥 10 g。

【用法】　将上药煎成 150 ml,每服50 ml,每日 3 次,温开水冲服。亦可作煎剂,每日 1 剂,早晚各服 1 次。

【功用】　益气养阴,和血通脉。适用于中消、下消。

方十　治糖尿病方（邓铁涛方）

【组成】　怀山药 90 g、泽泻 10 g、茯苓 15 g、山萸肉 12 g、生地黄 12 g、熟地黄 12 g、牡丹皮 10 g、玉米须 30 g、仙鹤草 30 g、生黄芪 30 g。

【用法】　水煎服,每日 1 剂,早晚各服 1 次。

【功用】　益气养阴,降糖止渴。适用于下消之气阴两虚型。

2.甲状腺功能亢进症

甲状腺功能亢进症(简称"甲亢"),是由多种病因引起甲状腺激素增多,导致的以机体代谢亢进和神经、循环、消化等系统兴奋性增高为主要表现的临床综合征。以心慌、出汗、进食和便次增多、体重减少为主要表现。其在中医学中属于瘿病范畴,分为气郁痰阻、痰结血瘀、肝火亢盛、心肝阴虚等型。治疗以理气化痰,消瘿散结为基本原则。

方一（《常见病验方选编》）

【组成】　海藻 60 g。

【用法】　每日 1 剂,煎汤代茶饮。

【功用】　化痰软坚。适用于气郁痰阻、痰结血瘀型甲亢。

方二（《常见病验方选编》）

【组成】　黄药子 60 g。

【用法】　用白酒 500 ml 浸泡黄药子 5 日(须密封),每日饮酒 2 次,每次饮 50 ml。恢复正常后,即停止饮用。如不能饮酒者,可酌量加开水服。

【功用】　散结消瘿,凉血止血。适用于痰结血瘀型甲亢。

方三　甲亢煎（《中医杂志》,1987 年第 2 期）

【组成】　白芍 10 g、乌梅 10 g、木瓜 10 g、北沙参 10 g、麦冬 10 g、石斛 10 g 白扁豆 10 g、莲子肉 10 g、柴胡 10 g、桑叶 10 g、黑栀子 8 g、昆布 10 g。

【用法】　水煎服,每日 1 剂。待病情稳定后,按此方配制蜜丸,每丸重 10 g,每日早晚各服 1 丸,以巩固疗效。

【功用】　清肝泻火,平肝散结。适用于肝火亢盛型。

方四　五倍子消肿膏（《四川中医》,1989 年第 3 期）

【组成】　五倍子适量。

【用法】　将五倍子放入砂锅内炒黄,冷却后研成末,临睡前取适量用醋调成糊状,敷于颈部甲状腺处,次晨洗去。7 日为 1 个疗程,连续用药 3 个疗程可见效。

【功用】　散结消肿。适用于各型甲亢见甲状腺肿大者。

方五　治甲亢方（黄志贤方）

【组成】　生地黄 20 g、玉竹 20 g、麦冬 12 g、白芍 15 g、生黄芪 30 g、当归 15 g、枸杞 10 g、山药 12 g、茯苓 12 g、海藻 15 g、夏枯草 30 g、生牡蛎^(先煎) 30 g。

【用法】　每日 1 剂,水煎 2 次,分 3 次服。

【功用】　滋阴潜阳,健脾散结。适用于心肝阴虚型甲亢。

方六　治甲亢方（邓铁涛方）

【组成】　太子参 30 g、麦冬 10 g、五味子 8 g、浙贝母 10 g、玄参 15 g、生牡蛎^(先煎) 30 g、山慈菇 10 g、生甘草 5 g。

【用法】　水煎服,每日 1 剂,早晚各服 1 次。

【功用】　益气养阴,化痰散结。适用于甲亢日久见气阴两虚型。

方七　消瘿丸（谢英彪方）

【组成】　海藻 1 kg、海带 500 g、海浮石(打碎先煎)1 kg、青皮 15 g、陈皮 15 g、青木香 15 g、醋三棱 60 g、醋莪术 60 g。

【用法】　上药共研极细末,炼蜜为丸,每日 2 次,每次 5 g。

【功用】　化痰软坚,理气散结。适用于气郁痰阻型甲亢。

3. 风湿性疾病

风湿性疾病是指一大类由多种原因所致的累及关节及其周围组织的急性或慢性结缔组织炎性疾病。以关节和肌肉游走性酸楚、重着、疼痛为特征。其在中医学中属于痹症、历节等范畴,分为行痹、痛痹、着痹、热痹、久痹等型。治疗以祛风散寒,清热除湿,疏经通络为基本原则。

方一

【组成】 金银花藤 30 g、丝瓜络 10 g。

【用法】 水煎服,每日 1 剂,早晚各服 1 次。

【功用】 清热疏风,通络止痛。适用于热痹兼见局部红、肿、热、痛者。

方二

【组成】 老生姜 500 g、葱子 250 g、酒糟 120 g。

【用法】 上药共捣烂后,炒热敷患处,凉后加热再敷。

【功用】 温经散寒,祛风止痛。适用于痛痹。

方三

【组成】 红辣椒 10 个、萝卜 1 个。

【用法】 上药共捣烂敷患处。

【功用】 温经通络,消积化痰。适用于痛痹、着痹。

【备注】 敷药后有疼痛感,勿惧。

方四

【组成】 晚蚕沙 500 g、黄酒 120 ml。

【用法】 将上药拌均匀,分装于两个布袋内,放锅内蒸 10 分钟(或炒热装入也可),趁热敷患处,稍冷再加热熨之。

【功用】 除湿通络,祛风散寒。适用于着痹。

方五

【组成】 马钱子 250 g、西麻黄 60 g。

【用法】 将上药置锅内加水煮 2 小时,去麻黄将马钱子去外皮,用芝麻油熬至用刀切开呈黑褐色为止。晒干研末,用陈酒搓丸如黄豆大(每丸重约 0.4 g),每日服 2 次,每次 2 粒,临睡前服。

【功用】 祛风通络,除湿止痛。适用于热痹。

【备注】 此药有毒,注意炮制,切勿

多服。

方六

【组成】 全蝎 10 g、蜈蚣 10 g、透骨草 10 g、海螵蛸 10 g。

【用法】 水煎服,每日 1 剂。

【功用】 息风通络,除湿止痛。适用于行痹。

方七

【组成】 威灵仙^{研粉} 15 g、猪肾 2 只。

【用法】 将猪肾洗净剖开,去白膜放入药粉,用菜叶包或用纱布扎住,隔水蒸熟,去药渣,吃猪肾,不要加盐。

【功用】 祛风除湿,益精补肾。适用于久痹。

方八

【组成】 制川乌 15 g、制草乌 15 g、杜仲 30 g、土鳖虫 15 g、当归 30 g、木瓜 30 g、川牛膝 30 g、牛骨头 120 g、白酒 1.5 L。

【用法】 上药装入酒内,泡 10 日后,早晚各服 10 ml。

【功用】 温经通络,祛风除湿,补益肝肾。适用于久痹。

方九

【组成】 川牛膝 36 g、生甘草 36 g、苍术 36 g、麻黄 36 g、乳香 36 g、没药 36 g、全蝎 36 g、僵蚕 36 g、生马钱子 300 g(此方可按一料的比例,配半料或者配一料的四分之一)。

【制法】 川牛膝、生甘草、苍术、麻黄、全蝎、僵蚕用砂锅炒成黄色。乳香、没药用盖房的瓦(注意洗净)炒去油(将药本身含之油去掉),炒至基本不起泡沫时为止,但不要炒焦,以免失去药力。砂锅内放马钱子、一把绿豆、适量水,待绿豆被煮熟开花后,将马钱子剥去黑皮,用刀切成似薄纸的药片(切时注意随剥皮随切,以防硬化),经过 2～3 日晒,再用砂锅内掺砂土炒至黑黄色(剥去的皮一定挖坑埋掉,因马钱子有毒,避免鸡、狗及其他牲畜误食致死）。以上各药经炮制后,混合,碾成细末,即可服用。

【用法】　强壮者每次服 2.5 g(不得超过 3 g),老年人每次服 1.5 g,6～15 岁的小孩根据年龄、身体情况可服 0.6～1.2 g,1 周岁左右的小孩每次服不得超过红豆大小的 1 丸。过量服用容易发生牙关紧闭和四肢发抖。一旦发生,不要惊慌,应及时给患者灌几口温水,很快即可好转。

每日服药 1 次,最好是在每晚临睡之前空腹服,黄酒 60 ml 为引,如无黄酒时白开水也可,但白开水作引子要减少药力。服此药对头部稍有影响(即有时稍头晕)。因此,服药后要静坐半小时,然后再睡。

【功用】　化湿祛痰,搜风通络。适用于久痹。

【备注】　服药期间至服药后 4 日内禁食腥味、茶叶、生冷、绿豆,要避免风寒侵身。

体中生疮或有破伤之处,在未愈之前,禁用此药。

一定按照此方上述说明仔细配制,以免发生危险。

此药不能用水煎服,水煎服有生命危险,务必注意。

方十(《常见病验方选编》)

【组成】　鲜茜草根 30～60 g。

【用法】　洗净,用白酒(或高粱酒) 500 ml,浸泡 5～7 日,呈棕红色之药酒,每日 1 次,连服 2 日。服药前,先将药酒炖热,空腹服。第 1 次喝到七八成醉,喝后盖被睡觉,出汗。第 2 日痛可减轻,一般服 2 次。

【功用】　凉血止血,化瘀通络。适用于热痹,此方可用于预防关节炎复发及疼痛初起者。

方十一(《常见病验方选编》)

【组成】　柳芽 2 g、茶叶 2 g。

【用法】　每日 1 剂,泡水代茶饮。

【功用】　祛风清热,利湿消肿。适用于热痹,亦可用于预防关节疼痛复发。

【备注】　柳芽须取清明前嫩芽尚未飞花者。若未预备,则嫩叶、嫩梢亦可。

方十二(《常见病验方选编》)

【组成】　豨莶草 12 g。

【用法】　切碎或研为粗末,水煎服。亦可加量熬膏,每日 2 次,每次 10 ml;或制为蜜丸,每丸 6 g,每日 2 次,每次 1 丸。本方宜常服。

【功用】　祛风湿,利关节。适用于久痹。

方十三(《常见病验方选编》)

【组成】　威灵仙 60 g。

【用法】　酒浸 3～7 日,晒干研细末,炼蜜为丸,每丸重 6 g,每次服 1 丸,每日服 2 次。亦可用其粗末 10 g,水煎服。

【功用】　祛风除湿,通络止痛。适用于行痹、着痹见关节疼痛、日久变形者。

【备注】　身体虚弱者不宜多用或常用。

方十四(《常见病验方选编》)

【组成】　秦艽 120 g、续断 90 g、全当归 60 g、白术 60 g。

【用法】　共研细粉,每次服 6 g,开水调服,每日 2 次。亦可炼蜜为丸,每丸重 6 g,每次服 1 丸,每日服 3 次。

【功用】　祛风湿,化痰瘀,通络止痛。适用于久痹见痰瘀阻络者。

【备注】　身体虚弱者可加玉竹 60 g、生甘草 30 g 同用。

方十五(《常见病验方选编》)

【组成】　葎草适量。

【用法】　洗净捣烂,调蜂蜜敷最痛处。

【功用】　清热解毒,利尿通淋。适用于热痹急性发作期。

方十六(《常见病验方选编》)

【组成】　桑枝适量、艾秆 60 g、柳枝

60 g。

【用法】 水煮,先熏蒸,后泡洗。

【功用】 祛风湿,利关节。适用于各型风湿性关节炎。

【备注】 任用上药中的一种煎汤熏洗也可,但须加大剂量。

方十七 龙马丹(颜德馨方)

【组成】 马钱子 30 g、土鳖虫 3 g、地龙 3 g、全蝎 3 g。

【用法】 制时先将马钱子与铁砂拌炒至膨胀,外呈棕黄色,切开取出,与余药共研细末,再加入赋表剂,成糖衣片,共 160 片,每片含马钱子生药 0.187 g。每次 1～2 片,每日 2 次,温开水送服,1 个月为 1 个疗程。

【功用】 活血通络,消肿散结。适用于各型痹症。

【备注】 若出现马钱子中毒反应时,应予浓糖水口服或用生甘草 30 g、绿豆 30 g 煎汤频饮。

方十八 外用寒湿积聚方(蒲辅周方)

【组成】 乌头 30 g、干姜 15 g、良姜 15 g、白胡椒 15 g、细辛 15 g、肉桂 15 g、丁香 15 g。

【用法】 上药共研细末,每用 10 g,加白面 10 g,和匀,用生姜、葱白煎取汁调成膏状,摊于布上,贴患处,固定一夜,晨起去之。

【功用】 温中化湿,散结消肿。适用于各型风湿性关节炎。

方十九 温经蠲痛汤(朱良春方)

【组成】 当归 10 g、熟地黄 15 g、淫羊藿 15 g、桂枝 10 g、乌梢蛇 10 g、鹿衔草 30 g、制川乌 10 g、生甘草 5 g。

【用法】 水煎服,每日 1 剂,早晚各服 1 次。

【功用】 益气养血,散寒除湿。适用于久痹之气血亏虚者。

第七节　神经系统疾病及精神疾病

1.头痛

头痛是以局限于头颅上半部,包括眉弓、耳轮上缘和枕外隆突连线以上部位疼痛为特征的一组病证。其在中医学中亦称为头痛,分为外感头痛和内伤头痛两大类。治疗以初病祛邪、久病补虚为主要原则。

方一

【组成】 荜拨 15 g。

【用法】 研细末,装瓶塞紧,每日 5～6 次,每次用少许嗅鼻,左痛右孔嗅,右痛左孔嗅,不痛后减少至每日 1 次。

【功用】 散寒止痛。适用于寒性头痛,外感风寒所致的头痛尤宜。

方二

【组成】 夏枯草 15 g、连翘 15 g、怀牛膝 15 g、蒲公英 30 g、龙胆草 6 g。

【用法】 水煎服,每日 1 剂,早晚各服 1 次。

【功用】 清肝,泻火,解毒。适用于肝火头痛、目痛。

方三

【组成】 樟脑 3 g、冰片 0.6 g。

【用法】 将药放碗底上点着,鼻嗅其烟,左痛右孔嗅,右痛左孔嗅。上药为一次用量,每日嗅 3 次,每次闻 3 回,闻后觉有凉气,直冲入脑,痛立即减轻。

【功用】 开窍止痛。适用于头痛昏蒙者。

方四

【组成】 川芎 30 g、白芷 1.5 g、白芍 15 g、制香附 10 g、白芥子 10 g、郁李仁 3 g、柴胡 3 g、生甘草 3 g。

【用法】 水煎服,每日 1 剂,早晚各服 1 次。

【功用】 活血化瘀,疏风理气。适用于外感及内伤头痛见偏头痛者。

方五

【组成】 鲜地骨皮 120 g(干品 30 g)、鸡蛋 5 个。

【用法】 入砂锅内加水煮,分 2 次喝汤吃鸡蛋。

【功用】 滋阴,养血,补肾。适用于肾虚头痛等久治不愈的头痛症。

方六 立愈汤(《朱守华从医心得》)

【组成】 土茯苓 30～60 g、当归 7～12 g、防风 7～10 g、何首乌 10～12 g、天麻 7～9 g。

【用法】 将上药用清水 1 000～1200 ml 浸泡 30 分钟后,用武火煎开,再用文火煎 20 分钟,滤出药汁,再加水 1 000 ml 续煎,滤出药汁,将 2 次药汁混合,分早晚口服。

【功用】 祛风除湿,养血通络。适用于各型头痛。

【备注】 本方重用土茯苓,以色红者为佳。避免精神刺激,禁烟酒及茶。

方七(《常见病验方选编》)

【组成】 大黄 250 g(炒到起黄烟为度)、川芎 120 g、细辛 75 g。

【用法】 上药共研细末,炼蜜为丸,如绿豆大,每服 10 g,每日 2 次,白开水送下。

【功用】 活血通络,祛风止痛。适用于各型头痛见时有便秘者。

方八(《常见病验方选编》)

【组成】 白附子 3 g、葱白 15 g。

【用法】 白附子研细末,与葱白捣成泥状,取如黄豆大小的 1 粒,摊在小圆形纸上,贴在患侧太阳穴处,约 1 小时后取下。

【功用】 发汗解表,散寒止痛。适用于外感风寒头痛。

方九(《山东省中医经验良方汇编 第一辑》)

【组成】 鹅不食草、羌活、细辛、白芷各等份。

【用法】 上药共研极细末,发病时口含凉水,以鼻孔微吸药末少许,吸后将冷水吐出,头痛立止。

【功用】 疏风,散寒,止痛。适用于风寒头疼及多年头痛者。

方十(《山东省中医经验良方汇编 第一辑》)

【组成】 生蓖麻仁 3 g、生乳香 3 g、食盐 0.3 g。

【用法】 共捣烂成膏,用纸摊好,贴两侧太阳穴 1 小时后揭去。

【功用】 活血行气,通络止痛。适用于内伤瘀血头痛。

方十一(《山西省中医验方秘方汇编 第一辑》)

【组成】 辽五味 10 g。

【用法】 研细末,用开水冲服,每日 1 剂。

【功用】 益气生津,补肾宁心。适用于肾虚头痛及阴血亏虚型头痛。

方十二(《中医杂志》,1980 年第 7 期)

【组成】 菊花 1 kg、牡丹皮 200 g、川芎 400 g、白芷 200 g。

【用法】 上药共研细末,装入枕芯,做成药枕,每日睡时枕,3 个月为 1 个疗程。

【功用】 疏风清热,活血止痛。适用于各型头痛。

方十三 头痛基本方(杨继荪方)

【组成】 制全蝎 6 g、蜈蚣 5 g、制白僵蚕 12 g、葛根 30 g、延胡索 30 g、蔓荆子 10 g。

【功用】 平肝息风,通络止痛。适用于内伤之肝阳头痛。

方十四 加味选奇汤(邓铁涛方)

【组成】 防风 10 g、羌活 10 g、黄芩 10 g、菊花 10 g、白芍 15 g、白蒺藜 12 g、生甘草 6 g。

【用法】 水煎服,每日 1 剂,早晚各服 1 次。

【功用】 祛风胜湿,清热止痛。适用于外感之风热头痛、风湿头痛。

方十五 钩蝎散(朱良春方)

【组成】 制全蝎 10 g、钩藤 10 g、地龙 10 g、紫河车 10 g。

【用法】 上药共研细末,分作 10 包,每次服 1 包,每日 2 次。

【功用】 清心热,平肝风,补气血,益肝肾。适用于各型内伤头痛。

2.失眠

失眠是指无法入睡或无法保持睡眠状态,导致睡眠不足的一种病证。以入睡困难、睡眠深度过浅或频度过短、早醒及睡眠时间不足或质量差等为主要表现。其在中医学中属于不寐范畴,分为心火炽盛、肝郁化火、痰热内扰、胃气失和、阴虚火旺、心脾两虚、心胆气虚等型。治疗以安神定志、补虚泻实为原则。

方一

【组成】 霜桑叶、黑芝麻各等份。

【用法】 共研细末,炼蜜为丸如桐子大。每次服 10 g,每日服 3 次。

【功用】 滋阴降火,平肝潜阳。适用于肝郁化火、阴虚火旺型失眠。

方二

【组成】 五倍子 6 kg、淫羊藿 1 kg、60%酒精 3 700 ml。

【用法】 前 2 味药放酒精内浸泡 2 日后,每次服 5 ml,每日 3 次。

【功用】 补肾温阳,敛阴养心。适用于心肾不交型失眠。

方三

【组成】 炙甘草 3~6 g、小麦 30 g、大枣 10 枚。

【用法】 水煎服,每日 1 剂。睡眠烦躁不安者,加酸枣仁、茯神各 10 g。

【功用】 养心安神,和中缓急。适用于心脾两虚型失眠,亦适用于更年期综合征患者。

方四

【组成】 生半夏 12 g、夏枯草 12 g、夜交藤 10 g、大枣 10 枚、小麦 30 g、炙甘草 3 g。

【用法】 水煎服,每日 1 剂,早晚各服 1 次。

【功用】　燥湿化痰,清肝解郁,和中安神。适用于痰热内扰、胃气失和、肝郁化火型失眠。

方五

【组成】　花生叶 15 g(鲜品更好,干品也可)。

【用法】　水煎服,每日 1 剂,临睡前服。

【功用】　清热宁心。适用于肝郁化火、心火炽盛、痰热内扰型失眠。

方六

【组成】　炒枣仁 30 g、牡丹皮 15 g。

【用法】　浓煎、睡前半小时顿服。

【功用】　清心泻火,养心安神。适用于心火炽盛型失眠。

方七

【组成】　木茯神 15 g、鸡蛋黄 1 个。

【用法】　先将木茯神煮水取 300 ml,去渣,再将木茯神水煮开冲鸡蛋黄,每晚睡前冲服。连服数晚。

【功用】　养心安神,滋阴润燥。适用于心脾两虚、心肾不交型失眠。

方八　安眠方(《朱守华从医心得》)

【组成】　川黄连 3 g、上等肉桂 2 g、花生叶 36 g、抱木茯神 15 g、炒枣仁 20 g、生甘草 4 g。

【用法】　用清水 500 ml 浸泡上药半小时武火煮沸,再文火煎 10 分钟至 300 ml,滤汁后加清水 400 ml 如上法煎至 200 ml,滤汁。与第一汁药混匀后,分别于下午 4 时和临睡前各服药汁一半。

【功用】　清心安神,交通心肾。适用于心火炽盛、心肾不交型失眠。

【备注】　服药期间,禁烟、酒、茶及情绪过度兴奋。

方九(《中医验方汇编　第一辑》)

【组成】　鲜百合 500 g、酸枣仁 15 g。

【用法】　取鲜百合 500 g,用清水泡 24 小时,取出洗净,然后将酸枣仁用水煎好去渣,再加入百合煮熟食之。

【功用】　养心安神,滋阴和胃。适用于虚烦不眠者。

方十　沐足方(靳士英方)

【组成】　当归 10 g、川芎 10 g、酸枣仁 10 g、辽五味 10 g、石菖蒲 15 g、黄连 5 g、肉桂 5 g。

【用法】　上药水煎后,加入适量热水(以个人对热的忍受度为标准),泡脚,浸渍至膝关节,寝前沐足半小时。

【功用】　养血安神。适用于心脾两虚、心肾不交型失眠。

方十一　加味半夏汤(曾绍裘方)

【组成】　法半夏 12 g、高粱米 30 g、夏枯草 10 g、百合 30 g、酸枣仁 10 g、紫苏叶 10 g。

【用法】　水煎服,每日 1 剂,睡前半小时一次性服下。

【功用】　和胃健脾,养心安神。适用于胃气失和型失眠。

方十二　百麦安神饮(路志正方)

【组成】　百合 30 g、淮小麦 30 g、莲肉 15 g、夜交藤 15 g、大枣 10 g、生甘草 6 g。

【用法】　上药以冷水浸泡半小时,加水至 500 ml,煮沸 20 分钟,滤汁,存入暖瓶内,作饮料服用,不计次数。

【功用】　益气养阴,清热安神。适用于气阴两虚、心阴不足型失眠。

方十三　补脑汤(魏长春方)

【组成】　制黄精 30 g、生玉竹 30 g、决明子 15 g、川芎 10 g。

【用法】　水煎服,每日 1 剂,早晚各服 1 次。

【功用】　益阴填精,兼清虚热。适用于阴虚火旺型失眠。

3. 癫痫

癫痫是指神经元异常放电所致的以脑功能失调为特征的神经系统疾病。以持续短暂和反复发作的意识丧失、突然昏倒、肢体抽搐、口吐白沫为主要表现。其在中医学中属于痫症和癫症的范畴,分为肝风痰浊、肝火痰热、肝肾阴虚、脾胃虚弱、气虚血瘀、心脾两虚等型。治疗以发作时开窍醒神、豁痰止痉,缓解期化痰补虚、益气养血为原则。

方一

【组成】 未足月的山羊羔1只。

【用法】 用黏泥包羊羔,放入火中烧熟,分2次吃完。

【功用】 温肾健脾,益气养血。适用于气虚血瘀型癫痫。

方二

【组成】 蝗虫30只、冰糖适量。

【用法】 每日用10只,水煎服,连服3日,加冰糖少许为引。

【功用】 补养强壮。适用于诸虚症引发的癫痫。

方三

【组成】 羊鼻虫5~7个。

【用法】 连吃2~3次,每日1次。

【功用】 开窍定痫。适用于各型癫痫。

方四

【组成】 明雄黄10g、薄荷5g、幼小乌鸦2只。

【用法】 将幼小乌鸦2只,去其皮毛及内脏,把上药研为末,装入腹内煮熟,每只分6次食之,每日3次。

【功用】 祛风定痫,疏肝化痰。适用于肝风痰浊型癫痫。

方五

【组成】 铁锈6g、朱砂8g、粉丹皮30g。

【用法】 共研细末,每次10g,每晚服1次,开水冲服。

【功用】 凉血化瘀,平肝镇惊。适用于肝火痰热型癫痫。

方六

【组成】 白矾30g、郁金60g。

【用法】 上药共研细末,水泛为丸如黄豆大,每日3次,每次3g,温开水送服。

【功用】 清肝凉血,行气化痰。适用于肝火痰热型癫痫。

方七

【组成】 全蝎(连尾)、蜈蚣(去头、足)各等量。

【用法】 上药焙干研末,炼蜜为丸如绿豆大。每日2次,早晚各服5~7g,温开水送服,小儿酌减。

【功用】 息风止痉,通络化痰。适用于肝风痰浊型癫痫。

方八

【组成】 鲜青果500g、郁金25g、白矾25g。

【用法】 先将青果打碎,加适量水,放锅内熬开后,捞出青果核将青果肉捣烂,再将郁金、白矾共研细末,放入锅内再熬,约成500ml,每次服20ml,每日早晚各1次,温开水送服。

【功用】 清肝泻火,化痰开窍。适用于肝火痰热型癫痫。

方九

【组成】 制南星 18 g、青礞石 18 g、沉香 10 g、制半夏 18 g、建曲 30 g、干麦面 250 g、黑白丑^各 30 g、海浮石 12 g。

【用法】 将上药共研末,做饼 30 个,每晨空腹服 1 个。

【功用】 祛痰逐饮,息风定惊,健脾和胃。适用于肝风痰浊、肝火痰热、脾胃虚弱型癫痫。

方十(《常见病验方选编》)

【组成】 桂枝 15 g、牡蛎 10 g、生大黄 18 g、龙骨 18 g、滑石 30 g、赤石脂 30 g、白石脂 30 g、紫石英 30 g、寒水石 30 g、生石膏 30 g、生甘草 10 g。

【用法】 上药共研细末,炼蜜为丸,每丸 10 g,每日 2 次,每次 1 丸,温开水送服。

【功用】 镇肝息风,清热化痰。适用于肝火痰热型癫痫。

【备注】 忌烦躁、急怒,忌食辛辣刺激性食物,不饮酒。

方十一 地龙乌蛇散(《安徽中医学院学报》,1983 年第 4 期)

【组成】 地龙 120 g、乌梢蛇 240 g。

【用法】 上药置瓦上焙干研细末,每服 10 g(小儿酌减),每日 2 次,用白开水冲服或装入胶囊内服。此为一料药,服完一料为 1 个疗程,未愈者可连服 2～5 个疗程。

【功用】 祛风通络,定惊止痉。适用于肝风痰浊型癫痫。

方十二(赵锡武方)

【组成】 升麻 120 g、川贝母 60 g、田螺盖^{焙干} 60 g、鲫鱼^{焙干} 1 条。

【用法】 上药共研细末,炼蜜为丸,每丸 6 g,早晚各服 1 丸。

【功用】 祛痰扶正,解毒止痫。适用于肝风痰浊、肝肾阴虚型癫痫。

方十三(邓铁涛方)

【组成】 黄豆 2.5 kg、干地龙 30 g、白胡椒 30 g、水 5 L。

【用法】 上药用慢火煲至水干,每日 3 次,每次吃黄豆 30 g。

【功用】 镇痫安神,健脾补虚。适用于心脾两虚型癫痫。

方十四 治癫痫方(邓铁涛方)

【组成】 荆芥 10 g、全蝎 10 g、僵蚕 10 g、浙贝母 10 g、橘络 10 g、白芍 15 g、茯苓 15 g、白术 12 g、丹参 15 g、生黄芪 15 g、蜈蚣 2 条、生甘草 6 g。

【用法】 共研极细末,每次 3 g,每日 2 次,温开水送服。小儿减半量。

【功用】 益气祛痰,化痰镇痫。适用于气虚血瘀型癫痫。

方十五 柴胡加龙牡汤(岳美中方)

【组成】 柴胡 10 g、桂枝 10 g、白芍 10 g、党参 10 g、法半夏 10 g、茯苓 10 g、黄芩 5 g、生大黄 6 g、生龙骨^{先煎} 25 g、生牡蛎^{先煎} 25 g、生姜 6 g、大枣 3 枚。

【用法】 水煎服,每日 1 剂,早晚各服 1 次。

【功用】 平肝息风,化痰定痫。适用于肝风痰浊型癫痫。

4.脑卒中

脑卒中是一组以脑部缺血及出血损伤性症状为主要临床表现的疾病。以头痛、眩晕、突发语言不清、意识障碍、半身不遂、口眼歪斜等为主要表现。其在中医学中多属中风、眩晕等范畴,分为中经络、中脏腑、恢复期等型。治疗应明辨虚实,急则化痰开窍、缓则标本兼顾。

方一(《山东省中医经验良方会汇编　第一辑》)

【组成】　大蒜2瓣。

【用法】　大蒜去皮,捣烂涂牙龈上。

【功用】　消肿,解毒,通络。适用于各型中风不语者。

方二　中风偏废方(《王氏简易方》)

【组成】　熟附子1个、羌活30 g、乌药30 g。

【用法】　上药共研末,每用12 g,加生姜3片,水煎服,每日1剂,早晚各服1次。

【功用】　回阳逐寒,温经通络。适用于中风偏瘫见阳虚者。

方三(《世医得效方》)

【组成】　黑牵牛末3 g、茴香5 g、木香5 g。

【用法】　上药共研细末,以生姜汁调匀,每次取少许滴鼻。

【功用】　行气通络。适用于猝然昏仆、不省人事的中风急症,待患者苏醒后应对症治疗。

方四　大黄浸渍液(《中医杂志》,1992年第1期)

【组成】　生大黄(生鲜大黄尤佳)适量。

【用法】　生大黄浸渍液是用生大黄加沸水浸泡20分钟,待凉弃渣而得。25%浸渍液是由生大黄50 g加沸水200 ml浸泡而成;5%浸渍液是由生大黄10 g加沸水200 ml浸泡而成。先用25%浸渍液100 ml,鼻饲或灌肠1~2次,待大便排出后改用5%浸渍液50 ml,鼻饲或灌肠,每12小时1次,直至神志清醒。同时将大黄水煎,取汁500 ml,每次100 ml鼻饲,每4小时1次,并结合补液支持治疗。

【功用】　通腑开窍,升清降浊。适用于急性脑卒中。

【备注】　对脑卒中属实证者可放心应用,即使无实证表现者也可配伍应用。伴有大量呕血、血压不升及脉微欲绝者不宜用此方。

方五　点刺疗法(《针灸临床杂志》,2007年第5期)

【选穴】　金津、玉液。(位于口腔内舌系带两侧静脉上,左为金津,右为玉液)

【用法】　令患者张口,用消毒棉签将舌体翻卷起,暴露穴位。选用28号1.5寸毫针快速点刺二穴各5次,不留针。如出血用棉签压迫止血,之后加体针治疗,穴取廉泉、夹廉泉、哑门、内关、通里等,手法平补平泻,每日1次,10次为1个疗程。

【功用】　疏通气血,开窍醒神。适用于中风后运动性失语症。

方六　红花熏洗液(《现代中西医结合杂志》,2008年第9期)

【组成】　红花12 g、透骨草12 g、伸筋草12 g、炙川乌12 g、苏木12 g、桂枝12 g、乳香12 g。

【用法】　每日 1 剂,取水 3 L,文火煎沸 20 分钟,熏洗患肢 30 分钟,每日 1 次,10 日为 1 个疗程。同时配合肢体康复训练。

【功用】　活血化瘀,舒筋活络。适用于中风偏瘫。

方七(朱良春方)

【组成】　大黄 10～30 g、三七粉^{单冲} 3 g、花蕊石^{先煎} 20 g。

【用法】　上药水煎服,先煎花蕊石 20 分钟,再入大黄,煎水冲三七粉服。亦可共研末,白开水冲服或装胶囊服。

【功用】　通腑泻下,化瘀止血。适用于急性脑卒中,不论出血性或缺血性,均以大便秘结为应用指征,直至大便稀软时停用。

方八　搐鼻散(秦伯未方)

【组成】　细辛^{去叶} 30 g、皂角^{去皮弦} 30 g、生半夏 15 g。

【用法】　上药共研细末,储瓶密封,用时取末吹鼻,有嚏者生,无嚏者难治。

【功用】　化痰开窍。适用于一切中风见不省人事者。

方九(李仲愚方)

【组成】　制川乌 10 g、制白附子 10 g、制南星 10 g、木香 10 g。

【用法】　水煎服,每日 1 剂,每日 3 次,饭后服。制川乌、制白附、制南星应先煎 1 小时,等药液不麻口后再加其他药物煎 10～15 分钟即可。

【功用】　祛风散寒,通经活络。适用于中风偏瘫、面瘫、面痛、面风者。

方十　治偏瘫截瘫方(邓铁涛方)

【组成】　生黄芪 120～240 g、赤芍 15 g、当归尾 10 g、川芎 10 g、桃仁 10 g、红花 5 g、地龙 10 g、丹参 25 g、水蛭 10 g。

【用法】　水煎服,每日 1 剂,早晚各服 1 次。

【功用】　益气活血。适用于中风后遗症属气虚络瘀者。

方十一　制豨莶草至阴汤(任应秋方)

【组成】　制豨莶草 30 g、干地黄 10 g、盐知母 12 g、当归 10 g、枸杞子 10 g、炒赤芍 12 g、生龟板^{先煎} 8 g、川牛膝 10 g、甘菊花 10 g、郁金 10 g、丹参 10 g、黄柏 5 g。

【用法】　水煎服,每日 1 剂,早晚各服 1 次。

【功用】　滋肾平肝,通经活络。适用于中风属阴虚者。

方十二　温阳健肢汤(任继学方)

【组成】　鹿角胶 15 g、西红花^{冲服} 10 g、巴戟天 15 g、仙茅 10 g、韭菜子 10 g、炒熟地黄 15 g、阿胶^{烊化} 10 g、豨莶草 50 g、淫羊藿 15 g、橘络 15 g。

【用法】　诸药水煎后冲服西红花,每日 1 剂,早晚各服 1 次。阿胶烊化单服。

【功用】　温补肾阳,通经活络。适用于中风恢复期见阳虚者。

5. 汗证

汗证是指汗液外泄失常的病证。不受外界环境因素影响,白昼时时汗出,动辄益甚者,称为自汗;寐中汗出,醒来自止者,称为盗汗。汗证在中医学中分为肺卫不固、营卫不和、心血不足、阴虚火旺、邪热郁证等型。治疗以益气固表、养阴和营为基本原则。

方一

【组成】 五倍子。

【用法】 不拘量,研成细粉,用自己的唾液调和涂脐上。

【功用】 收湿敛汗。适用于各型汗证。

方二

【组成】 韭菜根 49 根。

【用法】 加水适量煮沸,一次性服下,每日 1 次。

【功用】 温中行气。适用于肺卫不固、营卫不和型自汗。

方三

【组成】 棉花籽 12～15 g。

【用法】 水煎服,每日 1 剂,分 2 次饭后服。

【功用】 温肾补虚,止血敛汗。适用于肺卫不固型自汗,尤宜于产后出冷汗者。

方四

【组成】 糯稻根 30 g、浮小麦 30 g、黑豆衣 30 g。

【用法】 水煎服,每日 1 剂,早晚各服 1 次。如单用糯稻根 30 g 煎服也可。

【功用】 固表止汗。适用于肺卫不固型自汗。

方五

【组成】 大枣 10 枚、乌梅 10 g、桑叶 15 g、浮小麦 30 g。

【用法】 水煎服,每日 1 剂,早晚各服 1 次。

【功用】 固表止汗,敛阴和营。适用于盗汗及营卫不和型自汗见阴液不足者。

方六(《中医验方汇编 第一辑》)

【组成】 霜桑叶 20 片。

【用法】 加水 200 ml 煮沸 5 分钟,温服,一次性服下。

【功用】 疏散风热,清肺润燥。适用于邪热郁蒸、营卫不和型盗汗。

方七(《中医验方汇编 第一辑》)

【组成】 凤凰衣 7～10 个、荔枝 7 枚、红枣 5 枚。

【用法】 水煎服,每日 1 剂,早晚各服 1 次。

【功用】 养阴清肺,益气养血。适用于心血不足型盗汗。

方八(《百一选方》)

【组成】 人参 15 g、当归 15 g、雄猪肾 2 个。

【用法】 用 600 ml 水煮猪肾,至 450 ml 时,取出猪肾切细条,再入人参、当归同煎煮至 200 ml,空腹吃猪肾,以药汁送服。

【功用】 益气和阴,补血养心。适用于心血不足型自汗。

方九 金屏风汤(《疑难病诊治探幽》)

【组成】 生地黄 20 g、山药 15 g、桑叶 12 g。

【用法】 水煎服,每日 1 剂,早晚各服 1 次。

【功用】 滋阴降火,守营止汗。适用于阴虚火旺型盗汗。

方十 止汗方(李仲愚方)

【组成】 浮小麦 30 g、党参 30 g、麦冬 20 g、辽五味 10 g、煅牡蛎^{先煎} 30 g。

【用法】 水煎服,每日 1 剂,早晚各服 1 次。

【功用】 益气固表,敛阴止汗。此方可作自汗、盗汗基础方。

方十一 干葛洗方(赵炳南方)

【组成】 干葛根 120 g、明矾 15 g。

【用法】 用水 1～1.5 L,煮沸 15～20 分钟,待稍温后浸泡手足,每次泡 30 分钟,每日 2～3 次。

【功用】 收湿敛汗。适用于各型汗证。

方十二　珠石枣仁汤(蒲辅周方)

【组成】　酸枣仁 10 g、知母 5 g、川芎 5 g、茯神 8 g、炙甘草 5 g、白蒺藜 10 g、珍珠母 12 g、石决明 12 g、女贞子 10 g、怀牛膝 8 g、地骨皮 8 g、龟甲 12 g。

【用法】　方中珍珠母、石决明、龟甲打碎先煎 10 分钟,再纳诸药水煎服,每日 1 剂,早晚各服 1 次。

【功用】　滋阴潜阳,养心安神。适用于各型自汗。

方十三　滋阴通腑汤(黄文东方)

【组成】　玄参 12 g、北沙参 12 g、制大黄 8 g、知母 12 g、瓜蒌皮 10 g、大腹皮 10 g、青皮 10 g、陈皮 10 g、佛手 8 g。

【用法】　水煎服,每日 1 剂,早晚各服 1 次。

【功用】　滋阴清热,润燥通腑。适用于阴虚火旺型盗汗。

方十四　滋养肝肾止汗汤(何任方)

【组成】　菊花 8 g、黑豆皮 15 g、枸杞 10 g、干地黄 15 g、茯苓 12 g、牡丹皮 10 g、泽泻 10 g、山药 10 g、山萸肉 10 g、珍珠母^{先煎} 18 g、白芍 10 g。

【用法】　水煎服,每日 1 剂,早晚各服 1 次。

【功用】　滋养肝肾,清热敛汗。适用于盗汗见肝肾阴虚火旺者。

6.精神疾病

　　精神疾病是指一组以行为、心理活动紊乱为主要表现的精神系统疾病。以精神异常、精神错乱为特征。其在中医学中属郁证、狂证、惊悸等范畴,分为气郁、痰火、痰瘀、虚证等。治疗以五脏论治,尤重治心、治气、治血。

方一

【组成】　甘遂 6 g、朱砂 6 g。

【用法】　共研细末,用雄猪心 1 个,剖开不要洗,纳入药末扎紧,用面包裹煨枯(炭火),取末一次性开水冲服。服后数小时即大泻,2～3 日止泻。倦怠入睡,醒后即神清病除。

【功用】　清心安神,镇惊定悸。适用于阳狂患者。

【备注】　该方药力较猛,体实者为宜。

方二

【组成】　黄芫花(河朔芫花)适量。

【用法】　取花蕾及叶,晾干研末,成人每日 2～4 g,顿服或分服,连服 3～7 日,如不见效,休息数日,再服 1 个疗程,用药同时,可配服小剂量催眠、镇静药物。

【功用】　祛痰逐饮。适用于各型精神疾病,神经症及癫痫也有效。

【备注】　服药后有不同程度的胃部灼痛和腹泻,体弱者伴有虚脱现象。

方三　吹鼻法(《腧穴敷药疗法》)

【组成】　牙皂 6 g、细辛 6 g、樟脑 1.5 g。

【用法】　上药共研细末,混匀,每次 3 g,吹入两侧鼻孔,取嚏。吹鼻 15 分钟后开始呕吐痰涎,此为起效之征。

【功用】　豁痰化瘀,开窍醒脑。适用于狂证见痰热瘀结者。

【备注】　该方不可长期使用,连续使用 1 周后需停药休息 2～3 日。

方四（《山东中医杂志》，1989 年第 1 期）

【组成】 全蝎 3 个、鲜鸡蛋 3 个。

【用法】 先将活全蝎在盐水中浸 6～8 小时，再用盐水煮死阴干即可。取鲜鸡蛋破一缺口，放入全蝎，用厚纸包裹 4～5 层，埋入木炭火中烧熟，去蛋壳连全蝎食用，每天早、中、晚饭前各服药鸡蛋 1 个，连服 30 日为 1 个疗程，2 个疗程间停服 3～5 日。

【功用】 息风解痉，祛风止痛，攻毒散结。适用于癫狂。

【备注】 本方有毒，用量不可过大，若出现头痛、心悸应停药；且血虚生风者慎用。

方五 狂醒汤（刘渡舟方）

【组成】 柴胡 12 g、生大黄^{后下} 10 g、枳实 10 g、牡丹皮 12 g、桃仁 12 g、赤芍 10 g、姜半夏 10 g、竹茹 10 g、生姜 12 g、栀子 10 g、郁金 10 g、陈皮 10 g。

【用法】 水煎服，每日 1 剂，早晚各服 1 次。

【功用】 通腑泄热，行瘀散结。适用于痰火扰神、痰热瘀结型狂证。

方六 将军汤（屈泽湘方）

【组成】 大黄 60～120 g。

【用法】 用黄酒 150～300 ml 浸泡大黄 24 小时后，加水煎煮 2 次，每次煎沸后即滤出药液，共 500 ml，分 2 次服。

【功用】 通腑泄热，逐瘀通经。适用于阳狂者。

方七 定神汤（关幼波方）

【组成】 生地黄 15 g、当归 12 g、川芎 8 g、赤芍 15 g、白芍 15 g、制首乌 15 g、菊花 12 g、珍珠母（打碎先煎）30 g、旋覆花^{包煎} 10 g、代赭石^{先煎} 18 g、全瓜蒌 15 g、制香附 10 g、石菖蒲 12 g、远志 12 g、酸枣仁 30 g、红花 12 g、桃仁 10 g、益母草 15 g、蛇胆陈皮 1 瓶。

【用法】 水煎服，每日 1 剂，早晚各服 1 次。

【功用】 养血平肝，化痰开窍。适用于狂证见火盛阴伤者。

方八 越鞠甘麦大枣汤（高辉远方）

【组成】 苍术 10 g、制香附 10 g、川芎 8 g、栀子 8 g、建曲 10 g、小麦 15 g、炙甘草 5 g、大枣 5 枚。

【用法】 水煎服，每日 1 剂，早晚各服 1 次。

【功用】 行气解郁，养心安神。适用于郁证见肝气郁结、心神失养者。

方九 黛玉舒肝散（马大正方）

【组成】 绿梅花 5 g、玫瑰花 5 g、合欢花 15 g、厚朴花 5 g、佛手 10 g、木蝴蝶 5 g、甘松 10 g、八月札 10 g、白蒺藜 10 g。

【用法】 上药共研末，每服 6～10 g，温开水冲服，早晚各服 1 次。

【功用】 疏肝行气，化痰开郁。适用于郁证见肝气郁结、痰气郁结者。

方十 百合龙琥甘麦大枣汤（魏长春方）

【组成】 百合 10 g、龙齿（或龙骨）^{先煎} 15 g、炙甘草 6 g、浮小麦 15 g、红枣 7 枚、琥珀粉^{冲服} 3 g。

【用法】 上药水煎，取药汁冲琥珀粉服下，每日 1 剂，早晚各服 1 次。

【功用】 养心安神。适用于郁证见心神失养者。

方十一 琥珀定志汤（董建华方）

【组成】 琥珀粉^{冲服} 3 g、朱砂^{冲服} 1.5 g、茯神 10 g、胆南星 30 g、姜半夏 10 g、北秫米 10 g、生铁落^{先煎} 10 g、磁石^{先煎} 10 g、生龙骨^{先煎} 10 g、生牡蛎^{先煎} 10 g、石菖蒲 10 g、广郁金 10 g、远志 5 g。

【用法】 上药水煎，取药汁冲琥珀粉及朱砂服下，每日 1 剂，早晚各服 1 次。

【功用】 化痰清心，安神定志。适用于郁证见痰气郁结者。

第八节 传染性疾病

1.疟疾

疟疾是通过蚊虫叮咬传播,感染疟原虫所引起的一种传染病。以周期性寒战、高热、大汗、脾大、贫血等为主要表现。其在中医学中亦称疟疾,分为正疟、温疟、寒疟、瘴疟、劳疟、疟母等型。治疗以祛邪截疟为基本原则。

方一

【组成】 大蒜1头。

【用法】 捣烂取豌豆大1粒,在发作前2小时,敷于手腕桡骨动脉处,待起疱时,用消毒针挑破,挤出黄水,涂上红汞,外加敷料固定。

【功用】 解毒杀虫,消肿止痢。适用于寒疟、冷瘴型。

方二

【组成】 辣椒籽适量。

【用法】 发作前2小时,开水冲服,每次1粒,下次增加1粒,不超过20粒。

【功用】 温中散寒,逐湿止痢。适用于寒疟、冷瘴型。

方三

【组成】 斑蝥1只,小膏药1张。

【用法】 将斑蝥去头、足、翅,研为细末,每用少许,放在膏药中心,在发作前1~3小时贴在第三胸椎上,待起疱后立即去掉,用消毒针将疱挑破,挤出黄水,涂以红汞,外加敷料固定。

【功用】 散结消瘕,攻毒逐瘀。适用于疟母。

【备注】 本品有毒,切不可入眼、口。

方四

【组成】 羊骨150 g。

【用法】 砸碎水煎,在发病前3小时服下。

【功用】 补肝肾,强筋骨。适用于痨疟。

方五

【组成】 鹅不食草适量。

【用法】 将上药揉成团子,在发作前半小时至1小时塞入一侧鼻孔,2~3小时后取出。

【功用】 祛风胜湿,散寒止疟。适用于寒疟、冷瘴型。

【备注】 一般塞1~2次可愈,久疟塞3~5次才有效。

方六

【组成】 鲜柿树叶适量。

【用法】 捣烂,敷于内关穴(男左、女右),发作前4小时敷上,8~10小时后取下。

【功用】 清热润肺,活血敛疮。适用于温疟。

方七

【组成】 生甘草3 g、甘遂3 g。

【用法】 将上药研成细粉,放脐上或大椎穴,用膏药覆盖(两穴可同贴,不超过12小时)。

【功用】 解毒散结,消肿逐饮。适用于疟母。

方八

【组成】 大蒜头、黄丹各适量。

【用法】 将大蒜头捣烂拧汁和黄丹在一起和匀做成丸(如豌豆大,每粒重约1g)。在发作前2小时服2丸,儿童酌减。

【功用】 解毒杀虫。适用于实证疟疾。

【备注】 黄丹有毒,应中病即止,不可久服。

方九

【组成】 黑矾适量。

【用法】 将黑矾研末,以棉花包裹,发作前2小时塞鼻孔,男左女右。

【功用】 燥湿化痰,解毒杀虫。适用于温疟、热瘴型。

方十(《常见病验方选编》)

【组成】 柴胡15g、常山15g、姜半夏10g。

【用法】 上药水煎去渣,分3次冷服。在发病前1日的晚上服1次,在发病前半日和发病前2小时各服1次。

【功用】 疏肝截疟,降逆止呕。适用于正疟及疟疾发作时伴有呕吐者。

方十一(《常见病验方选编》)

【组成】 常山6g、乌梅肉4个。

【用法】 上药共研细末,分2次服。发病当日早上服1次,发病前1小时服1次,温开水送下。

【功用】 止泻截疟。适用于间日疟。

方十二(《常见病验方选编》)

【组成】 生知母3g、生贝母3g、生半夏3g。

【用法】 上药共研细末,在发病前1~2小时用生姜汁擦抹肚脐部,然后将药末敷在脐部,以胶布贴固,待疟发过5~6小时后取下。

【功用】 清热化痰,止呕截疟。适用于

各种疟疾发作见寒热往来、热后汗出者。

方十三(《中医验方汇编 第一辑》)

【组成】 青蒿叶适量。

【用法】 在烈日下将青蒿叶晒干研末,以瓷瓶密封贮存。在疟疾发作前3小时,取30g,以开水泡服;发作前1小时,取15g,以浓茶泡服。

【功用】 清虚热、截疟。适用于各型疟疾。

方十四(《中医验方汇编 第一辑》)

【组成】 干艾叶8g。

【用法】 在疟疾发作前4小时煎服,接续再将药渣煎服1次。

【功用】 温经,散寒,截疟。适用于寒疟。

【备注】 每日一发的,只用此1味,不必配合他药。间日疟或三日疟,配以鳖甲10g捣碎;兼呕吐或胀满者再加川黄连2g、龙胆草3g同用。

方十五(《中医验方汇编 第一辑》)

【组成】 星子草7根、细叶香薷7根、桃树叶3片。

【用法】 上3味微烘,共研细末,在疟疾发作前4小时,将药末置鼻孔前闻嗅。

【功用】 清热祛湿,化痰利尿。适用于瘴疟。

方十六(陈鼎祺方)

【组成】 穿山甲12g、炒常山10g。

【用法】 水煎服,每日1剂,早晚各服1次。

【功用】 通经截疟。适用于各型疟疾,尤宜于间日疟。

方十七 截疟吐方(孟澍江方)

【组成】 甜茶10g、乌梅10g、槟榔8g、僵蚕10g、生甘草5g。

【用法】 水煎服,于疟疾发作前4小时

煎服,服后即吐出痰涎。如不吐,可用手指或鹅翅探喉中以取出。

【功用】 行气利水,化痰截疟。适用于各型疟疾,尤宜于温疟、间日疟。

【备注】 服药后吐有痰涎者,其效较佳。

方十八 疟疾验方(蒲辅周方)

【组成】 酒炒常山 10 g、知母 5 g、川贝母 5 g、草果仁 5 g。

【用法】 水煎服,晨起空腹热服。

【功用】 祛痰截疟。适用于各型疟疾。

方十九 马鞭草汤(章次公方)

【组成】 马鞭草 12 g、陈胆星 8 g、煨草果 8 g、姜半夏 10 g、甜茶 5 g、陈皮 8 g、青皮

8 g、薤白头(洗净)10 g、枳实 10 g、佛手 8 g、粉甘草 5 g。

【用法】 水煎服,每日 1 剂,早晚各服1 次。

【功用】 化痰截疟。适用于各型疟疾。

方二十 何人饮(张景岳方)

【组成】 何首乌 25 g、台党参 12 g、当归 8 g、陈皮 8 g、煨姜 8 g。

【用法】 水煎服,每日 1 剂,早晚各服1 次。

【功用】 益气养血,扶正祛邪。适用于劳疟。

2.蛔虫病

蛔虫病是由似蚓蛔线虫寄生于人体小肠或其他器官所引起的疾病。以脐周痛、腹泻、便秘、荨麻疹等症状,儿童见烦躁、磨牙等为主要表现。其在中医学中亦称蛔虫症,分为蛔居肠中、蛔结阻塞、蛔虫上扰、蛔厥等型。治疗以驱虫健脾为主要原则。

方一

【组成】 苦楝皮(去净粗皮)30 g。

【用法】 水煎服,加红糖适量,早晨空腹一次性服完,连服 2～3 日。

【功用】 杀虫。适用于各型蛔虫病。

【备注】 本药偶有中毒现象,可用黄豆煎汤饮之。

方二

【组成】 石榴皮 30 g。

【用法】 水煎服,每日 1 剂,早晨空腹时服,连服 2～3 日。

【功用】 杀虫止泻。适用于蛔居肠中型蛔虫病。

方三

【组成】 大葱汁、生豆油各等份。

【用法】 2～3 岁患者服 20 ml,4～9 岁患者服 50 ml。

【功用】 散寒通阳,润肠除蛔。适用于蛔结阻塞、蛔虫上扰型蛔虫病。

方四

【组成】 丝瓜子。

【用法】 每日服丝瓜子仁 40～50 粒,儿童服 30 粒。每日 1 次,连服 2 日。

【功用】 清热驱虫,化痰润燥。适用于各型蛔虫病。

方五

【组成】 生姜 6 g、蜂蜜适量。

【用法】 生姜去皮取汁,加蜂蜜一次性服下,每日 1～2 次,连服 2～3 日。

【功用】 温中散寒,化痰安蛔。适用于蛔居肠中、蛔结阻塞、蛔虫上扰型蛔虫病。

方六

【组成】 使君子仁适量。

【用法】 3～5 岁患者服 3 g,6～8 岁患者服 5 g,9～12 岁患者服 6 g,13～15 岁患者服 8 g,16 岁以上患者服 9～12 g。使君子仁炒熟(不可炒焦),在空腹时一次性嚼服,连服 3 日,服药时忌饮茶及油腻食物,过量易引起呃逆。

【功用】 杀虫消积,润肠通便。适用于各型蛔虫病。

方七(《常见病验方选编》)

【组成】 榧子肉 7～10 枚。

【用法】 每日早晨空腹一次性吃完,连吃 1 个星期。

【功用】 杀虫消积,润肠通便。适用于各型蛔虫病。

方八(《常见病验方选编》)

【组成】 槟榔(炒焦)18 g。

【用法】 上药研细末,每日早晨空腹用开水冲服 6 g,连服 3 日。

【功用】 杀虫消积,行气利水。适用于各型蛔虫病。

方九(《常见病验方选编》)

【组成】 乌梅 10 枚。

【用法】 水煎浓汁,一次性内服。

【功用】 安蛔定痛。适用于蛔厥及各型蛔虫病见腹痛者,但痛止后须用其他方法驱虫。

方十 川楝焦楂汤(《长江医话》)

【组成】 焦川楝子 10 枚、焦山楂 100 g。

【用法】 用水 500 ml 煎上药,得药液约 250 ml,顿服。

【功用】 行气消滞,杀虫止痛。适用于蛔厥。

方十一(《民间偏方秘方精选》)

【组成】 使君子 8 g、黄连 5 g、榧子 8 g。

【用法】 水煎去渣,加入砂糖少许,每日 1 剂,早晚各服 1 次,饭前温服。

【功用】 杀虫消积。适用于各型蛔虫病。

方十二 驱蛔汤(丁甘仁方)

【组成】 槟榔 10 g、使君子 10 g、乌梅 5 枚、木香 8 g、枳壳 8 g、川椒 8 g、干姜 3 片、苦楝皮 10 g。

【用法】 水煎服,每日 1 剂,1 次顿服,小儿用量减半。

【功用】 行气温中,通腑驱虫。适用于各型蛔虫病。

【备注】 此方有小毒,不宜长期使用。

方十三 驱蛔汤(孔伯华方)

【组成】 生石决明^{先煎}18 g、郁金 8 g、地骨皮 5 g、旋覆花 8 g、代赭石 8 g、乌药 10 g、枳实 8 g、雷丸 10 g、神曲 10 g、栀子炭 10 g、大腹绒 5 g、全瓜蒌 18 g、大青叶 10 g、榧子肉 10 g、玄明粉^{单冲}5 g、藕 30 g、生甘草 5 g。

【用法】 水煎服,每日 1 剂,早晚各温服 1 次。

【功用】 清肝解郁,理气杀虫。适用于蛔结阻塞型蛔虫病。

3.钩虫病

钩虫病是由钩虫寄生于人体小肠所引起的传染性疾病。以贫血、营养不良、胃肠功能失调、肤色萎黄、面足水肿为主要表现。其在中医学中属于黄胖范畴,分为感受粪毒、脾虚湿滞、气血两虚等型。治疗以驱虫健脾,益气补血为原则。

方一

【组成】 榧子适量。

【用法】 炒熟。每日嚼服 30～40 个。

【功用】 杀虫消积,润肺通便。适用于脾虚湿滞型钩虫病。

方二

【组成】 榧子 30 g、槟榔 30 g、红藤 30 g、贯众 15 g、生大蒜 15 瓣。

【用法】 将前四味药水煎,分 4 次服完,每日早晚饭前各服 1 次,每次用大蒜 3 瓣随药嚼服。两日服完 1 剂。

【功用】 杀虫消积,清热解毒。适用于感受粪毒、脾虚湿滞型钩虫病。

方三

【组成】 制苍术 1 kg、皂矾 500 g、榧子肉 500 g、六神曲 120 g。

【用法】 皂矾先以醋浸透,煅至红色,余药炒至深黄色研末,醋泛为丸。每日 2 次,每次 6 g。

【功用】 燥湿健脾,杀虫消积。适用于脾虚湿滞型钩虫病。

方四(《常见病验方选编》)

【组成】 使君子仁 10 g、槟榔 10 g。

【用法】 水煎服,每日 1 剂,早晚各服 1 次,连服 3 日。

【功用】 杀虫消积。适用于各型钩虫病。

方五(《常见病验方选编》)

【组成】 青矾 30 g、黑豆(炒熟)250 g。

【用法】 上药共研细末,炼蜜为丸,如绿豆大,每次服 15 g,每日 2 次,淡姜汤送下。

【功用】 燥湿杀虫,健脾益肾。适用于脾虚湿滞、气血两虚型钩虫病见贫血、疲倦、水肿者。

方六(《中医验方汇编 第一辑》)

【组成】 硝石 1.5 g、矾石 1 g。

【用法】 将上药加炒熟大麦面 3 g,共研末,作为丸药。上药为 1 次剂量,用大麦粥送下。成人一次性服下,未成年者减半,幼童再减。每日服 2 次。

【功用】 燥湿杀虫。适用于脾虚湿滞型钩虫病。

【备注】 忌茶、榆皮面、牲口肉、南瓜等。体弱者应经医生诊断后再用。

方七(《四川省中医验方》)

【组成】 水黄连 30 g。

【用法】 上药研粉,每服 3 g,每日 2 次。服用时用饴糖 30 g 和在药粉中,加入适量的淘米水,搅匀服下。连服 3～5 日。

【功用】 通腑驱虫,健脾祛湿。适用于脾虚湿滞型钩虫病。

方八 马齿苋汤(陈树森方)

【组成】 马齿苋 100 g(鲜品 200 g)。

【用法】 上药煎汤早晚各服 1 次,连服 3 日为 1 个疗程。

【功用】 清热,解毒,驱虫。适用于感受粪毒型钩虫病。

【备注】 如第 1 疗程后 10 日大便复查虫卵仍为阳性,进行第 2 疗程时,另加雷丸粉

90 g,分为 6 包,每包 15 g,晨起和睡前各服 1 包,连服 3 天。

方九 青没丸(龚志贤方)

【组成】 青矾 30 g(火煅、醋淬 7 次,以使青矾变为红色为度)、制没药 16 g、干姜 12 g。

【用法】 上药各研细末,混匀,水泛为丸如黄豆大(每丸重约 0.4 g),朱砂为衣。亦可做成蜜丸。每日 3 次,每服 5～7 丸(2～3 g),饭后 1 小时温开水送下。可连服半月至 1 月。

【功用】 解毒杀虫,温中燥湿,活血补血。适用于脾虚湿滞型钩虫病。

4. 蛲虫病

蛲虫病是由蛲虫寄生于人体所致的一种疾病,又称线头虫病。以肛门、会阴瘙痒为主要特点。其在中医学中属于虫证范畴,分为虫寄外阴、脾虚湿蕴两型。治疗以健脾驱虫为原则。

方一

【组成】 艾叶、芝麻油各适量。

【用法】 将艾叶烧成灰,加芝麻油适量,做成饼状,于晚上九点左右贴于肛门,当晚十一点左右取下,连用 3 日。

【功用】 温经止痒。适用于虫寄外阴型蛲虫病。

方二

【组成】 大蒜 10 g(或百部 15 g)。

【用法】 上药去皮捣碎,浸于温开水 100 ml 中,置瓶内盖 2 小时,过滤,每次取滤液 20～30 ml 保留灌肠。每日睡前 1 次,连用 7 次为 1 个疗程,重者 1 个疗程,轻者 3～5 次,药液以新鲜配制者为佳。

【功用】 解毒杀虫。适用于各型蛲虫病。

方三

【组成】 花椒 30 g。

【用法】 加水 800 ml 煮沸后,熏肛门,待凉后,取滤液灌肠。

【功用】 杀虫止痒。适用于各型蛲虫病。

方四

【组成】 煤油适量。

【用法】 涂肛门,每晚 1 次,6～7 次即愈。

【功用】 止痒驱虫。适用于虫寄外阴型蛲虫病。

方五

【组成】 烟袋油少许。

【用法】 烟袋油加花生油适量混匀外涂肛门 2～3 次即可。

【功用】 止痒驱虫。适用于虫寄外阴型蛲虫病。

方六(《常见病验方选编》)

【组成】 炒榧子 30 g。

【用法】 上药研为米粒大小,与米粥同服。

【功用】 燥湿健脾,杀虫消积。适用于脾虚湿蕴型蛲虫病。

方七(《常见病验方选编》)

【组成】 高醋 250 ml。

【用法】 以醋加热水 500 ml,每晚睡前熏洗或凉后灌肠用。

【功用】　解毒杀虫,散瘀消积。适用于虫寄外阴型蛲虫病。

方八(《常见病验方选编》)

【组成】　紫草 200 g、百部 20 g、凡士林 100 g。

【用法】　前 2 味药共研细末,加凡士林配成药膏,每晚 1 次,外涂肛门附近。

【功用】　清热凉血,杀虫解毒。适用于虫寄外阴型蛲虫病。

方九(《山东省中医经验良方汇编　第一辑》)

【组成】　使君子 12 g、槟榔 12 g、花椒 8 g、乌梅 10 g。

【用法】　晚饭前水煎 1 次服,1 个月后再服 1 剂。

【功用】　杀虫消积。适用于脾虚湿蕴型蛲虫病。

方十(《中医验方汇编　第一辑》)

【组成】　百部 30 g。

【用法】　将百部用水 600 ml,煎成 300 ml,过滤。待温后,一次性灌肠。

【功用】　杀虫。适用于各型蛲虫病。

方十一(《江苏中医秘方验方汇编　第一集》)

【组成】　蛇床子 10 g、楝树根 10 g、生甘草 5 g。

【用法】　将上药研末,以蜜煎搓成条状,塞肛门内,任其自化。

【功用】　杀虫止痒,燥湿解毒。适用于各型蛲虫病。

方十二(《新中医》,1988 年第 1 期)

【组成】　牵牛子 5 g、面粉 50 g。

【用法】　将牵牛子研成细末,加入面粉,烙成薄饼,空腹一次性食尽。半月后重复治疗 1 次。

【功用】　泻下逐水,消积杀虫。适用于脾虚湿蕴型蛲虫病。

方十三(《山西中医》,2002 年第 1 期)

【组成】　炮山甲 10 g、槟榔 10 g、五加皮 10 g。

【用法】　上药焙干,共研细末,过筛,睡前半小时温开水冲服,每日 1 次。

【功用】　去积杀虫。适用于脾虚湿蕴型蛲虫病。

方十四(龚志贤方)

【组成】　百部 15 g、苦参 15 g、六神丸 1 粒。

【用法】　每晚用百部、苦参煎水熏洗肛门,再将六神丸塞入肛门内,连续使用 1 周。

【功用】　燥湿,解毒,杀虫。适用于虫寄外阴型蛲虫病。

5.绦虫病

绦虫病是由绦虫成虫寄生在人体肠道内所引起的疾病。以腹胀、腹痛、粪便中见白色节片、乏力、消瘦等为主要表现。其在中医学中属于虫证范畴,分为初期、后期。治疗以驱虫健脾、益气养血为原则。

方一

【组成】　槟榔 60 ～ 120 g、南瓜子仁 60 ～ 90 g。

【用法】　早晨空腹先吃南瓜子仁,过

2 小时后,水煎槟榔,温服。

【功用】 杀虫消积,行气利水。适用于绦虫病初期。

方二

【组成】 雷丸粉 12~18 g。

【用法】 加冷开水适量,做成膏泥,每日 3 次,连服 2~3 日。

【功用】 杀虫。适用于绦虫病初期。

方三(《常见病验方选编》)

【组成】 槟榔 120 g、石榴树皮 30 g。

【用法】 水煎,早晨空腹一次性服下,服后 1 小时左右,选服下列泻药中的 1 种:①芒硝 15 g,水煎服;②大黄 8~10 g,水煎服;③50%硫酸镁 60 ml。

【功用】 解毒杀虫。适用于绦虫病后期。

方四(《中医验方汇编 第一辑》)

【组成】 苦楝皮 15 g、石榴皮 15 g、槟榔片 50 g。

【用法】 用水 600 ml 煎取 400 ml,空腹分两次服下,服后 1 小时内勿进食。

【功用】 解毒杀虫。适用于绦虫病后期。

方五(贵州地区民间经验方)

【组成】 绵马根 8 g、石榴皮 30 g。

【用法】 水煎服,每日晨起空腹一次性服下。

【功用】 涩肠止遗,杀虫敛疮。适用于绦虫病后期。

6. 丝虫病

丝虫病是指丝虫寄生在人体淋巴组织、皮下组织或浆膜腔所致的寄生虫病。早期以淋巴管炎和淋巴结炎为主,晚期则以淋巴管阻塞所引起的一系列症状和体征为主要表现。其在中医学中多属流火、大脚风范畴。分为急性期(湿热壅盛、肝经湿热)和慢性期(湿热下注、脾气下陷、肾虚不固、脾肾阳虚、寒湿内盛)。治疗以清利湿热、通络补虚为原则。

方一

【组成】 皮硝 3 g、桂圆 10 个。

【用法】 将上药隔水炖化,饮汁,每日 1~3 次。

【功用】 泻下清热,养血安神。适用于丝虫病慢性期见心脾两虚者。

方二

【组成】 侧柏叶、鸡蛋清各适量。

【用法】 将侧柏叶揉碎,加鸡蛋清调匀,外敷患处。

【功用】 凉血止血。适用于各型丝虫病见局部流水者。

方三

【组成】 向日葵白瓤 30 g。

【用法】 水煎汁,1 日分 2 次服完。连服 7~10 日。

【功用】 清热利尿。适用于各型丝虫病见乳糜尿者。

方四

【组成】 鲜刘寄奴根 120 g(或用干全草 60 g)。

【用法】 洗净切碎,水煎 2 小时,每日 1 剂,早晚各服 1 次。亦可水煎熏洗患处。

【功用】 活血通经,止痛止血。适用于

丝虫病慢性期见象皮肿者。

方五(《常见病验方选编》)

【组成】 威灵仙 15 g、红糖 60 g、白酒少许。

【用法】 水煎去渣,空腹顿服,连服2日。

【功用】 祛风除湿,通络止痛。适用于丝虫病急性期见恶寒、发热、现红丝者。

【备注】 服药后可适当增加营养。

方六(《常见病验方选编》)

【组成】 青蒿 30 g、黄荆叶 15 g、威灵仙15 g。

【用法】 水煎服,空腹顿服,连服2日。

【功用】 清热化湿,通络杀虫。适用于丝虫病急性期见恶寒、发热、现片状红肿者。

方七(《常见病验方选编》)

【组成】 热酒糟适量。

【用法】 将热酒糟放入盆内,将患部置于盆口,上面用布覆盖熏之。每日 1～2 次,至消肿为止。

【功用】 温中散寒,活血止痛。适用于丝虫病慢性期见象皮肿者。

方八(《中医验方汇编 第一辑》)

【组成】 芹菜根(最好用独根的)9 根。

【用法】 用冷水 300 ml,在火上煮开5～6 分钟,加适量的白糖,每日早晚各吃1 次,每次都要换新的芹菜根。

【功用】 活血通络,解毒利尿。适用于丝虫病慢性期,湿热、寒湿均可用。

方九 玉锁丹(《太平惠民和剂局方》)

【组成】 五倍子、茯苓、煅龙骨。

【用法】 上 3 药按 8∶2∶1 的比例研末装入胶囊,每日 3 次,每次 6 粒(每粒 0.5 g),饭后吞服。

【功用】 收敛固涩,健脾化湿。适用于丝虫病见乳糜尿者。

7. 血吸虫病

血吸虫病是由裂体吸虫属血吸虫寄生于人体门静脉系统所引起的传染性寄生虫病。初期多见发热、咳嗽、腹泻等症状,慢性期见肝脾大、腹腔积液等门静脉高压综合征。其在中医学中多属湿温、下利、蛊胀等范畴,分为邪郁肺卫、邪郁少阳、邪阻脾胃、湿滞血瘀等型。治疗上应明辨虚实,初期以行气驱虫等祛邪之法为主,慢性期以健脾利水、益气活血等扶正祛邪之法为要。

方一

【组成】 生南瓜子。

【用法】 去壳研成粉,每服 80 g,连服7～14 日,儿童减半。

【功用】 杀虫。适用于急性血吸虫病。

方二

【组成】 乌桕叶(或根皮)8 g、丹参10 g、郁金 10 g、生甘草 5 g。

【用法】 水煎服,每日 1 剂,早晚各服1 次。

【功用】 泻水祛痰,消肿杀虫。适用于湿滞血瘀型血吸虫病。

方三

【组成】 雷丸 60 g、芜荑 60 g、萹蓄90 g、槟榔 60 g、白头翁 60 g、鹤虱 60 g、炙干漆 15 g、瞿麦 60 g、生甘草 30 g。

【用法】 上药共研细末,水泛为丸,如梧桐子大,每日 3 次,每次 5 g(小儿酌减),20 日为 1 个疗程。

【功用】 杀虫解毒,利水消肿。适用于邪阻脾胃型血吸虫病。

方四(安庆地区民间经验方)

【组成】 鲜半边莲适量。

【用法】 将鲜半边莲洗净、烘干,服用前

加水煮 2 小时,过滤后制成 10%～15% 煎剂,酌加糖浆,每日分 4 次口服,药量从每日 6 g 逐步提高到每日 36 g,连服 2 个月。

【功用】 清热解毒,利水消肿。适用于邪郁少阳、邪阻脾胃型血吸虫病。

【备注】 服药期间应控制盐的摄入,不可过量。

8. 狂犬病

狂犬病是由狂犬病毒感染所致的自然疫源性人畜共患急性传染病。以特有的恐水怕风、咽肌痉挛、进行性瘫痪等为主要表现。其在中医学中称为疯狗咬,分为前驱期、兴奋期、麻痹期。治疗以镇惊解毒为原则。

方一

【组成】 木鳖 1 个。

【用法】 煅成炭,研面,敷患处。

【功用】 散结消肿,攻毒疗疮。适用于被狗咬后的创口治疗。

方二

【组成】 辣椒 1 个。

【用法】 辣椒嚼烂(捣烂)涂伤口,或者用斑蝥数个研末,用口津和匀涂伤口。

【功用】 攻毒散结。适用于被狗咬后的创口治疗。

方三

【组成】 斑蝥(去头、足、翅)7 只、糯米 1 撮、鸡蛋 3 个。

【用法】 斑蝥、糯米同炒至米黄时去斑蝥,将鸡蛋各打一小孔,把糯米研粉分装鸡蛋内搅匀、蒸熟(或放在微火中烧熟),空腹服,服后大便见红粪水,小便清长,勿惧。

【功用】 逐瘀消癥,攻毒散结。适用于狂犬病前驱期、兴奋期。

方四

【组成】 地榆炭 250 g。

【用法】 将药置于砂锅内加水 1 L 煎 40 分钟,滤取药汁,每隔 3 小时服 1 次,每次服 150 ml,小儿酌减,服药 2～3 日后,用生黄豆 6～7 粒咀嚼(不咽下),如有黄豆腥味则毒已尽。

【功用】 凉血止血,解毒敛疮。适用于狂犬病前驱期。

方五

【组成】 川大黄 12 g、桃仁 15 g、土鳖虫 12 g。

【用法】 上药焙黄研末,用地骨皮 30 g 煎水送服。

【功用】 破瘀解毒。适用于狂犬病前驱期。

方六(《中医验方汇编 第一辑》)

【组成】 青风藤 25 g、萝卜 15 g、神曲 10 g、陈谷子 10 g。

【用法】 用黄酒 600 ml 煎剩 300 ml,去渣,再加蜂蜜 60 g 煎开,饮之出汗。

【功用】　行气通络,化湿和胃。适用于狂犬病前驱期。

【备注】　忌食辣椒等发物。

方七(《中医验方汇编　第一辑》)

【组成】　青风藤 25 g、金银花 30 g、马鞭草 15 g、生甘草 10 g、荆芥 10 g、防风 10 g。

【用法】　用水 1 L,煎剩 500 ml,先倒出 200 ml 洗咬伤处,然后服下 300 ml,另将药渣敷患处。服药后以生黄豆令患者嚼之,有甜味者则知有毒,再服此方 1 剂,可加生地榆 30 g 煎服,待嚼豆觉恶心为止。如治愈后复发者,可再服本方,可加生地榆 30 g。

【功用】　清热祛湿,疏风通络。适用于被狗咬后。

【备注】　忌食辣椒等发物。

方八(《肘后方》)

【组成】　鲜薤白适量。

【用法】　将薤白捣汁饮服(若无鲜品,可将干品泡软捣汁用,但疗效略差),并以其汁涂抹咬伤处,每日用 3 次,至伤口愈合脱痂,可不再用。

【功用】　通阳散结,行气导致。适用于被狗咬后。

方九(秦伯未方)

【组成】　瓦松 30 g、雄黄 6 g、杏仁 10 g。

【用法】　上药共研细末,撒于咬伤处。

【功用】　活血止血,解毒敛疮。适用于被狗咬后。

方十　治癫狗咬伤毒发欲死救急神效方(黄竹斋方)

【组成】　纹党参 10 g、羌独活[各] 10 g、前胡 10 g、紫柴胡 10 g、茯苓 10 g、生姜 10 g、炒枳壳 8 g、桔梗 8 g、抚芎 8 g、生地榆 30 g、紫竹根 1 大把、生甘草 10 g。

【用法】　水煎浓汤温服。服药 1 剂,嚼生黄豆,如有豆味即愈,如不恶心,为毒未尽,于 7 日后再服 1 剂,嚼黄豆同前,至无毒为止。

【功用】　凉血解毒,活血通络。适用于狂犬病兴奋期。

【备注】　被狗咬伤后,于未癫之前先用此方加乌药 30 g 浓煎,拌饭服下,可防止发生癫狂表现。

9.痢疾

痢疾是以腹痛腹泻、里急后重、泻下脓血便为主要表现的肠道传染病,包括细菌性痢疾和阿米巴痢疾。其在中医学中亦称痢疾,分为湿热痢、疫毒痢、寒湿痢、阴虚痢、虚寒痢、休息痢等型。治疗应明辨虚实寒热,以热痢清之,寒痢温之,初痢实则通之,久痢虚则补之,寒热错杂者温清并用,虚实夹杂者攻补兼施为基本原则。

方一

【组成】　鲜马齿苋(捣汁)100 ml、红糖 15 g。

【用法】　将药液放锅内煮开,冲红糖服下,每日 3 次。

【功用】　清热解毒。适用于疫毒痢。

方二

【组成】　鲜大蓟一大把。

【用法】　捣烂取汁,红痢加红糖 60 g,白痢加白糖 60 g,开水冲,一次性服下。

【功用】　清热凉血,止血止痢。适用于疫毒痢。

方三

【组成】 生大蒜瓣(或烧半熟)3～5枚。

【用法】 嚼服,此为1次量,每日3次。

【功用】 温中燥湿,解毒杀虫。适用于寒湿痢,亦可用于阿米巴痢疾。

方四

【组成】 地锦草30～60 g。

【用法】 水煎服,每日1剂,早晚各服1次。

【功用】 清热解毒,凉血止血。适用于疫毒痢。

方五

【组成】 西秦皮10 g、炒白芍10～12 g、煨木香3～6 g、黄连3～6 g、干马齿苋30 g、条黄芩10 g。

【用法】 水煎服,每日1剂,早晚各服1次。

【功用】 清热燥湿,解毒止痢。适用于湿热痢。

【备注】 服药时忌食生冷、油腻。如无黄连可用黄连素片4～6片代替。

方六

【组成】 东山楂^{烧炭} 60 g。

【用法】 水煎服,每日1剂,早晚各服1次。红痢加红糖60 g,白痢加白糖60 g。

【功用】 化积散瘀,行气止痛。适用于休息痢。

方七

【组成】 石榴皮炭5 g(或白石榴花6～9 g)、陈柿蒂7个。

【用法】 水煎服,每日1剂,早晚各服1次。以红糖为引。

【功用】 涩肠止泻,降气杀虫。适用于虚寒痢,亦可用于各型寄生虫引起的腹泻。

方八

【组成】 椿根白皮30 g、乌梅(烧存性)4个、滑石12 g。

【用法】 上药共研细末,每日服2～3次,每次10 g,米汤送下。

【功用】 涩肠止泻,清热燥湿。适用于湿热痢及阴虚久痢。

方九

【组成】 生姜3片、陈茶叶10 g、萝卜汁300 ml。

【用法】 先将生姜、陈茶叶水煎滤汁,加入萝卜汁再炖开,代茶频服。

【功用】 燥湿和胃,调气化滞。适用于休息痢及病后不能饮食者。

方十

【组成】 鸦胆子(去壳取仁)、桂圆肉(包紧鸦胆子仁或装入胶囊)。

【用法】 每日3次,每次7粒,连服7日为1个疗程,亦可煎水灌肠。

【功用】 温中清肠,止痢截疟。适用于休息痢,亦可用于阿米巴痢疾。

方十一

【组成】 白头翁30 g、椿根白皮30 g。

【用法】 椿根白皮研粉,白头翁浓煎泛丸,每日3次,每次3 g,温开水送服。

【功用】 清热解毒,燥湿止痢。适用于湿热痢、疫毒痢,亦可用于阿米巴痢疾。

方十二

【组成】 百部10 g、墨旱莲30 g。

【用法】 水煎服,每日1剂,连服7日为一个疗程。

【功用】 补肝肾阴,止血杀虫。适用于阴虚痢,亦可用于阿米巴痢疾。

方十三(《常见病验方选编》)

【组成】 白头翁30～60 g。

【用法】 水煎服,每日1剂,分3～4次服。

【功用】 清热解毒,凉血止痢。适用于

湿热痢、疫毒痢。

方十四（《常见病验方选编》）

【组成】　茶叶（最好是绿茶）30 g、生姜 8 g。

【用法】　加水 1 L，煎至 600 ml，每次服 150 ml，每日服 4 次。如病已 5～6 日，可加醋 100 ml（或加红糖或白糖调入均可）同服。

【功用】　温中止痢。适用于虚寒痢。

方十五（《常见病验方选编》）

【组成】　杨树花 10～15 g。

【用法】　水煎服，每日 1 剂，早晚各服 1 次。服时加白糖或红糖少许。

【功用】　清热解毒，化湿止痢。适用于湿热痢。

方十六（《常见病验方选编》）

【组成】　马鞭草（连根）3 株。

【用法】　洗净剪碎，加水 400 ml，煎成浓汁，加红糖或白糖一次性服完，每日服 2 次。

【功用】　清热解毒，利水止痢。适用于湿热痢。

方十七（《常见病验方选编》）

【组成】　槐角 10 g、地榆炭 10 g、椿根皮炭 10 g。

【用法】　水煎服（或加入藕汁 200 ml、白糖少许，代茶频饮。同时可用陈仓米煮稀汤饮服）。

【功用】　清热凉血，解毒止痢。适用于疫毒痢。

方十八（《常见病验方选编》）

【组成】　吴茱萸 18 g。

【用法】　上药研成细末，用醋调匀，敷在两足心处，1 小时后取下，每日 1 次，连用 2～3 日。

【功用】　散寒止痛，助阳止泻。适用于各型痢疾。

方十九（《中医验方汇编　第一辑》）

【组成】　车前草嫩叶、鸡蛋适量。

【用法】　将车前草叶与鸡蛋同炒，当菜吃。

【功用】　清热解毒，渗湿止泻。适用于湿热痢。

方二十（《中医验方汇编　第一辑》）

【组成】　凤尾草（鲜品用 90 g，干品用 210 g）、蜜糖 50 g。

【用法】　将凤尾草用水 360 ml，煮沸 15 分钟，冲蜜糖内服，此系成人用量。12～17 岁者，用成人量的 2/3；7～11 岁者，用成人量的 1/2；4～6 岁者，用成人量的 1/4；3 岁以下者，用成人量的 1/6。轻者服 1 剂，重者可服 3 剂。

【功用】　清热利湿，凉血止痢。适用于湿热痢、疫毒痢。

方二十一（《中医外治求新》）

【组成】　广木香 3 g、黄连 3 g、滑石 5 g、炒车前子 5 g。

【用法】　上药共研细末，取 1～2 ml 水调成糊，填满脐孔，以肤疾宁贴膏覆盖，12 小时换药 1 次。

【功用】　清肠化湿，行气止痢。适用于湿热痢。

方二十二（《中医外治求新》）

【组成】　吴茱萸 20 g、白胡椒 20 g、生薏苡仁 40 g。

【用法】　前两味药共研细末，以生薏苡仁煮烂后与之同捣，每取 6 g 制成圆饼 1 块，敷脐上，敷料覆盖，用热水袋热熨，12 小时更换 1 块新饼。

【功用】　温中燥湿，涩肠止痢。适用于寒湿痢。

方二十三　痢疾效方（沈仲圭方）

【组成】　广木香 120 g、苦参（酒炒）

180 g、生甘草 500 g。

【用法】　前两味药共碾细粉,将生甘草煎膏和丸,如桐子大,每服 10 g,早晚各服 1 次。

【功用】　清热凉血,解毒除积。适用于疫毒痢。

方二十四　治痢散(秦伯未方)

【组成】　葛根 500 g、炒苦参 500 g、陈皮 500 g、陈茶叶 500 g、赤芍^{酒炒} 360 g、炒麦芽 360 g、炒山楂 360 g。

【用法】　上药共研细末,水冲服,每次 10 g,每日 3 次。亦可减至常用量,水煎服。

【功用】　清肠化湿,和血消积。适用于痢疾初起,不论赤痢、白痢皆可用之。

方二十五　阿魏丸(来春茂方)

【组成】　阿魏 30 g、雄黄^{水飞} 10 g、黄蜡 60 g。

【用法】　先将黄蜡烊化,加入阿魏(切碎)和雄黄粉搅匀,然后放入石臼中捣蓉,捻为丸,如梧桐子大,如用飞朱砂为衣,效果更好。每服 3～5 粒,幼儿服 1～2 粒(切碎吞服),每日 2～3 次,饭前温开水送下。

【功用】　振奋脾胃,理气止痢。适用于虚寒痢、休息痢。

方二十六　痢疾验方(蒲辅周方)

【组成】　当归 15 g、薤白头 15 g、滑石^{先煎} 15 g、白芍 15 g、槟榔 8 g、莱菔子 8 g、枳壳 5 g、木香末^{磨汁冲服} 3 g、生甘草 6 g。

【用法】　水煎服,每日 1 剂,早晚各服 1 次。

【功用】　行气和血,化湿和中。适用于休息痢。

方二十七　仙桔汤(朱良春方)

【组成】　仙鹤草 30 g、桔梗 8 g、白槿花 10 g、炒白术 10 g、炒白芍 10 g、乌梅炭 10 g、广木香 8 g、炒槟榔 5 g、生甘草 5 g。

【用法】　先用冷水浸泡诸药约 1 小时,每剂药煎 2 次,每次煎取药液 150～200 ml,2 次药液混匀后分早晚两次,空腹服下。

【功用】　健脾运中,渗化湿热。适用于慢性痢疾,久治不愈者。

第二章 外科疾病

1. 毛囊炎

毛囊炎是金黄色葡萄球菌自毛囊或汗腺侵入所引起的单个毛囊及其所属皮脂腺的急性化脓性感染。初起为一个疼痛性红色丘疹,继而扩大成半球形结节,数日后中央软化成黄白色脓栓,最后溃破流出脓液而渐愈合。其在中医学中称为疖,分为热毒蕴结、暑热浸淫、体虚毒恋等型。治疗以清热解毒为主,兼顾化湿、扶正。

方一

【组成】 鲜柳叶(或桃叶)5 kg。

【用法】 将柳叶洗净,加水适量,煮1小时左右,用纱布过滤去渣,再用文火熬至褐色糊状有糖味即成。将药膏摊于纸上贴于局部,每日换1次。

【功用】 清热解毒,燥湿收敛。

方二

【组成】 松香30 g、75%酒精适量。

【用法】 先将松香放在青石上用铁锤打成粉末,再加酒精用锤先轻轻地砸,后慢慢加重,砸成膏样摊于布上贴患处。

【功用】 祛风燥湿,拔毒排脓,生肌止痛。

方三

【组成】 猪胆1个。

【用法】 刺破取汁,放碗内待干燥成黏稠糊状,涂抹患处。

【功用】 清热,燥湿,解毒。

方四

【组成】 鲜野菊花60 g。

【用法】 水煎服,每日1剂,每日分2~

3次服。亦可捣烂外敷。

【功用】 清热解毒。适用于热毒蕴结型毛囊炎。

【备注】 若无鲜品,可用干品30 g代替。

方五

【组成】 鲜蒲公英适量。

【用法】 捣烂敷于患处。

【功用】 清热解毒,消痈散结。

方六

【组成】 金银花30 g、蒲公英30 g、紫花地丁30 g、生甘草6 g。

【用法】 水煎服,每日1剂,早晚各服1次。

【功用】 清热解毒。适用于热毒蕴结型毛囊炎。

方七

【组成】 五倍子10 g、陈醋适量。

【用法】 将五倍子研细末,陈醋调敷患处。

【功用】 收湿敛疮,解毒消肿。

方八(《常见病验方选编》)

【组成】 大青叶15 g。

【用法】 水煎服,每日1剂,每日分2~3次服。药渣用以外敷患处。

【功用】 清热解毒,凉血消斑。适用于热毒蕴结型毛囊炎。

方九(《常见病验方选编》)

【组成】 金银花30 g、生甘草3 g、生绿豆15 g。

【用法】 每日1剂,煎汤代茶,频频饮服。

【功用】 清热解毒。适用于热毒蕴结型毛囊炎。

方十(《江苏中医》,1966年第7期)

【组成】 大黄、黄芩、黄柏、苦参各等份。

【用法】 将上药共研极细末,装瓶备用。用时以冷开水调成糊状,用消毒棉签蘸药涂于患处,每日4~5次,干后再频用药汁润之。亦可用芝麻油等调涂。

【功用】 清热解毒。

方十一(《湖南医药》,1975年第4期)

【组成】 黄连50 g、轻粉50 g、蜈蚣1条、75%酒精200 ml。

【用法】 将上药混装于酒精中,密封浸泡1周后备用。用时将患处洗净后,涂擦药液,每日2~3次。

【功用】 清热解毒,敛疮。

方十二 (《赤脚医生杂志》,1975年第6期)

【组成】 白及、白蔹、枯矾各等量。

【用法】 将上药共研细末,装瓶备用。用时,先用生理盐水或双氧水(过氧化氢水溶液)洗净患部,除去脓液,清洁创面,再用植物油调药末成糊状,外敷患处,每日1次,一般2~3次即可痊愈。

【功用】 燥湿,止血,敛疮。

方十三(《广西中医药》,1983年第4期)

【组成】 僵蚕20 g。

【用法】 将僵蚕研末,用温开水分2次冲服,待局部疮肿消退后,继续服药1周巩固疗效。

【功用】 疏散风热,化痰散结。适用于多发型疖肿。

方十四 藤黄酒(《中医外治杂志》,1995年第2期)

【组成】 藤黄15 g。

【用法】 将藤黄打碎,浸泡于75%酒精100 ml中1周,备用。外擦患处,每日2~3次。

【功用】 解毒消肿。

【备注】 本品有毒,不可口服。

方十五(赵炳南方)

【组成】 马齿苋200 g、蒲公英200 g、如意草200 g、白矾20 g。

【用法】 上药共研细末,装入纱布袋内,加水2.5~3 L,煮沸30分钟,用软毛巾蘸药汤熏洗患处,或洗后加水浸浴。

【功用】 清热解毒,燥湿敛疮。

2.急性淋巴管炎

急性淋巴管炎是由病原性球菌从皮肤破损处侵入,引起淋巴管发生的急性炎症。以疮形小,根坚硬如钉状,病情变化迅速为主要特点。其在中医学中属疗的范畴,分为湿热蕴结、热毒入络等型。治疗以清热解毒、利湿消肿为基本原则。

方一

【组成】 生黄豆1把。

【用法】 将黄豆10余粒放口中嚼,如有豆腥味则不是疗,若无腥味而有甜味就是疗疮。将嚼好的生黄豆敷在疗疮上,干后再敷。

【功用】 解毒消肿。适用于各种疗疮初起者。

方二

【组成】 鲜仙人掌适量。

【用法】 捣成泥,敷于患处。

【功用】 清热解毒,散瘀消肿。

方三

【组成】 顶秋虫(苍耳子棵内的虫)。

【用法】 将顶秋虫浸于芝麻油内备用。用时取1个虫贴在局部。

【功用】 清热解毒,消肿排脓。

方四

【组成】 活虾、红辣椒各等量。

【用法】 将虾加红辣椒捣烂敷于患处。

【功用】 托毒消肿。

方五

【组成】 猪胆1个、雄黄粉少许。

【用法】 将雄黄粉装入猪胆内拌匀,套于患指上。

【功用】 清热解毒。适用于手指疗疮。

方六

【组成】 紫花地丁30g、夏枯草30g、连翘15g、生甘草5g。

【用法】 水煎服,每日1剂,早晚各服1次。

【功用】 清热解毒,消痈散结。适用于各型疗疮,尤适用于红丝疗。

方七

【组成】 川黄连10g、黄芩12g、黄柏10g、栀子10g、金银花15g、蒲公英30g、紫草15g、紫花地丁15g、生地黄12g、生甘草

5g。

【用法】 水煎服,每日1剂,分2～3次服。

【功用】 清热解毒,凉血消痈。适用于疗疮走黄之高热昏迷者。

方八(《中医验方汇编 第一辑》)

【组成】 麝香0.15g、朱砂3g、梅片3g、熊胆2.5g。

【用法】 上药共研细末,将黄酒烧开,待凉后冲服药末。

【功用】 清热解毒,活血消肿。适用于热毒入络型急性淋巴管炎。

【备注】 此方亦可治大头瘟。

方九(《中医验方汇编 第一辑》)

【组成】 黄柏15g、知母12g、黄芩12g。

【用法】 上药共研细末,调茶水搅匀敷于患处。

【功用】 清热燥湿,泻火解毒。

方十(《中医验方汇编 第一辑》)

【组成】 野菊花叶1大把。

【用法】 洗净捣烂,用开水300～600 ml浸泡,待温后服下,另用药渣敷患处。

【功用】 清热解毒。适用于热毒入络型急性淋巴管炎。

方十一(《福建省中医验方》)

【组成】 白芷5g、丁香5g。

【用法】 上药共研末,水煎,一次性服下。

【功用】 消肿排脓,散寒除湿。适用于疗已化脓且热象不显著者。

方十二(《安徽单验方选集》)

【组成】 鲜白蔹适量、醋适量。

【用法】 将鲜白蔹切成薄片,放入醋中浸泡备用。用时取白蔹片贴患处,2日换1次,6～10日为1个疗程。

【功用】 清热解毒，消痈散结，敛疮生肌。适用于热毒入络型蛇头疔。

方十三（《中医杂志》，1965 年第 9 期）

【组成】 蟾蜍 1.5 g。

【用法】 将上药研成细末，以茶油适量调成糊状备用。用时先将患部用苦丁茶汁洗净，擦干后用消毒棉签蘸药搽上，外用消毒纱布包好，每日 2 次，一般 3～4 日即愈。

【功用】 清热，解毒，止痛。适用于热毒入络型蛇头疔。

方十四（《中医杂志》，1982 年第 7 期）

【组成】 完整辣椒 1 个、桐油适量。

【用法】 将辣椒去蒂、籽，倒入适量桐油，套在患指（趾）上，松紧合适地固定辣椒皮囊口，使油不外溢。4～8 日为 1 个疗程。

【功用】 化湿排脓。适用于热象不明显之蛇头疔。

方十五（《浙江中医杂志》，1966 年第 5 期）

【组成】 蜗牛 50 g。

【用法】 将蜗牛放在研缸内，连壳研细成糊，敷在患处，每日 1 次。一般治疗 6 日左右，一切症状消失而愈。

【功用】 清热解毒，镇惊消肿。适用于热毒入络型手足疔。

方十六（俞慎初方）

【组成】 红浮萍 60 g。

【用法】 上药捣烂敷患处。

【功用】 清热解毒，消肿止痒。适用于疔疮走黄起红线者。

方十七 寻骨风汤（孔伯华方）

【组成】 寻骨风 10 g、炒常山 10 g、高良姜 8 g、生地榆 10 g、王氏三黄丸（分服） 8 g。

【用法】 水煎服，每日 1 剂，早晚各服 1 次。

【功用】 散结，消肿，止痛。适用于蛇头疔见痛剧者。

方十八 加减七星剑汤（赵炳南方）

【组成】 野菊花 30 g、麻黄 10 g、草河车 15 g、地丁草 30 g、蒲公英 30 g、豨莶草 10 g、苍耳头 10 g、半枝莲 10 g、莲子心 15 g。

【用法】 水煎服，每日 1 剂，早晚各服 1 次。

【功用】 清热解毒。适用于热毒入络型疔疮走黄者。

3.急性化脓性皮肤病

急性化脓性皮肤病是主要由金黄色葡萄球菌引起的多个相邻毛囊和皮脂腺或汗腺的急性化脓性疾病。以局部光软无头、红肿疼痛、结块成片为主要特征，发病迅速，易肿、脓、溃，可引发恶寒、发热等全身症状。其在中医学中属于痈、疽、发等范畴，分为热邪蕴结、热毒壅聚等型。治疗以清热解毒、和营消肿为原则，外治按阳证溃疡治疗。

方一

【组成】 白胡椒 30 g。

【用法】 研细末，用盐水调成糊状敷患处。

【功用】 消痰散结。适用于痈证初期。

方二

【组成】 陈小麦粉（新的也可以），醋适量。

【用法】 取陈小麦粉 1 kg,加水 1.5 L,浸泡 3 日,捣烂滤取沉淀物,去上清液,将沉淀物晒干,放入锅内用小火炒至焦黄成块状,取出研成细末过筛,装瓶内备用。用时加醋调成糊状外敷,每日 1 次。

【功用】 清热消痈。适用于各型痈疽。

方三

【组成】 鲜马齿苋适量。

【用法】 捣烂外敷患处。若无鲜品,可将干品用水泡软后捣烂敷患处,但疗效略差。

【功用】 清热解毒。适用于痈证初起未溃者。

方四

【组成】 红辣椒适量。

【用法】 捣烂外敷患处,亦可用干品研末用。

【功用】 散结止痛。适用于痈症初起未溃者。

【备注】 阴虚体质者忌用。

方五

【组成】 白蔹 15 g。

【用法】 捣烂醋调外敷,每日 1 次。

【功用】 清热解毒,消痈散结,生肌止痛。适用于各型痈疽之溃后不敛者。

方六

【组成】 藤黄 60 g、75% 酒精(白酒亦可)500 ml。

【用法】 将藤黄浸泡于酒精内,待化后,用新毛笔或棉球蘸药汁涂患处。

【功用】 攻毒消肿,祛腐敛疮。适用于各种无名肿毒。

方七

【组成】 大黄 30 g、露蜂房 15 g、冰片 0.6 g。

【用法】 上药共研细末,蜂蜜调敷患处。

【功用】 清热祛瘀,攻毒止痛。适用于痈疖溃破者。

方八

【组成】 白糖 30～60 g。

【用法】 掺入豆腐渣内和匀(豆腐渣约为白糖的 5 倍),摊于疮口上,外用纱布固定,每隔 2～3 日换 1 次,以愈为度。

【功用】 清热解毒。适用于痈疽之创口久不收敛者。

方九

【组成】 洋葱 7 个(洗净)、白蜜 60 g。

【用法】 共捣烂外敷。

【功用】 润燥敛疮,解毒散结。适用于各型痈疽。

方十

【组成】 蛇蜕 10 g、百草霜 5 g。

【用法】 将上药共研极细末,撒于局部。

【功用】 解毒消肿,清热化湿。适用于痈疽溃后脓水不干者。

方十一

【组成】 金银花 60 g、当归 30 g、玄参 15 g、蒲公英 30 g、紫花地丁 15 g、全蝎 5 g、生甘草 6 g。

【用法】 水煎服,每日 1 剂,早晚各服 1 次。

【功用】 清热解毒,化瘀通络。适用于热邪蕴结型痈疽。

【备注】 未溃者连服 2～3 剂可消,已溃者服此方可加快愈合。

方十二

【组成】 生草乌 30 g、小麦粉 250 g。

【用法】 上药慢火炒焦研细末,加酒少量调和,取 30% 药末、70% 凡士林调成软膏,摊于油纸或纱布上,围敷患处。

【功用】 化瘀止痛。适用于阴疽肿硬未溃者。

方十三(《常见病验方选编》)

【组成】 鲜芙蓉花叶适量。

【用法】 捣烂贴敷。干者研细末,以茶水或食油调匀,敷于患处,每日换药 1 次。

【功用】 清热凉血,解毒消肿。适用于热毒壅聚型痈疽见红肿疼痛明显者。

【备注】 亦可加少许生大黄共捣烂外敷患处,消肿效果更好。

方十四(《常见病验方选编》)

【组成】 新鲜的桉树老叶。

【用法】 研细末,用凡士林调成 10% 软膏,贴敷患处,每日换药 1 次。

【功用】 清热解毒,消痈排脓。适用于红肿初起成脓,脓未溃或已溃均可使用。

方十五(《常见病验方选编》)

【组成】 大蒜数头。

【用法】 大蒜去皮,洗净,捣烂成泥加凉开水,蒜泥与水比例为 1∶4,每日冲洗 3~4 次,冲洗后用 10% 大蒜液涂敷。

【功用】 解毒杀虫,消肿止痒。适用于痈疽初起。

方十六化脓丹(龚志贤方)

【组成】 轻粉 18 g、滑石 30 g、冰片 12 g、银朱 6 g、枯白矾 6 g、麝香 0.6 g。

【用法】 上药共研极细末,装瓶密封备用。用棉签蘸少许药粉撒在化脓处,外用油

纱布盖贴,用胶布固定,每日换药 1 次。换药前用消毒药水或冷盐开水洗净伤口,直至伤口愈合。

【功用】 清热解毒,化腐生肌。

方十七 补气生肌汤(赵炳南方)

【组成】 炙黄芪 15 g、党参 10 g、当归 10 g、炒白术 10 g、陈皮 10 g、天花粉 15 g、山药 15 g、石斛 30 g、炙甘草 10 g。

【用法】 水煎服,每日 1 剂,早晚各服 1 次。

【功用】 健脾和胃,托毒生肌。适用于痈疽破溃期。

方十八 连翘汤(孔伯华方)

【组成】 生石膏^先煎 25 g、金银花 15 g、旋覆花 8 g、代赭石 8 g、全瓜蒌 18 g、青竹茹 18 g、青连翘 10 g、生知母 5 g、生黄柏 5 g、蒲公英 15 g、藕 30 g、酒大黄 5 g(开水泡兑)、延胡索粉^分冲 25 g、梅花点舌丹 4 粒(分 2 次吞下)。

【用法】 水煎服,每日 1 剂,早晚各服 1 次。

【功用】 清热解毒,消痈排脓。适用于热毒壅聚型痈疽。

4.外伤出血

外伤出血是指因硬物在外力作用下使体表皮肉受伤,血管破裂所致的外出血。其在中医学中亦称外伤出血,治疗以止血消肿、敛疮生肌为原则。

方一

【组成】 桂圆核若干。

【用法】 除去核的外皮,将核肉研为极细末,创口血痕不宜洗,将药粉撒于伤口,用纱布包紧。

【功用】 止血止痛。

方二

【组成】 无毛小老鼠 7 只、陈石灰 250 g(加水浸透)。

【用法】 上药共研细末,将药粉撒于伤口上,然后用纱布包扎。

【功用】 止血定痛,解毒疗疮。

方三

【组成】　枣树皮 60 g（去粗皮、文火焙干）、当归身 15 g、香白芷 10 g。

【用法】　将上药共研细末，装瓶收存，用时敷于创口，以纱布包紧。

【功用】　化瘀消肿，止血止痛。适用于外伤出血后见瘀肿者。

方四

【组成】　煅龙骨 30 g、金毛狗毛 2.5 g。

【用法】　上药共研细末，外敷伤口。

【功用】　生肌敛疮。适用于外伤之久不收口者。

方五

【组成】　陈石灰 60 g、韭菜根 1 把、松香 60 g。

【用法】　上药共研细末，酒调敷患处。

【功用】　散瘀消肿，生肌止痛。适用于外伤出血见瘀肿者。

方六

【组成】　马勃适量。

【用法】　敷于破皮处，用纱布包扎。

【功用】　清热，解毒，止血。适用于各型外伤出血。

方七

【组成】　生大葱不拘量。

【用法】　将大葱捣烂或嚼烂，敷于患处。

【功用】　解毒散结。此方对刀伤及跌打引起的外伤出血均有疗效。

【备注】　此方亦可防止破伤风感染。

方八　断血药（《医学入门》）

【组成】　金毛狗脊 30 g、明矾 10 g、血竭 5 g。

【用法】　上药共研细末，和匀，撒于患处。

【功用】　收敛止血，化瘀止痛。适用于外伤出血不止、创口疼痛、脓血不干、久不收口者。

方九　止血粉（《东阳名老中医经验录》）

【组成】　荔枝核 15 g、生半夏 5 g、血竭 20 g、乌梅炭 15 g、栀子炭 10 g、制乳香 10 g、贰蚕茧毛灰 5 g。

【用法】　上药共研细末，过筛备用（也可用凡士林调成药膏包敷）。先将创口洗净消毒，再将止血粉外敷患处。

【功用】　收敛止血，去瘀生新。

方十（秦伯未方）

【组成】　龙骨末适量。

【用法】　直接撒于伤口止血。

【功用】　收湿敛疮，止血生肌。

方十一（秦伯未方）

【组成】　明天麻 30 g、羌活 30 g、防风 30 g、白芷 30 g、生南星 30 g、生白附子 360 g。

【用法】　上药共研细末，和匀，满盖伤口。伤重者，可用黄酒冲服 10 g。

【功用】　祛风解痉，胜湿止痛，散结消肿。适用于出血见伤口红肿明显，兼见破伤风者。

5.软组织损伤

软组织损伤指软组织或骨骼肌肉受到直接或间接暴力或长期慢性劳损而引起的一大类创伤综合征。以局部肿胀、疼痛、皮下瘀斑为主要表现。其在中医学中属于跌打损伤范畴，分为扭伤、挫伤、劳伤等型。治疗以消肿止痛、活血化瘀为主要原则。

方一

【组成】 栀子3份、面粉1份。

【用法】 加适量烧酒共捣成糊状,敷于患处,每日换药2次。

【功用】 凉血解毒,消肿止痛。

方二

【组成】 生栀子120 g、生半夏30 g、土鳖虫30 g、生草乌60 g、生川乌60 g、乳香60 g、没药60 g、松香15 g、川红花15 g。

【用法】 上药共研细粉、以水、酒各半调成糊状敷患处。

【功用】 化瘀消肿,祛湿止痛。

方三

【组成】 土鳖虫7个。

【用法】 焙干研细末,黄酒冲服,每日2次。

【功用】 散瘀止痛。适用于各型软组织损伤见瘀肿疼痛明显者。

方四

【组成】 仙桃草适量。

【用法】 晒干研面,日服2次,每次10 g;或水煎服,每日2次,每次用30 g。

【功用】 化瘀止血,消肿止痛。适用于压伤吐血。

方五

【组成】 鲜螃蟹1只。

【用法】 将上药捣烂取汁,用好醋、烧酒各10 ml加开水适量冲服。渣子用好醋调和外敷,效果更好。

【功用】 散瘀消肿。适用于软组织损伤见瘀肿明显者。

方六

【组成】 红花15 g、当归15 g、肉桂15 g、高良姜^打碎 15 g、茜草15 g、白酒500 ml。

【用法】 将诸药泡入酒中,7日后服用,每日2次,每次15～20 ml,亦可外搽用。

【功用】 活血化瘀,温经止痛。适用于扭伤所致的关节痛。

方七(《常见病验方选编》)

【组成】 炒香附12 g、片姜黄18 g。

【用法】 上药共研细粉,每日3次,每次服3 g。

【功用】 活血,行气,止痛。适用于扭挫伤后痛甚者。

【备注】 孕妇忌服。

方八(《常见病验方选编》)

【组成】 土鳖虫15 g、煅自然铜15 g。

【用法】 上药共研细粉,每次服1.5 g,每日服2次,温开水送下。

【功用】 散瘀止痛,接骨疗伤。适用于跌打损伤、血瘀肿痛,亦可用于闪腰岔气而引起的腰痛。

方九(《常见病验方选编》)

【组成】 生栀子120 g、鸡蛋2个、面粉30 g。

【用法】 将栀子研末,取蛋清及面粉,水调成糊状,敷患处,每日1次。

【功用】 清热解毒,敛疮生肌。适用于扭挫伤后见皮肤破损而未见骨折者。

【备注】 本方亦可去鸡蛋清加生姜10 g或葱白7根捣烂,用白酒调成糊状外敷患处。

方十(《常见病验方选编》)

【组成】 生栀子90 g、桃仁90 g、红曲粉60 g。

【用法】 将上药研细粉,用水、白酒各半调成糊状,外敷患处,每日1次。

【功用】 清热,解毒,凉血,活血,祛瘀,止痛。适用于扭挫伤后见皮肤破损而局部肿痛甚至青紫者。

方十一(《常见病验方选编》)

【组成】 一枝蒿末30 g、麻黄15 g、樟脑

15 g、细辛 15 g、白酒 500 ml。

【用法】　上药泡入白酒 7 日后可用。用时外擦伤处,每日 2～3 次。

【功用】　活血祛风,消肿止痛。适用于扭挫伤后见局部肿痛而未见骨折者。

【备注】　因方中药物有毒性,不可内服。

方十二(《中医验方汇编　第一辑》)

【组成】　麻黄 30 g(烧灰存性)、血余炭 30 g、乳香^{去油} 30 g。

【用法】　上药共研细末,温酒调服,每次 10 g,每日 2 次。

【功用】　消肿生肌,止血止痛。适用于跌打损伤见疼痛明显者,亦可用于闭合性骨折止痛。

方十三(《中医验方汇编　第一辑》)

【组成】　川羌活 18 g、红花 18 g、没药 18 g、血竭 6 g。

【用法】　上药熬水洗伤处。每日 2～3 次。

【功用】　活血化瘀,消肿止痛。适用于跌打损伤见瘀肿不消者。

方十四(《中医验方汇编　第一辑》)

【组成】　槐枝(中国槐)333 cm、艾梗(鲜者佳)333 cm、芝麻油 300 ml、松香 30～60 g、黄蜡 150 g、银朱 30 g。

【用法】　用铜锅将芝麻油熬开,放入槐枝、艾梗,焦后弃去;次入松香、黄蜡,熔化即入银朱搅匀,冷却即成膏剂。在外科消毒原则下敷患处,每日换药 1 次。

【功用】　散瘀止血,燥湿敛疮,生肌止痛。适用于扭挫伤见创伤性溃疡者。

方十五(《中医验方汇编　第一辑》)

【组成】　蚌壳 60 g、鸡蛋壳 60 g。

【用法】　上药煅灰存性研细末,用菜油拌涂创口。

【功用】　敛创生肌。适用于跌打损伤见创口流水、流脓者。亦可用于外伤久不收口者。

方十六(《中医验方汇编　第一辑》)

【组成】　松香 50 g、滑石 120 g。

【用法】　上药共研细末,过细绢罗筛,瓶贮备用。用时将制好的药末用净熟猪油 620 ml 于冷却时调匀成膏。未见皮肤破损者,直接涂于疼痛处;见有疮口者,涂于疮口周围;见创伤出血者,以药末撒敷伤处。

【功用】　清热散瘀,生肌止痛。适用于各种跌打损伤。

方十七(《四川省中医秘方验方　第一辑》)

【组成】　鲜芙蓉花叶 60 g。

【用法】　将上药洗净,捣成泥敷眼上,外缠纱布,每日换药 1 次。若无鲜品,可用干品泡软使用。

【功用】　清热凉血,消肿排脓。适用于眼部外伤而未伤及眼球者。

方十八　化瘀通痹汤(娄多峰方)

【组成】　当归 18 g、丹参 30 g、鸡血藤 21 g、制乳香 10 g、制没药 10 g、制香附 12 g、延胡索 12 g、透骨草 30 g。

【用法】　水煎服,每日 1 剂,早晚各服 1 次。

【功用】　活血化瘀,行气通络。适用于跌打损伤后遗症属瘀血痹阻者,亦可用于网球肘、肩凝等症。

方十九　健肾荣脑汤(谢海洲方)

【组成】　紫河车 10 g、龙眼肉 10 g、桑椹 15 g、熟地黄 12 g、当归 10 g、丹参 15 g、赤芍 10 g、白芍 10 g、太子参 10 g、茯苓 10 g、远志 10 g、菖蒲 10 g、郁金 12 g、生蒲黄 10 g。

【用法】　水煎服,每日 1 剂,早晚各服 1 次。

【功用】　补肾健脑,活血开窍。适用于跌打损伤之伤及颅脑见耳鸣、头晕目眩者。

方二十(秦伯未方)

【组成】 飞辰砂 0.6 g、当门子 0.36 g、冰片 0.36 g、净乳香 5 g、明没药 5 g、藏红花 5 g、血竭 30 g、儿茶 8 g。

【用法】 上药共研细末装胶囊,每次服 0.2 g,每日 2 次。

【功用】 活血化瘀,敛疮止痛。适用于各种软组织损伤。

6.烧烫伤

烧烫伤是由水、火、电、化学物质等外界因素作用于人体而引起的一种外伤性疾病。轻者仅为皮肤损伤,重者可深达肌肉、骨骼,甚至可引起感染、休克等全身变化。其在中医学中属于水火烧烫伤范畴,分为火毒伤津、阴伤阳脱、火毒内陷、气血两虚、脾虚阴伤等型。治疗上内治以清热解毒、益气养阴为主;外治应正确处理烧伤创面,预防、控制感染,促进愈合。

方一

【组成】 獾油(炼熟)或狗油适量。

【用法】 取油搽患处。

【功用】 清热解毒,消肿止痛。

方二

【组成】 无毛小老鼠 2 只。

【用法】 以芝麻油浸泡,时间越长越好,取浸出液外涂患处,每日 2～3 次。

【功用】 消肿止疼,解毒疗疮。

方三

【组成】 马尾松树皮(表皮)适量。

【用法】 焙干研粉,用菜油调成糊状,敷患处,干后再敷。

【功用】 收敛生肌。

方四

【组成】 熟石灰 30 g、生地榆粉 60 g。

【用法】 用芝麻油调成糊状,外敷患处,每日 2 次。

【功用】 凉血止血,敛疮止痛。

方五

【组成】 大黄 60 g、地榆 120 g、黄柏 60 g、冰片 10 g。

【用法】 将上药共研细末,然后加适量芝麻油调成糊状,搽患处。

【功用】 凉血止血,清热敛疮。

方六

【组成】 澄清石灰水 300 ml、芝麻油 300 ml。

【用法】 上药混匀后,涂搽患处,每日 3～4 次。

【功用】 燥湿敛疮,止血定痛。

方七

【组成】 第一组:黄连 30 g、黄柏 30 g、生地黄 30 g、黄芩 30 g、大黄 30 g、乳香 15 g、没药 15 g、五倍子 15 g、白芷 15 g、白蔹 30 g、当归 30 g、赤芍 30 g、红花 15 g、川芎 30 g、牡丹皮 30 g、独活 30 g、丁香 30 g、紫草 30 g、木鳖子 30 g、延胡索 30 g、活血藤 30 g、蛤蟆草 15 g、芝麻油 2.5 L、黄蜡 500 g、白蜡 500 g。

第二组:地榆炭 30 g、血琥珀 10 g、煅石膏 30 g、炉甘石 30 g、赤石脂 30 g、海螵蛸 15 g、寒水石 30 g。(共研极细粉)

【制法】 先将第一组药置芝麻油内浸泡 12 小时,然后用文火熬至药物发枯,过滤去渣,溶入黄蜡、白蜡不断搅拌,待冷成膏即加入第二组药粉,调匀即成。

【用法】　先将药膏做成烧伤纱布或灼伤油纸,置容器中进行高压消毒,清洗创面后,用此药膏敷于患处,盖上纱布。

【功用】　凉血化瘀,消肿止痛。

方八(《常见病验方选编》)

【组成】　生大黄适量。

【用法】　生大黄研细粉,用鸡蛋清(或芝麻油、桐油)调涂患处,亦可用米醋调匀涂敷。

【功用】　清热解毒,凉血化瘀。

方九(《常见病验方选编》)

【组成】　生石灰 2.5 kg。

【用法】　将生石灰置瓦盆中,加凉水搅拌,放置过夜,弃水上结的一层白霜,取出中层澄清液,用食用植物油调敷患处。

【功用】　燥湿敛疮,止血止痛。适用于烧烫伤见红肿灼痛起水疱者。

方十(《常见病验方选编》)

【组成】　米醋 60 ml。

【用法】　搽涂患处。

【功用】　散瘀止血。适用于轻度烧烫伤,有止疼和预防起疱的作用。

方十一(《中医验方汇编　第一辑》)

【组成】　活蚯蚓 10 条、白糖 60 g。

【用法】　把蚯蚓洗净,拌白糖,用溶化的糖水擦患处。

【功用】　清热通络,消肿止痛。适用于烧烫伤见红肿热痛起水疱者。

方十二(《中医验方汇编　第一辑》)

【组成】　蜂蜜、芝麻油、糯米各适量。

【用法】　凡烧烫火伤,急用蜂蜜调热水饮之(伤重者灌之),以免火毒攻心。如一时不及购蜂蜜,即用白糖加热水饮之。先用芝麻油遍涂伤处,再用糯米淘水,去米取泔汁,加芝麻油 200 ml,多加更妙,用筷子顺搅千下,可以挑起成丝,即以新毛笔蘸油搽患处。

【功用】　清热生肌,解毒止痛。

方十三(《中医验方汇编　第一辑》)

【组成】　煅龙骨 15 g、儿茶 12 g、冰片 15 g、煅石膏 10 g、煅炉甘石 10 g。

【用法】　上药共研细末,芝麻油调敷患处。

【功用】　清热燥湿,消肿敛疮。

方十四(《中医验方汇编　第一辑》)

【组成】　秋葵花适量。

【用法】　花开过将落时,取其花朵(蒂与子房不用),浸入芝麻油或菜籽油中,封藏之,任其腐烂,隔年后即可应用,愈陈愈妙。将油涂患处,并用白蜜调温水服之。

【功用】　清热解毒,生肌止痛。

方十五(《中医验方汇编　第一辑》)

【组成】　全当归 10 g、川芎 10 g、紫草 10 g、生地黄 10 g、川黄连 10 g、白芷 8 g、芝麻油 250 ml、蜂蜡 90 g(依天时冷暖增减,以适合膏的软硬)。

【用法】　先把油熬滚再入上药,炸焦滤清油,去渣,加入蜂蜡成膏,放凉备用。同时涂伤处,每日换药 1 次。

【功用】　清热凉血,消肿解毒。

方十六(《中医验方汇编　第一辑》)

【组成】　当归片 30 g、紫草 8 g、锦纹大黄^{研末} 72 g、芝麻油 500 ml、黄蜡 180 g。

【用法】　将当归和紫草浸芝麻油内,约 7 日后,入铜锅中,炭火煎熬,待药呈黄褐色,油面发现烟云状,离火滤净,去渣,再入锅内,入黄蜡慢火熬融,贮瓷瓶中。凝固后与大黄拌匀敷患处。

【功用】　清热解毒,活血化瘀,消肿排脓,止痛生肌。

方十七(《中医验方汇编　第一辑》)

【组成】　南瓜瓜纽 10 个。

【用法】 捣烂满敷伤处。

【功用】 解毒消肿。适用于各型烧烫伤及爆炸伤。

方十八(赵炳南方)

【方名】 烫伤膏。

【组成】 生地榆^{研粉}18 g、乳香粉 12 g、凡士林 120 g。

【用法】 上药调匀成膏,涂纱布上外贴,或制成油纱布条外用。

【功用】 解毒止痛,润肤收敛。适用于Ⅰ°、Ⅱ°烧烫伤。

方十九 化坚油(赵炳南方)

【组成】 透骨草 5 g、伸筋草 8 g、茜草 8 g、木通 8 g、松节 5 g、紫草根 8 g、地榆 8 g、昆布 8 g、刘寄奴 5 g、芝麻油 360 ml。

【用法】 油浸诸药两昼夜,用文火将药炸成焦黄色,去渣备用,用时微加温,直接涂于皮损处。

【功用】 活血化瘀,通络软坚。适用于烧烫伤后大面积增生性瘢痕,以及红斑鳞屑角化性皮肤病。

方二十(秦伯未方)

【组成】 黑荆芥 10 g、大黄 15 g、当归 12 g、黄芩 10 g、防风 10 g、生黄芪 10 g、茯苓 10 g、生甘草 15 g。

【用法】 上药水煎服,每日 1 剂,早晚各服 1 次。同时配合外治以秋葵花浸入芝麻油内,涂于患处。

【功用】 清热解毒,益气养血。适用于气血两虚、脾虚阴伤型烧烫伤。

7.冻伤

冻伤是由寒冷潮湿作用引起的人体局部或全身损伤的一类疾病。局部冻伤者以局部肿胀发凉、瘙痒、皮肤紫斑,甚至溃烂为主要表现;全身冻伤者以体温下降、四肢僵硬为主要表现。其在中医学中亦称冻伤,分为寒凝血瘀、寒盛阳衰、寒凝化热、气血虚瘀等型。治疗以温通散寒、补阳活脉为原则。

方一

【组成】 辣椒梗 120 g 或茄子根 60 g。

【用法】 水煎汤熏洗,每日 1 次。

【功用】 散寒祛湿,活血化瘀。

【备注】 辣椒煎汤洗亦有效。

方二

【组成】 烟叶 15 g、白矾适量。

【用法】 用水煎开后,洗患处。

【功用】 燥湿止痒,消肿解毒。

方三

【组成】 樱桃 90 g、白酒 120 g。

【用法】 将樱桃浸于酒中(时间越长越

好),搽患处。

【功用】 活血,祛瘀,通脉。

方四

【组成】 煤油适量。

【用法】 先将患处洗净,以棉花蘸煤油涂于患处,包扎。2～3 日换药 1 次。

【功用】 消肿化瘀。适用于各型冻伤,也可用于烫伤。

方五

【组成】 辣椒粉适量。

【用法】 上药加猪油调敷患处。

【功用】 温经散寒。适用于冻疮初起。

方六

【组成】 生姜1块。

【用法】 将生姜烧成炭，研面，用芝麻油拌匀，抹于患处。

【功用】 温中散寒。适用于各型冻伤见冻疮已溃者。

方七

【组成】 生蟹壳适量。

【用法】 焙枯黄，研细末，加芝麻油调敷患处。

【功用】 散瘀止血，消肿解毒。适用于寒凝血瘀、气血虚瘀型冻伤见冻疮已溃者。

方八

【组成】 煅明矾30g、干姜^{炒黄}30g。

【用法】 上药共研细末外敷，每2日换药1次。

【功用】 回阳通脉，燥湿止痒。适用于寒盛阳衰型冻伤见冻疮已溃者。

方九

【组成】 藕适量。

【用法】 捣烂涂患处。

【功用】 清热生津，散瘀止血。适用于寒凝化热型冻伤见足冻折裂者。

方十（《常见病验方选编》）

【组成】 艾叶6g、带须葱白7个、花椒7粒。

【用法】 水煎，洗患处，每晚1次。

【功用】 温经通阳，散寒敛疮。适用于各型冻伤。

方十一（《常见病验方选编》）

【组成】 山楂不拘量。

【用法】 煮熟，去核，取肉捣烂，贴敷患处，每日换药1次。

【功用】 消积散瘀。

方十二（《常见病验方选编》）

【组成】 甘遂30g、甘草30g。

【用法】 水煎后，浸泡患处，每日2次，每次约20分钟，或共研末，用油或凡士林调成糊状贴敷患处，每日1次。

【功用】 消肿散结，清热解毒。

方十三（《常见病验方选编》）

【组成】 辣椒、生姜、白萝卜各适量。

【用法】 将辣椒的里层贴在冻疮处摩擦；或用生姜捣汁擦患处；或将萝卜切厚片，烤热后摩擦患处。每日2～3次。

【功用】 散寒消肿。

方十四（《常见病验方选编》）

【组成】 熟石膏15g、海螵蛸15g、青黛6g。

【用法】 共研细末，芝麻油调涂患处，每日1次。

【功用】 收湿敛疮，消瘀生肌。适用于冻疮破溃伴有炎症者。

方十五（《常见病验方选编》）

【组成】 柿子皮适量。

【用法】 烧灰存性，研细末，用熟菜油调敷患处，每日1次。

【功用】 消肿解毒。适用于各型冻疮已破溃者。

方十六（《常见病验方选编》）

【组成】 西瓜皮适量。

【用法】 六月取西瓜皮频擦手足，发热后停止，冬季即不生冻疮。如从前生过冻疮者，即用西瓜皮在原冻疮处频擦至发热。

【功用】 解毒敛疮。适用于每年冬天反复冻疮者。

方十七（《中医验方汇编 第一辑》）

【组成】 芝麻油360ml、黄蜡120g、血竭15g、乳香10g、黄连15g、冰片6g。

【用法】 先将芝麻油熬开，入血竭末及乳香末熬3分钟，然后入黄蜡离火，待蜡熔化，将此膏倒入凉水中浸2日，换水2～3次，将膏拿出加入黄连末及冰片,和匀即成。用时敷患处,不必太厚,外敷油纸再缠以绷带。

【功用】 清热解毒,活血止痛,敛疮生肌。

方十八(《中医杂志》,1984 年第 2 期)

【组成】 芒硝、黄柏。

【用法】 冻疮未破溃者,芒硝用量大于黄柏 1 倍;已破溃者,黄柏用量大于芒硝 1 倍。2 药共研细末,用时以冰水或雪水调敷患处。局部症状轻微者,可按未破溃者用药

比例,将黄柏水煎化芒硝外洗患处。每日 1 次,未破溃者 4～7 日为 1 个疗程,已破溃者 8～11 日为 1 个疗程。

【功用】 清热消肿,解毒疗疮。

方十九 (秦伯未方)

【组成】 生附子 10 g、当归 8 g、红花 5 g。

【用法】 煎水浸洗患处。

【功用】 温经散寒,养血通脉。适用于寒凝血凝型冻伤见肿而未烂者。

8.丹毒

丹毒是由溶血性链球菌从皮肤或黏膜的细微破损处侵犯皮内网状淋巴管所引起的弥漫性炎症。以发病时局部红、肿、热、痛,皮色鲜红,界限分明为主要表现。其在中医学中亦称丹毒,分为风热毒蕴、肝脾湿火、湿热毒蕴等型。治疗以凉血清热、解毒化瘀为基本原则。

方一

【组成】 伏龙肝 30 g、雄黄 15 g、蚯蚓 10 条。

【用法】 上药共放一起研面,好醋调敷患处。

【功用】 清热解毒,消肿通络。

方二

【组成】 蚯蚓 10 条、白糖 60 g。

【用法】 将蚯蚓洗净,加白糖捣如糊状,调敷患处。

【功用】 清热息风,通络止痛。此方亦可治疗流行性腮腺炎。

方三

【组成】 生槐米 15 g、白矾 3 g、黄柏 8 g、冰片 1.5 g。

【用法】 上药共研细末,芝麻油调敷患处。

【功用】 清热凉血,燥湿解毒。

方四(《常见病验方选编》)

【组成】 鲜板蓝根或鲜马齿苋适量。

【用法】 用上药之一洗净后,捣烂如泥,外敷患处(必用鲜品)。亦可用鲜板蓝根 30 g 或鲜马齿苋 60 g(可用干品代替),水煎服,每日 1 剂,早晚各服 1 次。

【功用】 清热解毒。适用于风热毒蕴型丹毒。

方五(《常见病验方选编》)

【组成】 大黄 15 g、芒硝 15 g。

【用法】 上药共研细末,以茶水或鸡蛋清调敷患处。

【功用】 清热凉血,解毒消肿。

【备注】 又方:以大黄末和鲜侧柏叶(捣烂)敷患处。

方六(《常见病验方选编》)

【组成】 芙蓉叶适量。

【用法】 上药晒干,研细末,以菜油调敷患处。或加植物油配成 20% 油膏外用。

【功用】 清热凉血,消肿排脓。

方七(《常见病验方选编》)

【组成】 金银花 30 g、牡丹皮 10 g、生栀子 8 g。

【用法】 水煎服,每日 1 剂,早晚各服1 次。

【功用】 清热燥湿,凉血解毒。适用于肝脾湿火、湿热毒蕴型丹毒见全身发热、局部红痛者。

方八(《全幼心书》)

【组成】 绿豆 15 g、大黄 8 g。

【用法】 将上药共研细末,以生薄荷汁适量入蜂蜜中,调涂患处。

【功用】 清热解毒,凉血消瘀。适用于小儿丹毒。

方九(朱仁康方)

【组成】 苍术 1 kg、蜂蜜 250 g。

【用法】 先将苍术煎煮取汁浓缩成稠膏,加入蜂蜜调匀,每日 2 次,每次 1 汤匙,连服半月。

【功用】 燥湿,健脾,解毒。适用于肝脾湿火型丹毒。

方十 牛膝活血汤(周玉朱方)

【组成】 川牛膝 20～50 g、川芎 20～

50 g、泽兰 10～15 g、红花 10～15 g、降香10～15 g、牡丹皮 10～20 g、茺蔚子 10～20 g、地锦草 15～30 g、王不留行 15～30 g。

【用法】 水煎服,每日 1 剂,早晚各服1 次。

【功用】 活血化瘀,消肿止痛。适用于丹毒日久生瘀或丹毒反复发作者。

方十一(赵炳南方)

【组成】 紫草 25 g、赤芍 50 g、当归100 g、贯众 10 g、升麻 50 g、白芷 100 g、荆芥穗 25 g、紫荆皮 25 g、草红花 25 g、儿茶25 g、红曲 25 g、羌活 25 g、防风 25 g。

【用法】 上药共研细末,用蜂蜜调和或荷叶煎水调和,外敷患处。

【功用】 清热解毒,凉血消瘀。

方十二 芙蓉膏(赵炳南方)

【组成】 黄柏 240 g、黄芩 240 g、黄连240 g、芙蓉叶 240 g、泽兰叶 240 g、大黄240 g。

【用法】 上药共研细末,过重筛,用凡士林调成 20%软膏。用时外敷患处。

【功用】 清热解毒,活血消肿。适用于各型丹毒及蜂窝织炎、疖痈、乳腺炎初期等。

9. 脓疱疮

脓疱疮是由金黄色葡萄球菌或溶血性链球菌通过接触传染引起的浅表皮肤感染性疾病。以发生脓疱、水疱,易破溃结脓痂为特征。其在中医学中属于黄水疮范畴,分为暑湿热蕴、脾虚湿滞等型。治疗以清暑利湿为要,局部治疗以解毒、收敛、燥湿为原则。

方一

【组成】 经霜的柳叶适量。

【用法】 将柳叶洗净,焙干研末。若无黄水者,用芝麻油调敷;有黄水者将药面撒于

患部。

【功用】 清热解毒,燥湿收敛。

方二

【组成】 猪胆 1 个、黄柏 30 g。

【用法】 将黄柏浸猪胆中 1 日,焙干研细末,芝麻油调敷患处。

【功用】 清热解毒,燥湿泻火。

方三

【组成】 蚕豆壳 30 g、黄丹少许。

【用法】 蚕豆壳烧炭与黄丹共研细末,调敷患处。

【功用】 利水渗湿,止血解毒。

方四

【组成】 五倍子 30 g、白芷 30 g、雄黄 3 g、梅片 1.5 g。

【用法】 上药共研细末,芝麻油调敷患处。

【功用】 清热解毒,燥湿排脓。

方五

【组成】 铜绿 6 g、川椒 5 g、松香 15 g、枯矾 3 g、五倍子 10 g、铅粉 10 g。

【用法】 上药共炒黄研细末,外敷患处。

【功用】 解毒排脓,燥湿收敛。

方六(《常见病验方选编》)

【组成】 大黄、延胡索粉各等份。

【用法】 以菜油调搽患处。

【功用】 清热凉血,消肿生肌。

【备注】 若缺延胡索粉,可单用大黄研末,菜油调搽亦可。

方七(《常见病验方选编》)

【组成】 硫黄 6 g、雄黄 6 g、胡椒 5 粒。

【用法】 上药研末,调芝麻油外搽患处。

【功用】 解毒疗疮。

方八(《常见病验方选编》)

【组成】 鲜马齿苋适量。

【用法】 上药洗净,加食盐少许,捣烂外敷患处。若无鲜品,可用干品代替,但疗效略差。

【功用】 清热解毒。

方九(《常见病验方选编》)

【组成】 大黄 10 g、黄柏 5 g、黄连 1 g、煅石膏 6 g。

【用法】 上药共研细末,芝麻油调搽患处。

【功用】 清热燥湿,解毒生肌。

方十(《中医验方汇编 第一辑》)

【组成】 木芙蓉叶 10 g、川黄柏 5 g、香白芷 5 g、生甘草 1.5 g。

【用法】 上药共研细末,凉开水调敷患处。

【功用】 清热解毒,燥湿排脓。

方十一(《中医验方汇编 第一辑》)

【组成】 硼砂 10 g、蛤蜊粉 15 g、炉甘石 30 g、棉油 60 ml。

【用法】 前 3 药共研极细末,棉油调匀,先将患处用冷开水洗净,再以消毒棉球蘸药涂患处,每日涂 3 次。

【功用】 解毒敛疮,燥湿止痒。适用于脓疱疮见湿痒流黄水者。

方十二(《中医验方汇编 第一辑》)

【组成】 海螵蛸 60 g。

【用法】 上药研极细末,和芝麻油调擦之。

【功用】 收湿敛疮。

方十三(《山东省中医验方汇编》)

【组成】 生川连 30 g、黄柏 60 g、梅片 6 g、薄荷脑 0.5 g。

【用法】 上药共研细末,芝麻油调搽患处。

【功用】 清热燥湿,消疮排脓。

方十四(《新中医》,1985 年第 7 期)

【组成】 黄柏 30 g、生大黄 30 g、苦参 30 g、蒲公英 20 g、金银花 20 g、百部 20 g。

【用法】 将上药水煎反复淋洗患处,若有黏液渗出或结痂时,宜先以温热淡盐水清洗,清洗后再用本法。每日 3～5 次,一般用 4～7 日。

【功用】 清热解毒,燥湿止痒。适用于暑湿热蕴型脓疱疮见湿痒流黄水者。

方十五 加味清热利湿汤(赵炳南方)

【组成】 龙胆草 10 g、黄芩 10 g、栀子

10 g、金银花 15 g、连翘 12 g、泽泻 10 g、木通 10 g、牡丹皮 10 g、六一散 15 g、大青叶 10 g。

【用法】 水煎服,每日 1 剂,早晚各服 1 次。

【功用】 清热,解毒,利湿。适用于暑湿热蕴型脓疱疮。

10.压疮

压疮是由局部组织长期受压,发生持续缺血、缺氧、营养不良而致组织溃烂坏死的一类病证。以好发于易受压和摩擦的部位,初起受压皮肤暗红,渐暗紫,迅速变黑坏死,至液化溃烂为主要表现。其在中医学中亦称褥疮,分为气滞血瘀、蕴毒腐溃、气血两虚等型。治疗以敛疮生肌的外治法为主,同时应积极治疗原发病。

方一

【组成】 酸石榴炭。

【用法】 将酸石榴炭研细末加芝麻油调成糊状,敷患处。局部流水者可将药面撒局部。每日 1 次。

【功用】 燥湿敛疮。

方二

【组成】 川楝子、芝麻油适量。

【用法】 将川楝子炒黄研面与芝麻油调成糊状,敷患处。局部流水者可将药面撒局部。每日 1 次。

【功用】 燥湿敛疮,行气止痛。

方三

【组成】 煅龙骨 10 g、煅牡蛎 10 g、青黛 8 g、炉甘石 10 g、赤石脂 10 g、梅片 1 g。

【用法】 上药共研极细末,局部洗净后将药末撒患处。每日 1 次。

【功用】 收湿敛疮,清热解毒。

方四 象皮生肌散(《朱守华从医心得》)

【组成】 煅龙骨 30 g、煅赤石脂 20 g、制象皮 8 g、金狗脊黄毛 9 g、人工牛黄 5 g、梅片

1 g。

【用法】 先将煅龙骨、煅赤石脂、制象皮共研细末过筛,加入金狗脊黄毛再碾成极细末,加入人工牛黄、梅片碾细拌匀后装瓶备用。外用时,先用生理盐水将局部冲洗干净,再撒敷药末,每日 1 次。

【功用】 燥湿消肿,敛疮生肌。适用于各型褥疮及慢性下肢溃疡者。

【备注】 分泌物过多者,宜加大用量;换药后用气圈垫于局部,以免于病灶受压;若新生肉芽组织增长过快,突出皮肤者,可用浓盐水涂擦,以抑制肉芽组织过快增长,否则不宜收口。

方五

【组成】 当归 30 g、白芷 12 g、紫草 6 g、生地黄 12 g、象皮 9 g、轻粉 6 g、血竭花 5 g、五花龙骨 9 g、生甘草 18 g。

【用法】 取芝麻油 500 ml 煮沸,将前 6 味药分别加入,文火炸枯捞出,过滤后文火加热,将后 3 味药研为极细末加入搅拌,加白蜡 30 g,凉后黏于纱布上,外敷疮面。每日或隔日换药 1 次。

【功用】 养血化腐,敛疮生肌。

方六(《菁菁园诊余笔谈》)

【组成】 樟脑2g、硇砂2g。

【用法】 未溃破者以75%酒精200 ml配制成酊剂外搽患处,已溃破者以黄连素软膏50 g配制成膏剂外搽患处。

【功用】 消肿止痛,化腐生肌。

方七(《新医学杂志》,1975 年第 8 期)

【组成】 红花10 g。

【用法】 将上药浸泡在100 ml清水中,冬天浸泡2小时,夏天浸泡半小时,待浸出液呈玫瑰红色后即可使用。用时每次取药液4 ml于手掌中,轻轻揉擦褥疮的好发部位,每次揉擦10～15分钟。

【功用】 活血,化瘀,止痛。适用于褥疮预防。

方八(《四川中医》,1992 年第 1 期)

【组成】 青黛1份、黄柏1份、石膏2份、滑石2份。

【用法】 将上药共研极细末,用时先将患部用50%酒精湿敷后,轻轻撒敷上药末于患处,隔日1次。

【功用】 清热凉血,燥湿生肌。

方九(《山东中医杂志》,1998 年第 5 期)

【组成】 黄豆50 g、枯矾20 g。

【用法】 将黄豆慢火炒炭,与枯矾共研细末,取适量芝麻油调成糊状,涂于患处。

【功用】 燥湿止痒,解毒生肌。

方十(《中国民间疗法》,1999 年第 4 期)

【组成】 鸡蛋内膜适量、艾条1支。

【用法】 艾灸患处10分钟后,取新鲜鸡蛋内膜贴敷疮面,以无菌纱布覆盖,胶布固定。每日1次,7日为1个疗程。

【功用】 养阴,敛疮,生肌。

方十一(《中医外治杂志》,1999 年第 5 期)

【组成】 熟石膏100 g、制炉甘石20 g、马勃80 g、珍珠母90 g、白及30 g、乳香20 g、没药20 g。

【用法】 将上药研末,过百目筛,用芝麻油适量调成软膏,再加入凡士林2 kg,拌匀,装瓶备用,用时先将患处局部脓血及坏死组织清理干净,再以过氧化氢溶液冲洗疮面,患处周围皮肤用75%酒精常规消毒,而后把药膏涂于纱布上外敷疮面,每日换药1次。

【功用】 活血化腐,燥湿敛疮。

方十二(《中医外治杂志》,2001 年第 2 期)

【组成】 地骨皮适量。

【用法】 将上药置青瓦上焙干、焙黄,碾成极细末,过80目筛后装瓶备用。对Ⅰ、Ⅱ期褥疮先用1‰苯扎溴铵溶液消毒疮口及周围皮肤,再用生理盐水清洗后将上药均匀敷于患处并暴露之。对于Ⅲ、Ⅳ期褥疮必须先行清疮,然后将药粉均匀敷于患处。有分泌物时用消毒纱布包扎,无分泌物时暴露疮面,每日1次。

【功用】 滋阴,清热,敛疮。适用于气血两虚及阴虚体质者。

方十三(邓铁涛方)

【组成】 白砂糖适量。

【用法】 把白砂糖填满溃疡面使之隆起,用脱敏胶布呈叠瓦样封贴好,3～5日后,待白砂糖溶化,封贴胶布表面按之出现波动感即可换药;再用白砂糖如前法敷贴之,直至溃疡面愈合。

【功用】 燥湿,解毒,敛疮。

11.下肢溃疡

下肢溃疡是指由下肢血管病变引起的慢性皮肤溃疡性疾病。多发于小腿下 1/3 处,以皮色暗红、僵硬、持续漫肿,呈苔藓样变,甚至皮肤破裂、溃烂为主要表现。其在中医学中被称为臁疮,分为湿热下注、气虚血瘀等型。治疗以益气活血、消肿生肌为原则。

方一

【组成】 生黄豆。

【用法】 患者漱口后,取生黄豆放口中嚼成糊状,局部用双氧水清洗后,将黄豆糊厚厚地敷在伤口上,再盖上敷料,每日换药 1 次。

【功用】 渗湿消肿,生肌收口。

方二

【组成】 柿树叶。

【用法】 柿树叶七层贴敷患处,用布包扎,每日换 1 次。

【功用】 生肌止血。适用于各型臁疮见溃烂出血者。

方三

【组成】 红芋(山芋)。

【用法】 将红芋放在火里烧熟,凉后捣烂成糊状,患部用温水洗净,把红芋糊敷患处。

【功用】 渗湿收敛,消肿生肌。

方四

【组成】 豆腐、黄连(研末)各等量。

【用法】 上药放锅内煮熟后,用纱布包着敷于腿上。每 2 日换 1 次。

【功用】 清热燥湿,生肌解毒。

方五

【组成】 陈石灰(越陈越好,飞净晒干)60 g、铅丹 6 g、梅片 0.6 g。

【用法】 上药共研细末,洗净患处后以凡士林调涂,每日换药 1 次。

【功用】 燥湿止血,拔毒生肌。适用于各型臁疮见溃疡日久者。

方六

【组成】 百草霜 15 g、铅丹 15 g、血竭 15 g、儿茶 10 g、冰片 6 g、红升丹 10 g、芝麻油 210 ml、牛油 250 g。

【用法】 将牛油先溶化。上 6 味药共研细末,芝麻油放在锅内烧至滴水成珠,将上药末慢慢放进锅内,一边放一边调拌均匀,再将所溶化的牛油一齐放入,再拌调均匀后端下冷凉保存。用长方形油纸叠半,一边用针钻洞孔,大小如同创面;另一边则涂上药膏贴于创面,每 2 日换 1 次。

【功用】 拔毒生肌,止血敛疮。适用于各型臁疮见溃疡久不收口者。

【备注】 此方原名夹纸膏。

方七(《常见病验方选编》)

【组成】 煅石膏 30 g、樟丹 3 g。

【用法】 上药共研细末,以芝麻油调搽患处。

【功用】 收湿敛疮,止血生肌。适用于臁疮见疮口洁净者。

方八(《常见病验方选编》)

【组成】 樟丹 12 g、银朱 6 g、铜绿 3 g、松香 25 g。

【用法】 上药共研细末,以芝麻油调匀,外搽,每日 1 次。

【功用】 祛腐敛疮,拔毒生肌。适用于臁疮久不收口者。

方九(《常见病验方选编》)

【组成】 熟石膏 12 g、黄柏 3 g、五倍子 12 g。

【用法】 上药共研细末,以芝麻油调搽。

【功用】 清热燥湿,敛疮生肌。适用于臁疮久不收口且见红肿流脓者。

方十(《中医验方汇编 第一辑》)

【组成】 杨树叶子 1 kg,醋 1.5 L。

【用法】 杨树叶子用醋煮熟后贴于患处。每日洗疮 1 次(用温开水),洗后更换杨树叶,用绷带缠好。

【功用】 解毒敛疮。适用于臁疮日久经年不愈者。

方十一(《中医验方汇编 第一辑》)

【组成】 炉甘石 30 g、密陀僧 30 g、炙甘草 30 g、冰片 1 g。

【用法】 先用水煮炙甘草和炉甘石,水干去甘草,将炉甘石与密陀僧共研细末,再加冰片调匀。用芝麻油调成糊,敷患处,用纱布包好。数日后发痒,勿解,用手在外面轻拍;至 7 日后将纱布解开,另换新药。1 服药可敷 2 次。

【功用】 燥湿解毒,祛腐敛疮。适用于臁疮腿。

方十二(《中医验方汇编 第一辑》)

【组成】 大黄 6 g、轻粉 6 g、黄蜡 6 g、黄丹 6 g、血余炭 6 g、石灰 6 g、煅龙骨 6 g、芝麻油 60 ml。

【用法】 上药除黄蜡、芝麻油外各研细末备用,先将芝麻油熬热,兑入黄蜡,再将余药末加入和匀即得。外敷患处。

【功用】 清热凉血,收湿敛疮。适用于臁疮腿。

方十三(《中医验方汇编 第一辑》)

【组成】 血竭 6 g、明雄黄 3 g、乳香 5 g、密陀僧 6 g、樟丹 6 g、冰片 0.3 g、铜绿 3 g、轻粉 3 g。

【用法】 上药共研细末,以芝麻油和匀(若用松柏油和匀更佳),外敷患处。

【功用】 化瘀祛腐,生肌敛疮。适用于臁疮腿久不收口,渗水流脓,皮色紫黑,甚至出现败血现象。

方十四(秦伯未方)

【组成】 白炉甘石少许。

【用法】 上药研末,以芝麻油调敷患处。

【功用】 收湿解毒,敛疮生肌。适用于臁疮经久不愈者。

方十五 黄芪膏(赵炳南方)

【组成】 生黄芪 5 kg、蜂蜜 5 kg。

【用法】 用净水 50 L 煮黄芪 6～7 小时,过滤浓缩成膏 5 kg,加蜂蜜备用。每次口服 6 g,每日 2 次。

【功用】 补中益气,托里生肌。适用于顽固性臁疮见疮面久不愈合、阴疮脓毒未尽者。治疗蛇皮病亦有较好疗效。

12. 颈淋巴结核

颈淋巴结核是由结核杆菌感染颈部淋巴结所引起的慢性炎症。多发于体弱儿童及青少年的颈部两侧,初期如豆,缓缓增大,窜生多个,日久成脓、皮色暗红,溃后脓水清稀,不易收口,易成窦道。其在中医学中属瘰疬范畴,分为气滞痰凝、阴虚火旺、气血两虚等型。治疗以扶正祛邪为总则,尽量争取早期消散,以防形成窦道。

方一

【组成】 鲜泽漆(猫儿眼草)2.5 kg、红糖 500 g。

【用法】 把鲜泽漆洗净切碎,加清水 1.5 L 放锅内煮开取汁,把渣放锅内再加水 1.5 L 煮开取汁,两汁同放一起煎至 300～600 ml 时放入红糖,再浓煎成稠膏。每日 3 次,每次 3 g,温开水送下。

【功用】 利水消肿,化痰散结。适用于瘰疬初期属气滞痰凝者。

方二

【组成】 壁虎、鸡蛋各适量。

【用法】 把壁虎 1 只装入鸡蛋内烧熟吃,每日 1 个。小儿酌减。

【功用】 祛风定惊,解毒散结。适用于瘰疬初期。

方三

【组成】 老猫头(全骨带牙)1 个。

【用法】 用缸瓦焙焦研细末,分 6 次,用黄酒送下。每日 2 次,盖被取汗。亦可研细末用芝麻油调敷患处。

【功用】 消痰,散结,解毒。适用于瘰疬初期未化脓者。

【备注】 服药期间禁食牛羊肉、鸡蛋、醋等物。

方四

【组成】 生南星 75 g、生半夏 75 g、牙猪胆 10 个、元醋 250 ml。

【用法】 将前 2 味药先研细末,加牙猪胆、元醋放锅内慢火熬成稠膏,敷贴患处,已溃或未溃者均可敷用。

【功用】 化痰散结,解毒敛疮。

方五

【组成】 玄参 120 g、大贝母 120 g、牡蛎 120 g、夏枯草 120 g。

【用法】 上药共研细末,炼蜜为丸,每日服 3 次,每次 10 g。

【功用】 清热凉血,化痰散结。适用于阴虚火旺、气滞痰凝型瘰疬未成脓者。

方六

【组成】 猫抓草 50 g(1 次量)。

【用法】 将药洗净,用 500 ml 水煎,滤出药渣,将药汁加黄酒(糯米酒或小米酒均可)120 ml 兑服,服后盖被取汗,患处有汗出时为止(应防止出汗后感冒),次日早晨再将药渣煎服第二汁,仍兑黄酒 120 ml,服后不再出汗。第 3 日继服第 2 剂,服法与第 1 剂相同。连服 3 剂为 1 个疗程。第 1 个疗程后,间隔 15 日(无较大反应可间隔 7 日)再服第 2 个疗程,以此类推,直到结核消失为止。15 岁以下者服成人量的 2/3,8 岁以下者服成人量的 1/3(酒的增减相同,服法相同)。已经溃烂者,可将猫抓草晒干碾成细末,加梅片少许,撒布患处。

【功用】 化痰,散结,解毒。适用于各型瘰疬。

方七

【组成】 老猫头骨(烧枯)1 个、轻粉 3 g、黄升丹 3 g、熟石膏 30 g、冰片 6 g。

【用法】 上药共研细末,撒于患处。

【功用】 消痰散结,敛疮生肌。适用于瘰疬后期见溃烂后久不收口者。

方八

【组成】 癞蛤蟆肉 5 g、川黄连^{研末} 5 g、活蜘蛛 5 只。

【用法】 上药捣烂如泥贴患处。

【功用】 利水消肿,散结解毒。适用于气滞痰凝型瘰疬见未溃破者。

方九

【组成】 生石灰、煅龙骨、煅牡蛎各等量。

【用法】 上药共研末敷患处。

【功用】 燥湿散结,蚀疮收口。适用于

瘰疬中后期之溃疡收口。

方十（《常见病验方选编》）

【组成】 鲜独角莲适量。

【用法】 上药捣烂，外敷患处，每日1次。若无鲜品，可用干品泡软后捣烂用，但疗效略差。

【功用】 解毒散结。适用于瘰疬初期未成脓时。

方十一（《常见病验方选编》）

【组成】 夏枯草4 kg、何首乌1 kg。

【用法】 加水浓煎，去渣，熬成膏，每日早晚各服1匙(约10 g)，开水冲服，亦可外涂患处。或以夏枯草30 g、制首乌10 g，水煎服，每日1剂，早晚各服1次。

【功用】 清热解毒，散结消肿。适用于瘰疬已成脓者。

方十二（《常见病验方选编》）

【组成】 毛毛草(狗尾巴草)数斤。

【用法】 将毛毛草全株洗净，放锅内加水至浸没草为度，煮沸约1小时后，用3层纱布过滤，取其滤液再熬成膏(呈黑褐色)。将膏涂纱布上贴患处。隔日换1次。

【功用】 清热利湿，散痈消肿。适用于颈淋巴结核已溃破者。

【备注】 初敷药时局部可能有些疼，以后渐消失。

方十三（《常见病验方选编》）

【组成】 红粉6 g、煅石膏25 g、冰片1.5 g。

【用法】 上药共研极细末，撒少许于疮面上，对瘘管或窦道则用纸捻蘸药插入。上此药后腐肉脱落较快，疮面出现新生肉芽。

【功用】 祛腐解毒，敛疮生肌。适用于瘰疬已破溃形成瘘管或窦道者。

方十四（《中医验方汇编 第一辑》）

【组成】 海藻50 g、昆布50 g、乳香50 g、没药50 g、炮甲珠40 g、蜗牛75 g、皂刺15 g、全蝎蛄50个。

【用法】 上药共研极细末，每晚临睡前服3 g，白开水送下，服药后饮黄酒30 ml，多饮更好。

【功用】 行气活血，化痰散结。适用于气滞痰凝型瘰疬。

方十五（朱仁康方）

【组成】 象牙屑3 g、珍珠粉3 g、轻粉3 g、川贝母5 g、滴乳石3 g、石膏10 g、陈白螺蛳壳^{洗净}3 g。

【用法】 上药各研极细末，以药末和猪脂调成软膏，外敷患处。或直接用药末撒敷患处。

【功用】 化痰散结，收湿敛疮。适用于瘰疬已溃者。

方十六（朱仁康方）

【组成】 大贝母90 g、天南星60 g、大黄60 g、姜黄90 g、天花粉90 g、黄柏60 g、法半夏60 g、山慈菇30 g、僵蚕30 g。

【用法】 上药各研极细末，用蜂蜜调匀外敷患处。

【功用】 化痰散结，凉血消痈。适用于瘰疬未溃者。

方十七 消疬散（朱良春方）

【组成】 炙全蝎20只、炙蜈蚣10条、穿山甲(壁土炒)20片、火硝1 g、核桃(去壳)10枚。

【用法】 上药共研细末，每晚服5 g(年幼及体弱者酌减)，陈酒送下。

【功用】 消痰散结。适用于各型瘰疬。

方十八 瘰疬内消饮（张琪方）

【组成】 海藻30 g、夏枯草30 g、连翘20 g、玄参15 g、当归20 g、川芎15 g、炮山甲^{先煎}15 g、制香附15 g、牡丹皮15 g、皂角刺10 g、柴胡15 g、青皮15 g。

【用法】 水煎服，每日1剂，早晚各服

1次。

【功用】　消痰软坚,疏郁活血。适用于气滞痰凝型瘰疬。

方十九　消核汤(张伯臾方)

【组成】　当归15 g、木通8 g、桂枝5 g、鹿角片10 g、怀牛膝18 g、白芥子10 g、党参12 g、炙山甲^{先煎}10 g、丹参12 g、黄芩10 g、百部12 g、小金丹8片(分吞)。

【用法】　水煎服,每日1剂,早晚各服1次。

【功用】　益气养血,化痰通络。适用于气血两虚型瘰疬。

13.乳腺炎

乳腺炎是由细菌感染或乳汁积滞引起的乳腺组织急性化脓性炎症。好发于哺乳期,以乳房局部结块,红肿热痛,伴恶寒、发热等全身症状为主要表现。其在中医学中属于乳痈范畴,分为气滞热壅、热毒炽盛、正虚邪恋等型。治疗以消为贵,以通滞排脓为基本原则。

方一

【组成】　马蜂窝1个。

【用法】　炒后研成细末,每日服3次,每次1.5 g,白开水送下。

【功用】　攻毒止痛。适用于各型乳痈。

方二

【组成】　鲜桃树皮60 g、鸡蛋1个。

【用法】　将鲜桃树皮加水煎至150 ml,冲鸡蛋1个,一次性服下。桃树皮若无鲜品,可用干品泡软使用。

【功用】　清热利湿,活血止痛。适用于气滞热壅、热毒炽盛型乳痈。

方三

【组成】　发酵面适量。

【用法】　敷患处,4小时后去掉。

【功用】　健脾和胃,益气调中。适用于乳汁聚集引起的乳腺炎。

方四

【组成】　鲜金钱菜根适量。

【用法】　捣烂敷于患处,每日换3次。若无鲜品,可用干品泡软使用。

【功用】　清热消痈。

方五

【组成】　鲜蒲公英500 g。

【用法】　将上药捣烂拧汁,开水冲服。渣子用红糖捣成膏敷患处。蒲公英若无鲜品,可用干品30 g,煎水服。

【功用】　清热解毒,消痈散结。

方六

【组成】　寒水石^{研末}60 g、皮硝30 g、川大黄^{研末}18 g、鸡蛋适量。

【用法】　上药用鸡蛋清调成糊状,敷患部,每日换1次。

【功用】　清热泻火,化瘀软坚。

方七

【组成】　金银花25 g、蒲公英15 g、连翘10 g、陈皮10 g、青皮8 g、生甘草8 g。

【用法】　水煎服,每日1剂,重者可每日服2剂。

【功用】　清热解毒,疏肝理气。适用于气滞热壅型乳痈。

方八

【组成】　当归15 g、蒲公英30 g、天花粉10 g、川贝母10 g、炒山甲^{先煎}10 g、生甘草

8 g。

【用法】 水煎服,每日 1 剂,早晚各服 1 次。

【功用】 清热化痰,散结祛瘀。适用于乳痈实证已成脓者。

方九(《常见病验方选编》)

【组成】 全瓜蒌 1 个。

【用法】 捣烂,水煎去渣(或加黄酒 150 ml),一次性服下,每日 1 剂;服后盖被令微微汗出。亦可将全瓜蒌焙焦研末,每日 2 次,每次服 10 g,黄酒送下。

【功用】 清热化痰,散结消肿。适用于热毒炽盛型乳痈。

方十(《常见病验方选编》)

【组成】 紫花地丁 30 g。

【用法】 上药研细末,分 3 次用黄酒送服,1 日服完,连服数日。

【功用】 清热解毒,凉血消肿。适用于热毒炽盛型乳痈。

方十一(《常见病验方选编》)

【组成】 鲜芙蓉叶 90 g。

【用法】 上药捣烂,加醋或盐少许,外敷患处。

【功用】 清热凉血,解毒消肿。

方十二(《常见病验方选编》)

【组成】 全瓜蒌 1 个、金银花藤 18 g、蒲公英 18 g、生甘草 6 g。

【用法】 水煎服,每日 1 剂,早晚各服 1 次。

【功用】 清热解毒,消痈散结。适用于热毒炽盛型乳痈。

方十三(《中医验方汇编 第一辑》)

【组成】 橘核^{略炒} 15 g。

【用法】 黄酒煎,去渣温服,不能饮酒者以水煎,少加黄酒温服亦可。

【功用】 理气散结,通络止痛。适用于

气滞热壅型乳痈。

方十四(《中医验方汇编 第一辑》)

【组成】 赤芍 15 g、川贝母 15 g、金银花 15 g、连翘 8 g、炮山甲^{先煎} 8 g、没药 5 g、乳香 5 g、红花 5 g、当归 8 g、川芎 8 g。

【用法】 用水一次性煎取 300 ml,兑入黄酒 20 ml,分 2 次服下。

【功用】 化瘀通络,消痈散结。适用于各型乳痈见乳房结成硬块,局部红肿热痛,并伴有发热、恶寒、头痛等全身症状者。

方十五(秦伯未方)

【组成】 蒲公英 30 g、金银花藤 60 g。

【用法】 将上药捣汁和热酒服下,以药渣敷患处。

【功用】 清热解毒,消痈散结。适用于热毒炽盛型乳痈。

方十六 乳痈验方(许履和方)

【组成】 蒲公英 30 g、全瓜蒌 12 g、连翘 10 g、当归 10 g、青皮 10 g、橘叶 8 g、川贝母 8 g、柴胡 5 g、生甘草 5 g。

【用法】 水煎服,每日 1 剂,早晚各服 1 次。

【功用】 疏肝清胃,通乳消痈。适用于气滞热壅型乳痈。

方十七 乳痈外消膏(路志正方)

【组成】 桃仁 30 g、青黛 15 g、朴硝 30 g、蜂蜜适量。

【用法】 将前 3 味药放入蒜臼或粗瓷碗中,以木杵捣烂,再入蜂蜜同捣,成稀膏状,摊于纱布上(以乳房红肿部位大小为佳),先将患部洗净,然后将药膏贴于患部,外以橡皮膏固定,每 1～2 日换 1 次,连贴 5 日为 1 个疗程。

【功用】 清热凉血,化瘀消痈。适用于乳痈初期见局部红肿热痛者。

方十八 托里排脓汤(李振华方)

【组成】 生黄芪 30 g、党参 12 g、白术

10 g、土茯苓 20 g、当归 12 g、赤芍 15 g、金银花 25 g、蒲公英 25 g、桔梗 10 g、败酱草25 g、牡丹皮 10 g、制香附 10 g、炮山甲^{先煎}10 g、王不留行 15 g、生甘草 6 g。

【用法】　水煎服，每日 1 剂，早晚各服1 次。

【功用】　益气和营，托里排脓。适用于正虚毒恋型乳痈。

方十九　金英汤（施今墨方）

【组成】　蒲公英 25 g、金银花 15 g、青连翘 10 g、全瓜蒌 25 g、制乳香 10 g、制没药10 g、当归尾 8 g、香白芷 8 g、山慈菇 10 g、萱草根 10 g、青橘叶 10 g、王不留行 10 g、川贝母 10 g。

【用法】　水煎服，每日 1 剂，早晚各服1 次。

【功用】　清热解毒，散结通络。适用于热毒炽盛型乳痈。

14. 胆道蛔虫

　　胆道蛔虫病是蛔虫从小肠逆行进入胆道，引起以胆管和奥狄括约肌痉挛为临床特征的一类疾病。以突发性上腹部钻顶样疼痛为特点。其在中医学中属于虫证、蛔厥等范畴，分为发作期和静止期。治疗以驱虫安蛔为基本原则。

方一

【组成】　乌梅 30 g、醋 200 ml。

【用法】　乌梅煎水加醋冲服，每日 1 剂。亦可单用好醋 30～60 ml 炖温服。

【功用】　安蛔止痛。适用于各型胆道蛔虫病。

方二

【组成】　乌梅 30 g、鲜生姜 5 片、花椒12 g、枳实 10 g。

【用法】　煎汤用醋 100 ml 送服，每日 1剂，连服 2～3 剂。

【功用】　温中止痛，杀虫安蛔。适用于胆道蛔虫病发作期。

【备注】　痛剧者加广木香 8 g，有感染者加金银花 15 g、蒲公英 15 g。服药前必须禁食。

方三

【组成】　乌梅肉 10 g、炒党参 10 g、当归10 g、黄柏 5～8 g、黄连 2～5 g、干姜 5 g、蜀椒 1.5～3 g、肉桂 1.5～3 g、细辛 1.5～2 g、熟附片 4～6 g。

【用法】　水煎服，每日 1 剂，早晚各服1 次。

【功用】　温中益气，驱虫止痛。适用于胆道蛔虫病发作期。

【备注】　目黄者加茵陈 15～30 g，发热者加柴胡 8 g，便秘者加大黄 5～10 g，痛甚者加延胡索 8～10 g。

方四（《时珍国医国药》，2005 年第 4 期）

【组成】　乌梅 25 g、苦楝根皮 12 g、蜀椒10 g、川楝子 12 g、槟榔 15 g、柴胡 10 g、黄芩10 g、金钱草 15 g、大黄^{后下}12 g。

【用法】　水煎服，每日 1 剂，分 3 次服。

【功用】　利胆退黄，驱蛔消积。适用于胆道蛔虫病发作期。

方五（云贵地区民间验方）

【组成】　两面针 30 g、穿破石 30 g、十大功劳 60 g。

【用法】 水煎服,每日 1 剂,每日服 3 次。鲜品疗效更佳。

【功用】 驱蛔止痛。干品适用于静止期,鲜品适用于发作期。

方六 安蛔利胆汤(刘长天方)

【组成】 使君子 15 g、槟榔 15 g、苦楝皮 10 g、乌梅 20 g、川椒 10 g、大黄^{后下} 15 g、鹤虱 10 g、白芍 30 g、茵陈 10 g、蒲公英 10 g、龙胆草 10 g、醋适量。

【用法】 上药水煎过滤后加醋,混匀服用,每日 1 剂,早晚各服 1 次。

【功用】 安蛔,驱虫,利胆。适用于胆道蛔虫病发作期。

方七 治胆道蛔虫证方(邓铁涛方)

【组成】 炒榧子肉 15 g、使君子^{打碎} 12 g、枣槟榔^切、乌梅 10 g、苦楝根白皮 15 g。

【用法】 水煎服,每日 1 剂,早晚各服 1 次。

【功用】 驱虫,安蛔,止痛。适用于胆道蛔虫病发作期。

【备注】 可配合针刺四缝穴,疗效更佳。

---

15. 阑尾炎

阑尾炎是由多种原因引起的阑尾急性化脓性炎症。以转移性右下腹痛为特征,并伴有恶心、呕吐,甚至头痛、发热等全身症状。其在中医学中属于肠痈范畴,分为瘀滞型、湿热型、热毒型等证型。治疗以通腑、泄热、止痛为总则,佐以清热解毒、活血化瘀等法。

方一

【组成】 大蒜 12 瓣(大瓣)、芒硝 60 g、大黄末 60 g、醋适量。

【用法】 将大蒜、芒硝捣成糊,用醋擦病灶处,后将大蒜、芒硝糊敷 3 cm 厚,用纱布围包防药汁外流。2 小时后去掉,温水洗净,再用醋调大黄,外敷 12 小时。

【功用】 清热解毒,化瘀排脓。适用于瘀滞型肠痈。

【备注】 敷药 20 分钟后,感到局部灼热、疼痛,半小时左右加剧,出现肠鸣,继续敷。加大黄 15 g、牡丹皮 10 g、蒲公英 30 g、红藤 30 g。水煎服,每日 2 次,连服 2 日。

方二

【组成】 生大黄^{后下} 10 g、桃仁 10 g、牡丹皮 10 g、败酱草 15 g、生薏苡仁 15 g、生甘草 10 g。

【用法】 水煎服,每日 1 剂,早晚各服 1 次。

【功用】 清热凉血,化瘀排脓。适用于瘀滞型、湿热型、热毒型肠痈。

方三

【组成】 红藤 30 g、紫花地丁 30 g、金银花 15 g、牡丹皮 15 g、延胡索 10 g、乳香 8 g、没药 8 g、大黄^{后下} 10 g、生甘草 5 g。

【用法】 水煎服(痛甚者急投之),每日 1 剂,早晚各服 1 次。

【功用】 清热解毒,化瘀消痈。适用于瘀滞型、热毒型肠痈见阑尾周围脓肿者。

【备注】 恶心、呕吐者加代赭石(先煎) 30 g、姜半夏 8 g,腹胀者加枳壳 10 g、陈皮 10 g,高热者加蒲公英 30 g、连翘 15 g。

方四

【组成】 生甘草 25 g、生杭芍 30 g、生地榆 30 g、当归 25 g、玄参 18 g、金银花 30 g、牡丹皮 12 g、乳香 10 g、没药 10 g、木香 8 g、

川黄连 5 g、丝瓜络 18 g。

【用法】 将上药加水 1.2 L,煎至 400 ml,取汁留渣,再加水 500 ml,煎成 300 ml,兑在一起分 2~3 次服。急性病情较重者,每隔 4 小时服 1 次,轻者每隔 6 小时服 1 次,日夜连续服用。

【功用】 行气活血,通腑排脓,养阴清热。适用于各型肠痈急性起病者。

方五

【组成】 生石膏 60 g、芒硝 50 g、冰片 3 g、生乳香 20 g。

【用法】 上药共研细末,黑桐油适量成软膏状,外敷麦氏点。

【功用】 清热消痈,化瘀排脓。适用于急性阑尾炎。

方六(《常见病验方选编》)

【组成】 红藤 30 g、败酱草 15 g、黄芩 10 g。

【用法】 水煎服,每日 1 剂,早晚各服 1 次。

【功用】 清热解毒,利湿消痈。适用于湿热型肠痈初起,症状不重者。

方七(《常见病验方选编》)

【组成】 大黄^{后下} 12 g、牡丹皮 10 g、桃仁^{打碎} 15 g、冬瓜子 15 g、玄明粉 10 g(分 2 次冲服)。

【用法】 水煎服,每日 1 剂,早晚各服 1 次。

【功用】 通腑泄热,化瘀消痈。适用于瘀滞型肠痈初起见右下腹痛、便秘者。

方八(《常见病验方选编》)

【组成】 生薏苡仁 30 g、败酱草 25 g、制附片 6 g、广木香 10 g、枳壳 10 g。

【用法】 水煎服,每日 1 剂,早晚各服 1 次。

【功用】 化湿排脓,行气消痈。适用于瘀滞型肠痈见右下腹痛较重,而发热较轻,大便不成形甚至腹泻者。

方九(《常见病验方选编》)

【组成】 金银花 30 g、连翘 15 g、牡丹皮 10 g、黄芩 10 g、栀子 10 g、大黄^{后下} 10 g、广木香 10 g、枳壳 10 g。

【用法】 水煎,每日 2 剂,分 4 次服。

【功用】 清热解毒,凉血消痈。适用于热毒型肠痈见右下腹痛较重、高热者。

方十(《常见病验方选编》)

【组成】 红藤 60 g、紫花地丁 30 g。

【用法】 水煎服,每日 1 剂,分 4 次服完。

【功用】 清热解毒,消痈止痛。适用于瘀滞型、热毒型肠痈初起者。

方十一(《上海中医药杂志》,1990 年第 7 期)

【组成】 大黄 200 g、冰片 10 g。

【用法】 将大黄烘干研细末,与冰片搅匀,加米醋适量调匀,保持一定湿润,加入面粉少许,增加其黏性,外敷右下腹包块处,每日或隔日更换 1 次。

【功用】 清热解毒,化瘀消痈。适用于化脓性阑尾炎。

方十二 慢性阑尾炎汤(沈仲圭方)

【组成】 制香附 10 g、乌药 10 g、槟榔 8 g、法半夏 10 g、陈皮 10 g、沉香 5 g、牡丹皮 10 g、黄芩 10 g、白芍 30 g、紫苏梗 10 g、生姜 5 g、谷芽 10 g、麦芽 10 g、香连丸^{分吞} 9 g。

【用法】 水煎服,每日 1 剂,早晚各服 1 次。

【功用】 行气活血,清热排脓。适用于瘀滞型肠痈初起者。

方十三(龚志贤方)

【组成】 柴胡 30 g、白芍 30 g、炒枳壳 12 g、广木香 10 g、黄连 8 g、炒川楝 18 g、生甘草 6 g。

【用法】 水煎服。急性发作者每日 2 剂,昼夜各服 1 剂;慢性者每日 1 剂;均连服 5～7 日即可见效。

【功用】 理气活血,清热除湿。适用于瘀滞型、湿热型肠痈。

方十四 治急性阑尾炎方(邓铁涛方)

【组成】 生大黄^{后下} 15 g、蒲公英 15 g、冬瓜仁 30 g、桃仁 12 g、牡丹皮 10 g、皂角刺 12 g、芒硝^{冲服} 6 g。

【用法】 水煎服,每日 1 剂,分 3 次服。

【功用】 清热泻下。适用于热毒型肠痈,伴脓肿者去芒硝。

16.肠梗阻

肠梗阻是指由多种原因引起的肠管内容物通过障碍一类疾病的统称。以腹痛、腹胀、呕吐、便闭为主要表现。其在中医学中属于肠结、腹胀、关格等范畴,分为气滞、寒凝、血瘀、热结、湿阻、食积、虫结等型。治疗以通腑止痛为基本原则。

方一

【组成】 官蜣螂 1 个、芝麻油 60 ml。

【用法】 先将蜣螂洗净,榨扁放油内用文火炸成炭,去炭用油。将蜣螂油服尽,半小时后服小承气汤 1 副(生大黄 12 g、枳实 10 g、厚朴 10 g)。

【功用】 破瘀通便,攻毒止痛。适用于血瘀型肠梗阻。

方二

【组成】 大皂角 500 g、葛根 500 g。

【用法】 用水 50 L,熬 1 小时后倒入大缸,再加冷水若干,调至温度合适后,让患者坐浴 2～3 小时。每日 1 次。

【功用】 祛痰开闭,解痉通窍。适用于湿阻型肠梗阻。

方三

【组成】 西芦荟 2 g、生莱菔子 15 g、生大黄^{后下} 10 g、玄明粉^{包煎} 10 g。

【用法】 水煎服,每日 1 剂,早晚各服 1 次。

【功用】 行气通下,泻热祛痰。适用于气滞型、血瘀型、热结型肠梗阻。

方四

【组成】 纯豆油 250 ml。

【用法】 煎服,待温时一次性服下或以胃管缓缓注入。如服后有呕吐,再服,服后暂停胃肠减压,仍禁食并给予其他辅助治疗,如输少量盐水、低压灌肠,并让患者轻微活动。2 小时后如无效,可考虑其他治疗。

【功用】 利水消积,润肠通下。适用于湿阻型肠梗阻。

方五

【组成】 芒硝 500 g、萝卜 5 000 g。

【用法】 把萝卜切片,加芒硝与水同煮成 1 L 液体。此时药液黏稠,咸味变淡,口服或自胃管输入,输药后要夹管 30～60 分钟,成人用 200～300 ml,小儿 5 ml/ kg,6～8 小时 1 次,连用 3 次,如无效,不再注入。

【功用】 行气通下。适用于气滞型肠梗阻。

方六

【组成】 葱白 2 个、生菜油或芝麻油 30 ml。

【用法】 将葱白洗净捣烂。用菜油或芝

麻油调服。

【功用】 散寒、驱虫、通下。适用于蛔虫引起的肠梗阻。

方七(《常见病验方选编》)

【组成】 厚朴 30 g、莱菔子 30 g、代赭石^{先煎} 10 g、竹茹 10 g、枳壳 10 g、大黄 15 g、玄明粉 30 g(分 2 次冲服)。

【用法】 水煎,分 2 次服,1 日服完,大便通畅后停服。

【功用】 行气通腑,化瘀导滞。适用于气滞型、血瘀型及食积型肠梗阻见身体较壮实者。

【备注】 小儿、老人、体虚者均应减量。

方八(《成都市中草药单验方选编》)

【组成】 金银花 50 g、蜂蜜 50 g。

【用法】 先将金银花放在锅内炒香(勿焦),加蜂蜜调匀,再加适量水久煎去渣成合剂。初可少量口服,无呕吐可适当加量,每 30 分钟服 1 次。

【功用】 清热解毒,润肠通便。适用于热结型肠梗阻。

方九(《河南省中医秘方验方汇编》)

【组成】 牙皂末 6 g、麝香^{略研} 0.3 g、红糖 6 g。

【用法】 上药混合炼蜜为 2 丸,开水送服 1 丸。另 1 丸纳入肛门内,勿使泄出至急欲排便时。

【功用】 润肠通便。适用于湿阻型肠梗阻。

方十(《中医杂志》,1995 年第 3 期)

【组成】 吴茱萸^{研末} 10 g。

【用法】 用淡盐水将药末调成糊状,摊于 2 层方纱布上,将四边折起使长、宽均为 5 cm,敷于脐部,以胶布固定,12 小时更换 1 次。

【功用】 散寒止痛,降逆止呕。

方十一(张福忠方)

【组成】 生甘遂 10~20 g、生大黄^{后下} 10 g、芒硝 10 g、枳实 10 g、厚朴 10 g。

【用法】 上药水煎成 200~300 ml,待温后保留灌肠,4~6 小时后梗阻不缓解可再灌肠 1 次。

【功用】 通腑泄热,行气消积。适用于热结型、气滞型粘连性肠梗阻。

方十二(董廷瑶方)

【组成】 肉桂 1.5 g、丁香 1.5 g、木香 1.5 g、麝香 0.1 g。

【用法】 将上药共研细末,将熟鸡蛋 1 个对半切开,去蛋黄,取半只蛋白纳入药末,扣覆于脐眼,用绷带固定。

【功用】 温中散寒,行气通下。适用于麻痹性肠梗阻。

方十三(邓铁涛方)

【组成】 旋覆花 5 g、代赭石^{先煎} 15 g、党参 10 g、法半夏 10 g、生姜 2 片、大枣 3 枚、炙甘草 5 g。

【用法】 上药慢煎,服后半小时,继用蜂蜜 100 ml,加开水 200 ml,待温度至 37℃ 时,灌肠,同时用梅花针叩刺腹部肿块。

【功用】 降逆通腑,调畅气机。适用于小儿肠梗阻及肠套叠。

17.腹外疝

腹外疝是指腹部脏器经先天存在或后天形成的腹壁薄弱或缺损处向体表突出的一类疾病。以腹部及会阴部异常膨隆,站立时突出明显为主要表现。其在中医学中属于疝气范畴,分为寒湿内盛、肝气郁滞、气虚下陷等型。治疗以治气为主,实者破气行气,虚者补气升提。

方一

【组成】 槐米(炒黄)18 g、大盐(如豆大)10 粒。

【用法】 上药共研末分 2 包,早晚各服 1 包,白开水送下。

【功用】 凉血解毒,清肝泻火。适用于肝气郁滞型腹外疝。

方二

【组成】 葫芦巴 15 g。

【用法】 水煎服,每日 1 剂,早晚各服 1 次。

【功用】 温肾,散寒,止痛。适用于寒湿内盛型腹外疝。

方三

【组成】 蓖麻仁 7 粒(去壳)、鸡蛋 1 个。

【用法】 将鸡蛋打 1 孔,装入蓖麻仁搅匀,封口煮熟,去壳吃鸡蛋与蓖麻仁。吃后约 10 分钟若感觉头晕是药物反应,勿惧。

【功用】 消肿通滞。适用于各型疝气下垂,且对子宫下垂、男子脱肛均有效。

【备注】 孕妇及小儿忌服。

方四

【组成】 老丝瓜 1 个。

【用法】 将老丝瓜烧存性研粉,成人每服 10～15 g,用酒或温开水送服。

【功用】 清热化痰,凉血解毒。适用于各种原因引起的小肠疝气疼痛。

方五

【组成】 川楝子 12 g、西小茴 10 g、柴胡 10 g、升麻 8 g、葫芦巴 10 g、橘核仁 12 g、荔枝核 10 g、生黄芪 15 g。

【用法】 水煎服,每日 1 剂,早晚各服 1 次。

【功用】 疏肝理气,升阳散结。适用于肝气郁滞、气虚下陷型腹外疝。

方六

【组成】 金银花 60 g、蒲公英 120 g。

【用法】 水煎服,每日 1 剂,早晚各服 1 次。药渣可煎水熏洗。

【功用】 清热解毒。适用于疝气引起的睾丸红肿热痛。

方七(《中医验方汇编　第一辑》)

【组成】 向日葵秆(年久有虫蛀迹的更好)1 棵。

【用法】 去皮用穰,熬水 300 ml,红糖冲服。

【功用】 清热利尿,理气散结。适用于小肠疝。

方八(秦伯未方)

【组成】 大茴香末 3 g。

【用法】 用温酒一次性吞服。

【功用】 散寒止痛,理气和胃。适用于寒湿内盛型腹外疝见胀痛明显者。

方九　知柏肉桂汤(李聪甫方)

【组成】 生白芍 10 g、盐水炒金铃子 10 g、盐水炒桑螵蛸 10 g、盐水炒川黄柏 5 g、盐水炒肥知母 5 g、麦冬 8 g、牡丹皮 5 g、盐水炒荔枝核 10 g、上肉桂 8 g、杏仁 10 g、紫菀 10 g、甘草稍 3 g。

【用法】 水煎服,每日 1 剂,早晚各服 1 次。

【功用】 滋肾化气,疏肝止痛。适用于肝气郁滞型腹外疝。

18.直肠脱垂

直肠脱垂是指直肠黏膜、肛管、直肠全层和部分乙状结肠向下移位而脱出肛门外的一种疾病。以直肠黏膜及直肠反复脱出肛门外伴肛门松弛为主要表现。其在中医学中属于脱肛范畴,分为脾虚气陷、湿热下注两型。治疗以升举为要,配合外治法疗效更好。

方一

【组成】 甲鱼头(烧炭存性)2 只、五倍子炭 18 g、梅片 1 g。

【用法】 上药共研细末,将脱肛处洗净擦干,将药粉撒于脱肛的黏膜上,然后将脱出部分复位,每次大便后施行 1 次。

【功用】 养阴补气,涩肠止痛。

方二

【组成】 蓖麻子 50 粒(去壳)。

【用法】 将蓖麻子捣烂如泥,敷头顶正中百会穴,一见肛门脱出部分复原即将头顶上的蓖麻子去掉。

【功用】 升提,消肿,通滞。

【备注】 小儿应酌减用量。

方三

【组成】 蝉蜕、芝麻油各适量。

【用法】 蝉蜕研末,调芝麻油抹于脱出黏膜上。

【功用】 疏散风热,升提止痒。

方四

【组成】 生黄芪 15 g、党参 15 g、升麻 10 g、五倍子 10 g。

【用法】 水煎服,每日 1 剂,早晚各服 1 次。

【功用】 补气升提,收敛固涩。适用于脾虚气陷型脱肛。

方五(《常见病验方选编》)

【组成】 石榴皮(蒂部不用)1 个。

【用法】 上药微炙,加红糖 10 g,每日 1 剂,水煎,早晨空腹顿服。3 岁以上小孩每次服 1 个;2 岁以下小孩分 3 次服,每日 1 次。

【功用】 涩肠收敛。适用于小儿脱肛。

【备注】 可配合熏洗法:石榴皮 15 g、明矾 10 g,水煎后熏洗脱肛处,每日 1 次,疗效更佳。

方六(《常见病验方选编》)

【组成】 五倍子 15 g、明矾 15 g。

【用法】 水煎,每次大便后,趁热熏洗 15～30 分钟。然后以五倍子、煅龙骨、煅牡蛎(或赤石脂)各等份,共研细末,将药末适量撒在脱肛部黏膜上,用纱布托回肛门内。每次大便后施治 1 次。

【功用】 燥湿涩肠,解毒敛疮。适用于各型脱肛较重者。

方七(《常见病验方选编》)

【组成】 生黄芪 60 g、防风 5 g。

【用法】 水煎代茶,频频饮服。

【功用】 健脾益气,升阳举陷。适用于脾虚气陷型脱肛。

方八(《中医验方汇编 第一辑》)

【组成】 蜗牛壳 30 g。

【用法】 上药烧灰,研细末,猪脂和敷

患处。

【功用】 清热消肿,固脱举陷。适用于各型脱肛。

方九(《广西卫生》,1975 年第 3 期)

【组成】 五倍子 36 g、地榆 30 g、土黄连 30 g。

【用法】 上药水煎,待药液温时坐浴,每日 1 次,每次 30 分钟,15～30 日为 1 个疗程。

【功用】 清热凉血,燥湿敛疮。

方十(《新中医》,1981 年第 11 期)

【组成】 乌梅^{去核} 10 粒、冰片 0.2 g。

【用法】 将乌梅肉用文火焙干(勿焦),与冰片共研细末,用芝麻油调成糊状,每次大便后肛管或直肠向外脱出时,涂药于脱出部分周围,直至痊愈。

【功用】 涩肠敛疮。

方十一 参芦散(《中成药研究》,1983 年第 1 期)

【组成】 人参芦头 20 枚。

【用法】 文火焙干研末,密封储瓶备用,分 20 份。成人每次服 1 份(儿童酌减),每日 2 次,早晚空腹以米汤调服。10 日为 1 个疗程。

【功用】 益气升提。适用于脾虚气陷型脱肛。

【备注】 该方用量每日不可大于 10 g,大量可致呕吐。

方十二(《山西中医》,2009 年第 1 期)

【处方选穴】 关元穴。

【用法】 艾条灸关元穴 1～2 小时,每日 2 次,5 日为 1 个疗程。

【功用】 补肾固脱。适用于各型肛脱。

方十三(秦伯未方)

【组成】 高丽参^{单煎} 5 g、麦冬 10 g、升麻 3 g、柿蒂 5 枚。

【用法】 水煎服,每日 1 剂,早晚各服 1 次。配合外用方法疗效更佳。

【功用】 益气养阴,升提举陷。适用于脾虚气陷型脱肛。

方十四 加味三奇散(程门雪方)

【组成】 生黄芪 10 g、防风炭 5 g、炒枳壳 5 g、炒槐花 10 g、地榆炭 10 g、樗白皮 10 g、大白芍 10 g、炙升麻 5 g、制刺猬皮 5 g。

【用法】 水煎服,每日 1 剂,早晚各服 1 次。

【功用】 益气升阳,收敛止血。适用于脾虚下陷型脱肛见出血者。

方十五 益气滋肾汤(蒲辅周方)

【组成】 白人参^{单煎} 8 g、莲子肉 10 g、怀山药 10 g、枸杞 8 g、肉苁蓉 12、火麻仁^{打碎} 12 g、化橘红 5 g、大枣 2 枚、胡桃肉 2 枚、葡萄干 8 g。

【用法】 水煎成汁后,兑入蜂蜜 20 ml,早晚各服 1 次,每日 1 剂。

【功用】 补中益气,滋养肝肾。适用于老年人脾虚气陷型脱肛见体瘦、便秘、纳差乏力、夜寐不安者。

19. 痔

痔是人体直肠末端黏膜下和肛管皮肤下静脉丛发生扩张和屈曲所形成的一个或多个的柔软静脉团,包括内痔、外痔和混合痔。以肛门坠胀、疼痛、便血为主要表现。其在中医学中属于痔疮范畴,分为风热肠燥、湿热下注、气滞血瘀、脾虚气陷等型。治疗以清热利湿、化瘀止血治其实,以补中益气、升阳举陷疗其虚为基本原则。

方一

【组成】 胖大海 3 个、槐角 30 g。

【用法】 水煎服,每日 1 剂。

【功用】 凉血止血,润肠通便。适用于风热肠燥型痔疮出血。

方二

【组成】 干无花果 10 个。

【用法】 水煎服,每日 1 剂,早晚各服 1 次。

【功用】 清热润肠,消肿解毒。适用于风热肠燥、湿热下注型痔疮。

方三

【组成】 椿根皮炭 15～30 g、红糖适量。

【用法】 椿根皮炭研末加红糖适量,用开水冲服。

【功用】 清热燥湿,收敛止血。适用于湿热下注型痔疮出血。

方四

【组成】 轻粉 10 g、红信石 10 g、冰片 10 g、红枣若干个、衬纸若干张。

【用法】 把红枣核取出,将红信石放进枣内,用湿衬纸包上,用文火烧干碾末,与轻粉、冰片混合在一起,再研成细末即成。把痔核洗净后,将此药撒于痔核上包盖此药。

【功用】 清热攻毒,敛疮祛腐。适用于各型痔疮,对瘘管也有一定效果。

方五

【组成】 五倍子 18 g。

【用法】 将五倍子用温水洗净,小火煎烂,再加蒸馏水适量,煎煮约 1 小时,澄清消毒,得净液 100 ml,用注射器注入痔核内,每个痔核注射 0.5 ml,每 2 日 1 次。

【功用】 消肿收湿,敛疮止血。

方六

【组成】 大葱叶适量。

【用法】 将葱叶捣成泥,敷于患处,用于痔核炎症期。

【功用】 解毒,消肿,散结。适用于各型痔疮见局部炎症者。

方七

【组成】 全蝎 6 g、僵蚕 6 g、生鸡蛋 15 个。

【用法】 先将全蝎、僵蚕焙黄共研细末,分成 15 等份,每次用 1 个鸡蛋取 1 份药,把鸡蛋开小孔,把药末装入摇匀,用胶布或面糊把口封好,放进锅内煮熟,每晨服 1 个,把 15 个鸡蛋连续吃完。

【功用】 攻毒散结,祛风止痛。

方八

【组成】 家鸽粪 90 g、明雄黄 15 g、生明矾 15 g。

【用法】 煎水熏洗患处。

【功用】 消肿散结。

方九

【组成】 五倍子、铁锈各等份。

【用法】 上药共研细末,面糊为锭,每日

用锭 3 cm 插入疮口内,连用 7 日,每日 1 次。

【功用】 敛疮解毒。适用于各型痔疮见肛瘘者。

【备注】 若痛者加朱砂、梅片各少许。

方十(《常见病验方选编》)

【组成】 马齿苋 15 g、冬青叶 15 g、大蒜瓣(或大蒜茎叶)15 g、鱼腥草 15 g。

【用法】 每日 1 剂,水煎 2 次,早晚各熏洗患处 1 次。

【功用】 清热解毒,敛疮排脓。适用于外痔、内痔脱出或混合痔。

方十一(《常见病验方选编》)

【组成】 蛇蜕 33cm、冰片 6 g、芝麻油 30 ml。

【用法】 蛇蜕焙焦存性研末,与冰片共研细末,用芝麻油调匀即成。以消毒棉签蘸药涂痔核上,每日 4~8 次。

【功用】 解毒,消肿,敛疮。适用于外痔见红肿热痛者。

方十二(《常见病验方选编》)

【组成】 马钱子数个。

【用法】 将马钱子泡于醋内研磨(盛器要粗糙),然后取醋涂痔核上,每日 3 次。

【功用】 散结消肿,攻毒止痛。适用于外痔感染或痔嵌顿肿痛。

【备注】 刚涂上时疼痛可能加重,但不久即可减轻。本品有毒性,慎勿入口。

方十三(《常见病验方选编》)

【组成】 海螵蛸适量。

【用法】 上药研细末,用生芝麻油调成膏状,外敷,早晚各 1 次。

【功用】 收湿敛疮。适用于痔疮脱出疼痛者。

方十四(《常见病验方选编》)

【组成】 马齿苋 30 g、五倍子 15 g、芒硝 15 g、侧柏叶 15 g。

【用法】 水煎成 1 L 左右,趁热熏洗患处,每日 2 次。洗后涂上玉冰膏(五倍子 15 g、冰片 1.5 g,共研细末,用凡士林 60 g 调匀),或单用五倍子粉以芝麻油调涂。

【功用】 清热解毒,收敛止血。适用于痔核感染、内痔脱出之肿痛较重伴有出血者。

方十五(《常见病验方选编》)

【组成】 槐花 10 g、侧柏叶 10 g、地榆 10 g

【用法】 水煎服,每日 1 剂,早晚各服 1 次。或炒炭研末,温开水送服。

【功用】 凉血止血,解毒敛疮。适用于痔疮出血。

方十六　耳穴疗法(《陕西中医》,1989 年第 5 期)

【选穴】 神门、交感、皮质下、直肠下段、肺、大肠、肾上腺等耳穴。

【用法】 取上穴,贴王不留行籽,每日按压 4~5 次,2~3 日换药 1 次,换药 4 次为 1 个疗程。

【功用】 敛疮消痔。

方十七(秦伯未方)

【组成】 大田螺数个、冰片少许(按照 1 个田螺对应 0.3 g 冰片的比例)。

【用法】 将田螺盖去除,放入冰片,不久流出水,用其水涂痔核上,每日 3~4 次。亦可直接将上药共捣成泥,外敷患处。

【功用】 消肿止痛,清热敛肿。适用于痔疮发作疼痛明显者。

【备注】 若无冰片可改用明矾。

方十八　清草饮(陈民藩方)

【组成】 夏枯草 15 g、鬼针草 15 g、苎麻根 15 g、白芷 10 g、黄连 5 g、黄柏 10 g、枳壳 10 g、牡丹皮 10 g、瓜蒌仁 15 g、生甘草 6 g。

【用法】 水煎服,每日 1 剂,早晚各服 1 次。

【功用】 清热解毒,化瘀利湿。适用于

风热肠燥、湿热下注、气滞血瘀型痔疮见肛周感染成痈者。

方十九 加味补中益气汤(董德懋方)

【组成】 槐花 10 g、地榆炭 10 g、侧柏炭 10 g、生黄芪 15 g、党参 10 g、当归 10 g、柴胡 5 g、白术 10 g、升麻 5 g、陈皮 10 g、炙甘草 5 g。

【用法】 水煎服,每日 1 剂,早晚各服 1 次。

【功用】 补中益气,凉血止血。适用于脾虚气陷型痔疮出血或成痔漏者。

方二十 治外痔方(邓铁涛方)

【组成】 榕树须 60～100 g、苏木 20～30 g。

【用法】 煎水熏洗患处,每日 3～5 次。

【功用】 活血,软坚,消肿。适用于外痔。

20.破伤风

破伤风是破伤风杆菌经皮肤或黏膜伤口侵入人体,在缺氧环境下生长繁殖,产生毒素而引起阵发性痉挛的一种特异性感染性疾病。潜伏期通常为 7～8 日,典型症状是在肌紧张性收缩的基础上,阵发性强烈痉挛,见乏力头晕、咀嚼无力、局部肌肉发紧、反射亢进等表现。其在中医学中亦称破伤风,分为风毒在表、风毒入里、阴虚邪留等型。治疗以息风、镇痉、解毒为原则。

方一

【组成】 棉花籽 30 g、黑豆 50 g、白酒 60 ml。

【用法】 先将棉花籽炒黄研成细末,再把黑豆炒炭研细末,同混入白酒 60 ml,一次性服完。

【功用】 祛风解毒,活血利水。适用于风毒入里型破伤风。

方二

【组成】 制南星 21 g、防风 21 g、鲜竹叶 7 片。

【用法】 水煎服,每日 1 剂。急性发病时,一次性服下;恢复期时,早晚各服 1 次。

【功用】 祛风止痉,清热消肿。适用于风毒在表、风毒入里型破伤风。

方三

【组成】 天南星 6 g、防风 6 g、鱼鳔 6 g、蜈蚣 2 条。

【用法】 上药共研细末,每日 2 次,每次 6 g,温开水冲服,病重者加量服之。

【功用】 祛风止痉,攻毒消肿。适用于风毒入里型破伤风。

方四

【组成】 荆芥 15 g、防风 10 g、鱼鳔 18 g、艾叶 10 g、黄酒 120 ml、黄蜡 10 g。

【用法】 前 4 味药兑水煎成浓汁 300 ml,冲入黄酒、黄蜡趁热顿服,盖被取汗。

【功用】 祛风止痉,胜湿止痛。适用于风毒在表型破伤风。

方五

【组成】 蜈蚣 1 条、白芷 10 g、天麻 10 g。

【用法】 水煎服,以黄酒为引,盖被取汗。

【功用】 祛风止痉,通络散结。适用于

风毒入里型破伤风及破伤风预防。

方六

【组成】 独头蒜 7 头、巴豆^{去油} 7 个、葱须 7 个、朴硝粉 3 g、黄豆 7 粒、贴皮墙 7 个、胡椒 7 粒。

【用法】 以上 7 味药同放青石臼砸碎为面,用青毛巾包脉窝,男左女右,超过 24 小时去掉,禁忌响声。保持环境安静。

【功用】 祛风散结,攻毒通络。适用于风毒入里型破伤风。

方七

【组成】 辣椒(鲜品或干品均可)60～120 g。

【用法】 水煎成 600 ml,早晚各服 300 ml,饮后取汗,汗后多饮开水。

【功用】 散寒通络。适用于风毒在表、风毒入里型破伤风。

方八

【组成】 第一组:槐树油 30 ml(将槐树一端火烤,另一端滴下油取之)、公绵羊角 5 g(将羊角放火上烤,最好是素油灯烤后松质刮下)。

第二组:蝉蜕 5 g、乌梅 7 个、生甘草 5 g,用水 1.5 L。(煎取 300～600 ml)

第三组:高粱面 500 g、神曲 60～90 g。(共煎成糊状)

【用法】 用第二组药调第一组药服下 10 分钟后。口干服第三组。

【功用】 祛风止痉,益胃养津。适用于阴虚邪留型破伤风。

方九(《中医验方汇编　第一辑》)

【组成】 蝉蜕 15 g。

【用法】 上药研末,以黄酒 200 ml 同煎,一次性服下,每日 1 剂。

【功用】 疏风散热,息风止痉。适用于风毒在表、风毒入里型破伤风。

方十(《中医验方汇编　第一辑》)

【组成】 雄鸡屎白 10 g。

【用法】 炕干研末,烧酒冲服。

【功用】 利水泄热,祛风解毒。适用于风毒入里型破伤风。

方十一(黄竹斋方)

【组成】 全蝎 1 个。

【用法】 上药研末,黄酒调服,每日 1 剂,分 3 次服。

【功用】 息风镇痉,攻毒散结,通络止痛。适用于风毒入里型破伤风。

方十二　止痉散(甘均权方)

【组成】 蝉蜕 20 g、蜈蚣 12 g、全蝎 12 g、僵蚕 12 g、辰砂 6 g、胆南星 6 g、天竺黄 6 g、0.1 g 巴比妥 10 片。

【用法】 上药共研细末,成人每次服 6 g,小儿每次服 0.7～3 g,每日 2～3 次。

【功用】 驱风镇痉,通络解毒。适用于风毒入里型破伤风。

方十三　四味驱风汤(杨延龄方)

【组成】 玉竹草 30 g、五爪风(蛇含草) 20 g、车前草 20 g、蜈蚣 10 g。

【用法】 每日 1 剂,煎水代茶,频频饮服。

【功用】 解毒,驱风,镇痉。适用于风毒入里型破伤风。

方十四　四虎止痉汤(李俊川方)

【组成】 蝉蜕 20 g、僵蚕 10 g、天麻 10 g、全蝎 5 g。

【用法】 急性发作者,每日 1 剂,水煎,分 3 次服。或将上药研成粉末,取 8 g 药末,用黄酒 60 ml 冲服。服后五心出汗即有效,一般连服 2 日。

【功用】 息风解痉。适用于风毒入里型破伤风。

21.慢性前列腺炎

慢性前列腺炎是多种复杂原因和诱因引起的男性前列腺炎症疾病,以会阴、小腹胀痛、排尿不适、尿道灼热为主要表现。其在中医学中属于精浊、白浊、劳淋等范畴,分为湿热蕴结、气滞血瘀、阴虚火旺、肾阳虚损等型。治疗上应抓住肾虚(本)、湿热(标)、瘀滞(变)三个基本病理环节,以补肾、清利湿热、化瘀通滞为基本原则,分清主次用药。

方一(《北方医话》)

【组成】　浮小麦 200 g。

【用法】　上药微炒,煎汤代茶,频频饮服。

【功用】　益气养阴,固表止汗。适用于阴虚火旺型慢性前列腺炎。

方二(《四川中医》,1992 年第 7 期)

【组成】　半枝莲 30 g、白花蛇舌草 30 g、黄柏 30 g、土茯苓 30 g、红藤 30 g。

【用法】　上药共煎水 150～200 ml,每晚睡前温热灌肠(35～40℃),灌肠后站立 30～60 分钟,然后平卧保留。

【功用】　清热,利湿,解毒。适用于湿热蕴结型慢性前列腺炎。

方三(《北京中医》,1993 年第 2 期)

【组成】　乳香 30 g、没药 30 g、当归 30 g、续断 30 g、红藤 50 g。

【用法】　上药水煎 2 次成 200 ml,保留灌肠,隔日 1 次,10 次为 1 疗程。

【功用】　活血祛瘀,行气止痛。适用于气滞血瘀型慢性前列腺炎。

方四(《中医杂志》,1993 年第 10 期)

【组成】　芒硝 30 g、益母草 30 g、天花粉 30 g、生葱 30 g、大黄 10 g、白芷 10 g、艾叶 10 g、车前草 10 g。

【用法】　上药水煎取汁约 2 L,倒入盆内,坐盆上先熏后洗,水温稍降后以毛巾浸渍药液熨洗会阴部,水温再降后坐盆内,直至水凉为止。每日 2～3 次。

【功用】　凉血化瘀,化积通淋。适用于各型前列腺炎见尿等待者。

方五(《福建中医药》,1995 年第 5 期)

【组成】　白胡椒 1.5 g、细辛 1 g。

【用法】　上药共研末,用时将药末填满脐部,外用麝香风湿膏剪成 4cm×4cm 粘贴,3 日换药 1 次,10 次为 1 个疗程,休息 2 日,继续第 2 疗程。

【功用】　温经通络。适用于老年性前列腺炎及前列腺肥大者。

方六　二仙汤(《国医论坛》,1998 年第 6 期)

【组成】　仙茅 30 g、淫羊藿 30 g、当归 15 g、黄柏 22 g、知母 22 g、巴戟天 20 g。

【用法】　水煎 3 次取药液 900 ml,每日 1 剂,分早、中、晚空腹各服 300 ml。

【功用】　补肾壮阳,清热利湿。适用于肾阳虚损型慢性前列腺炎。

方七(《中医外治杂志》,1999 年第 2 期)

【组成】　芒硝、明矾各等份。

【用法】　上药研细末,拌匀。用时将可乐瓶盖盖顶去掉,仅留外围,放在肚脐中心,将药末填满,再用冷水滴入药中,以药物湿润而水不外流为宜,上用胶布固定,使其溶化完为止,每日 1 次。

【功用】　清热消肿,攻积软坚。适用于老年性前列腺炎及前列腺肥大。

方八　前列散(《新中医》,1999 年第 3 期)

【组成】　生黄芪 5 份、熟附子 4 份、川芎 3 份、大黄 2 份、黄柏 2 份、马钱子 1 份、冰片 1 份。

【用法】　上药焙干研末,密封备用。常规消毒脐部及四周皮肤,然后取药末 10 g,用 75% 酒精调匀,填入脐孔,外用麝香止痛膏固定,24 小时后取下。隔日治疗 1 次,10 日为 1 个疗程,每个疗程间隔 7 日。

【功用】　补脾益肾,活血化瘀,清热利湿。适用于各型慢性前列腺炎。

方九(邵德荣方)

【组成】　紫草 30 g、红花 10 g、穿山甲 10 g、乳香 5 g、没药 5 g。

【用法】　上药共研末,蜂蜜调膏备用。用时经肛门,在直肠内前列腺周围涂药,每日 1 次,10 日为 1 个疗程。

【功用】　清热凉血,化瘀通络。适用于气滞血瘀型慢性前列腺炎。

方十(印会河方)

【组成】　柴胡 10 g、川牛膝 10 g、生牡蛎^{先煎} 15 g、丹参 15 g、当归 15 g、赤芍 15 g、海浮石^{先煎} 15 g、海藻 15 g、昆布 15 g、夏枯草 15 g、玄参 15 g、川贝粉^{分冲} 3 g、肾精子 5 粒(以桂圆肉包裹,于第 1 次服药时吞服)。

【用法】　水煎服,每日 1 剂,早晚各服 1 次。

【功用】　疏肝解郁,养血活血,软坚散结。适用于气滞血淤型前列腺炎伴增生者。

方十一(邓铁涛方)

【组成】　生黄芪 30 g、荔枝核 10 g、橘核 10 g、王不留行 12 g、滑石^{先煎} 20 g、木通 10 g、茯苓 15 g、炒穿山甲^{先煎} 15 g、两头尖 10 g、玉米须 30 g、生甘草 5 g。

【用法】　水煎服,每日 1 剂,早晚各服 1 次。

【功用】　益气行气,利湿通淋。适用于老年性前列腺炎及前列腺肥大者。

方十二　清化散结汤(陈树森方)

【组成】　黄柏 15 g、野菊花 15 g、鱼腥草^{后下} 15 g、紫草 15 g、丹参 15 g、赤芍 15 g、淫羊藿 15 g、白花蛇舌草 30 g、生黄芪 20 g、连翘 20 g。

【用法】　水煎服,每日 1 剂,早晚各服 1 次。

【功用】　清热利湿,益气化瘀。适用于湿热蕴结、气滞血瘀型慢性前列腺炎。

方十三　滋阴通利汤(任继学方)

【组成】　熟地黄 10 g、龟甲^{先煎} 20 g、杭白芍 10 g、威灵仙 15 g、地肤子 10 g、海金沙^{包煎} 15 g、川牛膝 20 g、瞿麦 15 g、荔枝核 15 g、通草 5 g、炒麦冬 15 g、炒皂刺 5 g、官桂 10 g。

【用法】　水煎服,每日 1 剂,早晚各服 1 次。

【功用】　滋阴通利。适用于阴虚火旺型慢性前列腺炎。

方十四　通癃汤(梁乃津方)

【组成】　王不留行 15 g、淫羊藿 15 g、怀牛膝 15 g、生黄芪 60 g、炮山甲^{先煎} 10 g、生大黄 10 g。

【用法】　水煎服,每日 1 剂,早晚各服 1 次。

【功用】　活血祛瘀,益气通络。适用于气滞血瘀型前列腺炎及增生者。

方十五　宣导通闭汤(查玉明方)

【组成】　生黄芪 15 g、车前子^{包煎} 30 g、升麻 8 g、怀牛膝 25 g、淫羊藿 15 g、滑石^{先煎} 25 g、生甘草 20 g。

【用法】　水煎服,每日 1 剂,早晚各服 1 次。

【功用】　益气升清,利水通闭。适用于老年前列腺炎及肥大者。

方十六 前舒汤(王琦方)

【组成】 当归 10 g、浙贝母 10 g、苦参 10 g、蒲公英 15 g、黄柏 10 g、乌药 10 g、石菖蒲 10 g、牡丹皮 10 g、炙水蛭 10 g。

【用法】 水煎服,每日 1 剂,早晚各服 1 次。

【功用】 清热利湿。适用于用湿热蕴结型慢性前列腺炎。

22. 不育症

不育症是指育龄夫妇同居 2 年以上,性生活正常,未采取任何避孕措施,女方有受孕能力,由于男方原因而致女方不能怀孕的一类疾病。其在中医学中属于绝孕、无子范畴,分为肾阳虚衰、肾阴不足、肝郁气滞、湿热下注、气血两虚等型。治疗上多从肾论治,以及以治不育六法(精寒者温其火、气衰者补其气、痰多者消其痰、火盛者补其水、精少者添其精、气郁者舒其气)为原则。

方一(《新中医》,1988 年第 2 期)

【组成】 枸杞 15 g。

【用法】 上药每晚嚼碎服,连服 1 个月为 1 个疗程,一般服至精液常规检查所测数值正常后再服药 1 个疗程。

【功用】 补肾益精。适用于肾阴不足型不育症。

【备注】 服药期间适戒房事。

方二(《中医杂志》,1993 年第 5 期)

【组成】 水蛭粉 6 g。

【用法】 每日 1 剂,分 2 次服,温开水送下,2 周为 1 个疗程。

【功用】 破血,逐瘀,散结。适用于精液不液化者。

方三(《中医杂志》,1999 年第 12 期)

【组成】 淫羊藿(米酒浸 1 夜,拌姜汁炒黄)、羊肾 1 对(切开去中心白脂)。

【用法】 上药加水 500 ml、米醋 10 ml、食盐少许,慢火煮沸 50 分钟,每日 1 剂,分早晚各服 1 次,39 剂为 1 个疗程。

【功用】 温经散寒,补肾填精。适用于肾阳虚衰型无精子症。

方四(《中医杂志》,2004 年第 10 期)

【组成】 制何首乌 100 g、菟丝子 60 g、鹿角胶 60 g、枸杞 60 g、海龙 20 g、怀山药 60 g、太子参 60 g。

【用法】 将上药研细末,每次 10 g,温开水冲服,每日 2 次,1 个月为 1 个疗程。

【功用】 补肝肾,益精血,健脾和胃。适用于肾阳虚衰、肾阴不足及气血两虚型男性少精不育者。

方五 活精汤(班秀文方)

【组成】 熟地黄 15 g、山茱萸 10 g、山药 15 g、牡丹皮 10 g、茯苓 10 g、泽泻 8 g、麦冬 10 g、当归 10 g、白芍 10 g、女贞子 10 g、素馨花 8 g、红花 5 g、枸杞 10 g、桑椹子 15 g。

【用法】 水煎服,每日 1 剂,早晚各服 1 次。

【功用】 滋肾调肝,畅达气血。适用于肝郁气滞型死精症。

方六 补肾填精方(罗元恺方)

【组成】 金樱子 30 g、菟丝子 30 g、淫羊藿 10~12 g、补骨脂 10~15 g、熟地黄 15~25 g、肉苁蓉 15~25 g、川续断 15 g、金狗脊

15 g、党参 15 g、仙茅 10 g、枸杞 12 g。

【用法】 水煎服,每日 1 剂,早晚各服 1 次。

【功用】 补肾填精。适用于肾阳虚衰、气血两虚型男性精子少、活动率低者。

方七　温肾益精汤(罗元恺方)

【组成】 炮天雄 10 g、熟地黄 20 g、菟丝子 20 g、怀牛膝 20 g、枸杞 20 g、炙甘草 6 g、淫羊藿 10 g。

【用法】 水煎服,每日 1 剂,早晚各服 1 次。

【功用】 温肾益精。适用于肾阳虚衰型不育症。

方八　韭子五子丸(谢海洲方)

【组成】 狗肾 1 具、韭菜籽 15 g、蛇床子 10 g、五味子 10 g、菟丝子 10 g、补骨脂 12 g、桑螵蛸 30 g、覆盆子 15 g、生山药 15 g、车前子^{包煎} 10 g、盐炒知母 10 g、盐炒黄柏 10 g、全当归 12 g。

【用法】 水煎服,每日 1 剂,早晚各服 1 次。

1 次。

【功用】 温肾壮阳,益阴填精,清热利湿。适用于肾阳虚衰、肾阴不足、湿热下注型不育症。

方九　精液不液化方(王琦方)

【组成】 苍术 10 g、黄柏 10 g、浙贝母 10 g、白芥子 10 g、茯苓 10 g、车前子^{包煎} 10 g、生麦芽 30 g、生山楂 15 g。

【用法】 水煎服,每日 1 剂,早晚各服 1 次。

【功用】 清热化湿,消痰祛浊。适用于湿热下注型精液不化者。

方十　增精汤(施今墨方)

【组成】 菟丝子 10 g、枸杞 10 g、覆盆子 10 g、五味子 8 g、蛤蚧 10 g、锁阳 10 g、鹿茸^{另煎} 3 g。

【用法】 水煎服,每日 1 剂,早晚各服 1 次。

【功用】 温肾益精。适用于肾阳虚衰型精子减少者。

第三章　肿瘤科疾病

1.各种癌症通用方

癌是指起源于上皮组织的恶性肿瘤,癌症泛指所有恶性肿瘤。以肿瘤生长速度快,易发生出血、坏死、溃疡、疼痛等,常有远处转移,中后期出现消瘦、乏力、贫血、纳差、发热等恶病质表现为临床特点。其在中医学中属于癥瘕、岩、瘿、瘤等范畴,分为气郁痰凝、寒痰凝聚、气血瘀滞、毒热蕴结、正虚邪实等型。治疗以化积扶正、散结通络为主要原则,兼以止痛消肿等对症处理。

方一

【组成】　鲜核桃枝 33 cm、鸡蛋 4 个。

【用法】　加水煮至鸡蛋白凝固后,敲碎蛋壳再煮 4 小时,每次服鸡蛋 2 个,每日服2 次,连续服用。

【功用】　益气养血,和胃止痛。适用于正虚邪实型癌症。

【备注】　又方用花椒树枝煮鸡蛋亦可,用法同上。

方二

【组成】　活癞蛤蟆 40 kg。

【用法】　将癞蛤蟆洗净加水 2～2.5 L,放火上煮 4～5 小时,以癞蛤蟆皮肉煮烂为度,不去骨渣再用面粉(或米粉)6～6.5 kg 加入癞蛤蟆中和匀晒干,再将晒干的癞蛤蟆碾碎过筛置锅中炒至绿色盛起,凉透晒干研末(炒黑则无效)。分成包,每包重 21 g。每日1 包,分 2 次服,第 1 次晚上服 60%,第 2 次早晨服 40%,空腹服药,温开水送下,如体弱者,可减量服之,直至痊愈。

【功用】　解毒散结,消癥除癖。适用于各型癌症。

方三

【组成】　紫草根 30～50 g。

【用法】　水煎服,每日 1 剂,分 2～3次服。

【功用】　凉血解毒。适用于毒热蕴结型癌症。

方四

【组成】　半边莲适量。

【用法】　鲜全草捣烂拧汁,每日服 1～2次,每次服 200 ml 左右,渣子外敷,或用全草研粉制丸服用。

【功用】　清热解毒,除癥消肿。适用于毒热蕴结型癌症。

方五

【组成】　卤块 1 kg、乌梅 27 枚、半枝莲液 1 L。

【用法】　卤块、乌梅(用水泡软剥开去核)加半枝莲液 1 L(制法:半枝莲 250 g 加水3～4 L 煮沸 20 分钟后过滤取液),放在搪瓷盆内煮沸持续 20 分钟。每日服 6 次,每次2～3 ml,温开水冲服,对口腔癌可用水稀释后含化漱口,对体表癌可直接涂抹。

【功用】 清热解毒,软坚消肿。适用于各型癌症。

方六

【组成】 延胡索^{醋炒}、五灵脂^{醋炒}、川楝子各等量。

【用法】 上药共研细末,每次服 3～6 g,急性疼痛于痛时服,长期慢性疼痛每日 2～3 次。

【功用】 活血化瘀,行气止痛。适用于气血瘀滞型癌症疼痛。

方七

【组成】 番木鳖 15 g、五灵脂 15 g、制乳香 15 g、制没药 15 g、冰片 3 g。

【用法】 番木鳖去毛用芝麻油炙黑存性,焙干与其他 4 味药共研细,烂饭为丸,每丸 3 g,每日早晚各服 1 次,每次 1 丸,连服 1 个月。

【功用】 化瘀通络,消肿止痛。适用于气血瘀滞、气郁痰凝型癌症疼痛。

方八(《常见病验方选编》)

【组成】 露蜂房、蝉蜕、僵蚕各等份。

【用法】 上药共研末,炼蜜为丸,每日 2 次,每次服 10 g。

【功用】 软坚散结,消积止痛。适用于气郁痰凝、毒热蕴结型癌症。

方九(《常见病验方选编》)

【组成】 半枝莲 30 g、石见穿 30 g。

【用法】 每日 1 剂,水煎代茶,频频饮服。

【功用】 清热解毒,化瘀散结。适用于毒热蕴结型癌症。

方十 天仙子散(《湖南中医杂志》,1995 年第 2 期)

【组成】 天仙子 20 g、冰片 20 g。

【用法】 上药研末混匀,密封备用。用时按疼痛范围大小,取适量药末用温开水调成厚糊状,凉后摊于纱布上,敷于疼痛部位,其敷药面厚 0.2～0.5 cm,而后以塑料薄膜覆盖,胶布固定,每日更换 1 次。敷药期间停用一切止痛剂,应用后疼痛降至 1 级不再用,4 级以上者可 2 日换药 1 次,连用至疼痛减轻为止,如敷药后局部皮肤出现丘疹、瘙痒时,则可暂停 1～3 日,至皮肤恢复正常再用。

【功用】 行气化瘀,消肿止痛。适用于各种癌性疼痛。

方十一(《时珍国医国药》,2000 年第 5 期)

【组成】 全蝎 1 只、鸡蛋 1 个。

【用法】 将全蝎置青瓦上焙干后研成细末,再取新鲜鸡蛋搅匀后冲入开水成蛋花,将全蝎粉均匀撒在蛋花上,让患者趁热喝下。每日 3 次。

【功用】 息风镇痛,解疮肿毒。适用于晚期癌性疼痛。

方十二(《中西医结合杂志》,2004 年第 5 期)

【组成】 血竭粉适量。

【用法】 彻底洗净溃疡面,去除坏死附着物,充分暴露溃疡面,将血竭粉用 75% 酒精调成糊状,置于干纱布上,外敷溃疡面并加压包扎,每日换药 1 次。同时每日 3 次,每次 2 g 血竭粉口服。

【功用】 止血生肌,清热解毒。适用于癌症型溃疡。

方十三 退癌热方(张士舜方)

【组成】 水牛角粉^{包煎} 50～100 g、生石膏^{先煎} 30～100 g、知母 10～30 g、薏苡仁 30 g、寒水石^{先煎} 30 g、羚羊角粉^{冲服} 2 g、莲子心 10～30 g、柴胡 30 g、青蒿 30 g、制大黄^{后下} 10 g、山慈菇 30 g、干蟾皮 10 g、生甘草 10 g。

【用法】 水煎服,每日 1 剂,早晚各服 1 次。

【功用】 退热解毒。适用于肿瘤发热。

方十四 生脉四逆汤(姚树锦方)

【组成】 红参^{单煎}10 g、麦冬 8 g、五味子 5 g、制附片^{先煎}10 g、干姜 10 g、炙甘草 10 g。

【用法】 水煎服,每日 1 剂,早晚各服 1 次。

【功用】 回阳救逆,益气养阴。适用于肿瘤术后正气亏虚、体质减退者。

方十五 水蛭散(岳美中方)

【组成】 生水蛭 60 g、生山药 240 g。

【用法】 上药共研细末,每次服 10 g,温开水冲服,早晚各服 1 次。

【功用】 祛瘀消癥。适用于各型肿瘤。

2.脑肿瘤

脑肿瘤是指颅内各组织的原发性肿瘤及来源于身体其他部位的恶性肿瘤转移或邻近组织肿瘤侵入至颅内所形成的一类疾病。以颅内压增高、运动及感觉功能障碍等为主要表现。其在中医学中属于头痛、头风、中风、眩晕、呕吐范畴,分为痰瘀阻窍、风毒上扰、阴虚风动等型。治疗以化痰息风、扶正通络为原则,应注意治实当顾虚,补虚勿忘实。

方一

【组成】 老生姜 1 个、雄黄适量、安庆膏药 1 张。

【用法】 将生姜挖一洞,放入雄黄粉,再用挖出来的姜堵住洞口,放在朝北的阴阳瓦上,用炭火慢慢焙干,以手捏之即碎为度,而又不能烤枯。研碎,装密封瓶内备用。用时先将药粉撒在安庆膏药上薄薄的一层(边缘留下,以利贴敷),根据疾病采取病变位置、痛点和有关穴位三者结合的位置贴敷,一般可24 小时换 1 次。脑肿瘤患者贴敷部位要将头发剃去,同时要吃乌骨鸡等有营养的食物,但忌生冷、酸辣、公鸡、鱼腥等物,少吃盐。

【功用】 解毒除癥。适用于各型脑肿瘤。

【备注】 此方治疗脑肿瘤,已有患者临床症状消失,恢复健康。对其他肿瘤目前亦有使用。据临床观察此方止痛效果较为明显。

安庆膏药的成分:铅粉 2.75 kg、芝麻油 6 620 ml。先将芝麻油加热至 300℃,炼成糖浆一样,待温度降至 200℃左右时再将铅粉放入,拌匀呈金黄色再加冷水 500 ml 拌匀即得 7 590 ml,摊在纸上备用。

方二(《中医药研究》,2002 年第 2 期)

【组成】 马钱子。

【用法】 将生马钱子用芝麻油炸膨胀至微黄后取出,刮去毛皮,每日取 1 粒内服,每粒重约 0.6 g。

【功用】 通经散结。适用于脑胶质瘤。

【备注】 该药毒性剧烈,必须经过严格加工炮制后,再配合甘草解毒药制成丸剂应用。该药近期疗效较好,远期疗效不明显,不可久服。

方三 乌茜散(谷越涛方)

【组成】 海螵蛸 40 g、茜草 10 g。

【用法】 上药共研细末,每次服用 6～10 g,白开水送下,每日服 2～3 次。亦可水煎服。

【功用】 止血和血。适用于脑垂体后叶瘤引起便血者,亦可用于其他出血性疾病。

方四 白头翁黄酒汤(郭文灿方)

【组成】 白头翁 12 g、黄酒 12 ml。

【用法】 将白头翁浸于黄酒中,4 小时后加水 800 ml,煎约 40 分钟,余 600 ml。每日服 2～3 次,每次 200 ml。

【功用】 清热解毒。适用于脑垂体瘤。

【备注】 不可服用过量,若出现头晕等不良反应时,当停药 1 日,症状即可消失。

方五 蟾酥解毒丸(郭文灿方)

【组成】 蟾酥 6 g、轻粉 3 g、寒水石 15 g、铜绿 3 g、醋制没药 3 g、醋制乳香 3 g、胆矾 3 g、雄黄 6 g、朱砂 6 g、活蜗牛 60 g。

【用法】 除蜗牛、蟾酥外,余药共研细末。然后将蜗牛捣烂,再同蟾酥合研调黏,加入药末,共捣匀后为丸,如绿豆大小(每丸约重 0.05 g),阴干,贮存。每日服 2 次,每次 3 丸(0.15 g),温开水送下。

【功用】 宣风祛湿,活血解毒。适用于脑垂体瘤。

【备注】 不可服用过量,若出现头晕、恶心反应加重时,当停药 1 日,症状即可消失。必须用温开水送服,切勿用热开水送服,否则可引起恶心等不良反应。

方六 祛风宣湿汤(邹云翔方)

【组成】 小川芎 5 g、西当归 10 g、橘贝半夏曲 10 g、干葛花 10 g、枳椇子 10 g、炙金头蜈蚣 5 g、枸杞 12 g、单桃仁 10 g、杜红花 10 g、太子参 25 g、炙远志 10 g、紫丹参 15 g。

【用法】 水煎服,每日 1 剂,早晚各服 1 次。

【功用】 祛风宣湿,化瘀豁痰。适用于脑垂体瘤。

3.肺癌

肺癌是最常见的肺部原发性恶性肿瘤,亦称支气管肺癌,绝大多数起源于支气管黏膜上皮。以咳嗽、咯血、胸痛胸闷、发热、消瘦及后期可出现恶病质为主要表现。其在中医学中属于肺积、咳嗽、胸痛、劳咳等范畴,分为瘀阻肺络、痰湿蕴肺、阴虚毒热、气阴两虚等型。治疗上应分清虚实,攻补兼施,实者多以行气散结、化瘀祛痰为主,虚者多以益气养阴为要。

方一

【组成】 白花蛇舌草 60 g、半枝莲 30 g。

【用法】 水煎服,每日 1 剂,早晚各服 1 次。

【功用】 清热解毒,化瘀利湿。适用于痰湿蕴肺、瘀阻肺络型肺癌早期及晚期绒毛膜上皮癌伴肺部转移者。对肝癌、直肠癌也有一定的疗效。

方二

【组成】 白花蛇 2 条、蜈蚣 2 条、蜂房 6 g。

【用法】 水煎服,每日 1 剂,早晚各服 1 次。

【功用】 祛风通络,攻毒散结。适用于痰湿蕴肺型肺癌。

方三

【组成】 全蝎 5 条、蜂房 6 g、僵蚕 10 g。

【用法】 水煎服,每日 1 剂,早晚各服 1 次。

【功用】 化痰通络,攻毒散结。适用于痰湿蕴肺型肺癌。

方四

【组成】 玳瑁 15 g、海藻 15 g、龟甲 15 g、鸦胆子 8 g、蟾酥 0.6 g。

【用法】 将前 4 味药放新瓦上,上覆 1 块新瓦,放在炭火上焙至黄色为度,研为细末,加蟾酥研匀备用。每次服 0.6 g,装胶囊中,每日 2 次,白开水送服。根据身体强弱,可酌情增减剂量。

【功用】 滋阴清热,软坚解毒。适用于阴虚毒热型肺癌。

方五(《中国民间疗法》,2002 年第 9 期)

【组成】 蛤蟆草 1 kg。

【用法】 上药煎煮 2 次,每次 1 小时,合并 2 次滤液,滤过后浓缩至 600 ml,每次口服 200 ml,每日 3 次,2 个月为 1 个疗程。

【功用】 清热解毒,消痈止血。适用于肺癌伴咯血者。

方六(《中国民间疗法》,2003 年第 8 期)

【组成】 猫眼草适量。

【用法】 上药取全草,洗净,切成 3 cm 左右长的碎段。每日用 6 g,水煎 15～20 分钟,药汁分 4 次代茶饮。连服 10 日为 1 个疗程,间隔 10 日行第 2 个疗程,可连服 3～4 个疗程。

【功用】 镇咳平喘,拔毒消肿。适用于肺癌初期正气未虚者。

方七 益肺消积汤(上海龙华医院协定方)

【组成】 生黄芪 30 g、生白术 12 g、北沙参 30 g、天冬 12 g、金银花 15 g、山豆根 15 g、夏枯草 15 g、海藻 15 g、昆布 12 g、生南星 30 g、瓜蒌皮 15 g、生牡蛎^{先煎} 30 g。

【用法】 水煎服,每日 1 剂,早晚各服 1 次。

【功用】 益气养阴,清热解毒,化痰散结。适用于气阴两虚型肺癌。

方八 百合沙参汤(湖南省肿瘤医院协定方)

【组成】 百合 10 g、熟地黄 12 g、生地黄 12 g、玄参 15 g、当归 10 g、麦冬 10 g、白芍 10 g、北沙参 15 g、桑白皮 15 g、黄芩 10 g、牡丹皮 15 g、重楼 15 g、白花蛇舌草 30 g。

【用法】 水煎服,每日 1 剂,早晚各服 1 次。

【功用】 养阴润肺,清热解毒。适用于阴虚毒热型肺癌。

方九 肿瘤 1 号方(高令山方)

【组成】 党参 10 g、生黄芪 15 g、白术 10 g、茯苓 15 g、猪苓 15 g、白花蛇舌草 30 g、鱼腥草 30 g、铁树叶 30 g、生薏苡仁 15 g、陈皮 10 g。

【用法】 水煎服,每日 1 剂,早晚各服 1 次。

【功用】 健脾燥湿,益气化痰。适用于痰湿蕴肺型肺癌。

方十 肿瘤 2 号方(高令山方)

【组成】 南沙参 12 g、北沙参 12 g、天冬 10 g、麦冬 10 g、百合 15 g、生地黄 15 g、金银花 15 g、黄芩 10 g、白茅根 30 g、白花蛇舌草 30 g、鱼腥草 30 g、铁树叶 30 g、生薏苡仁 15 g、陈皮 10 g。

【用法】 水煎服,每日 1 剂,早晚各服 1 次。

【功用】 滋阴降火,清肺解毒。适用于阴虚毒热型肺癌。

方十一 苇茎降草汤(刘亚娴方)

【组成】 芦根 10 g、桃仁 10 g、薏苡仁 15～30 g、冬瓜仁 10 g、降香 10 g、茜草 10 g、紫菀 10～30 g、川贝母 10 g、紫草 10～30 g、生甘草 10 g。

【用法】 水煎服,每日 1 剂,早晚各服 1 次。

【功用】 化痰宁络,降逆止血。适用于痰阻肺络、痰湿蕴肺型肺癌见咯血者。

方十二 二生汤(张士舜方)

【组成】 生半夏^{先煎} 30 g、生南星^{先煎} 30 g、川贝母 10 g、杏仁 10 g、青黛^{包煎} 10 g、蛤蚧粉^{包煎} 10 g、白英 20 g、桔梗 8 g、全瓜蒌 50 g、漏芦 20 g、生甘草 6 g。

【用法】 水煎服(生半夏、生南星先煎90 分钟),每日 1 剂,早晚各服 1 次。

【功用】 清热燥湿,化痰止咳。适用于痰湿蕴肺型肺癌。

方十三 治肺癌方(欧阳锜方)

【组成】 百合 15 g、北沙参 15 g、臭牡丹 15 g、鱼腥草 15 g、葶苈子 10 g、瓜蒌壳 10 g、紫菀 12 g、薏苡仁 15 g、生甘草 3 g。

【用法】 水煎服,每日 1 剂,早晚各服 1 次。

【功用】 养阴润肺,清热化痰。适用于阴虚毒热型肺癌。

4.肝癌

肝癌是发生于肝脏的恶性肿瘤,包括起源于肝脏上皮细胞或间叶组织的原发性肝癌及起源于其他器官的恶性肿瘤侵犯至肝脏的继发性肝癌。早期以肝区疼痛、纳差、乏力为主要表现,后期可出现发热、消瘦、上腹包块甚至恶病质等表现。其在中医学中属于肝积、肥气、积聚、鼓胀、黄疸等范畴,分为肝气郁结、气滞血瘀、湿热聚毒、肝阴亏虚等型。治疗上早期以祛邪为主,多用疏肝健脾、清热利湿之法;中晚期以扶正为主,多用滋阴养血、益气固本之法。

方一

【组成】 白参^{另煎} 3 g、生黄芪 10 g、牡丹皮 10 g、郁金 10 g、凌霄花 10 g、桃仁 10 g、八月札 10 g、香附子 10 g、炙鳖甲^{先煎} 12 g、蛴蟹散^{另服} 3 g。

【用法】 水煎服,每日 1 剂,早晚各服 1 次。

【功用】 行气活血,化痰散结,益气养阴。适用于气滞血瘀、肝阴亏虚型肝癌。

【备注】 "蛴蟹散"见下文方十三。

方二

【组成】 八月札 15 g、党参 15 g、茯苓 15 g、砂仁^{后下} 5 g、生麦芽 10 g、陈皮 10 g、炒谷芽 10 g、法半夏 10 g、炒白术 10 g、姜竹茹 10 g、枳壳 10 g。

【用法】 水煎服,每日 1 剂,早晚各服 1 次。

【功用】 健脾和胃,降逆止呕。适用于肝癌化疗期间出现不良反应者。

方三 枳实消痞汤(《中医杂志》,1998 年第 11 期)

【组成】 党参 15 g、白术 10 g、茯苓 10 g、生甘草 10 g、枳实 15 g、厚朴 15 g、陈皮 10 g、青皮 10 g、法半夏 15 g、神曲 10 g。

【用法】 水煎服,每日 1 剂,早晚各服 1 次。

【功用】 益气健脾,消痞散结。适用于肝癌见肝脾大者。

方四 补肝软坚方(《北京中医》,2004 年第 1 期)

【组成】 生牡蛎^{先煎} 60 g、仙鹤草 30 g、党参 30 g、半枝莲 30 g、海藻 30 g、陈葫芦 30 g、泽兰 30 g、灵芝 30 g、槲寄生 30 g、穿山甲^{先煎} 20 g、天冬 20 g、炙鳖甲^{先煎} 20 g、石斛 20 g、全蝎 8 g、地龙 8 g、三七粉^{冲服} 5 g。

【用法】 水煎服,每日 1 剂,早晚各服 1 次。

【功用】 健脾补肾,活血利水,攻毒散结。适用于肝癌晚期姑息性治疗。

方五 消水汤(《中西医结合杂志》,2005年第12期)

【组成】 生黄芪 30 g、水红花子 25 g、乌药 15 g、猪苓 15 g、肿节风 20 g、当归 15 g、枸杞 15 g、莪术 15 g、白花蛇舌草 30 g、苦参 15 g。

【用法】 水煎服,每日 1 剂,早晚各服 1 次。

【功用】 益气健脾,化瘀利水,解毒散结。适用于肝癌引起的癌性腹腔积液。

方六 疏肝健脾方(《中西医结合肝病杂志》,2009 年第 1 期)

【组成】 柴胡 10 g、八月札 20 g、当归 20 g、党参 20 g、白芍 30 g、茯苓 30 g、生黄芪 30 g、鸡内金 30 g、女贞子 15 g、莪术 15 g、白术 15 g、炙甘草 8 g。

【用法】 水煎服,每日 1 剂,早晚各服 1 次。

【功用】 疏肝健脾,活血化瘀。适用于肝气郁结型肝癌及肝癌行介入治疗术后者。

方七 消瘤止痛膏(江苏省中医院协定方)

【组成】 大黄 600 g、莪术 300 g、三棱 300 g、罂粟壳 300 g、木香 300 g、甘松 150 g、丁香 150 g、醋延胡索 300 g、乳香 150 g、没药 150 g、蟾酥 300 g、芒硝 300 g、冰片 300 g。

【用法】 上药共研细末,加凡士林调为棕褐色软膏备用。取药膏 30～50 g,平摊于纱布上,厚 0.2～0.3 cm,直径 6～8 cm。患者取卧位,以右锁骨中线第五肋间至肝下缘为敷贴范围,选择疼痛最明显的部位作为贴敷点。一般在洗浴后贴敷,每日 1 次,连用 7 日。

【功用】 化瘀散结,消肿止痛。适用于肝癌见肝区疼痛明显者。

方八(安徽省安庆地区民间验方)

【组成】 天性草根 120 g、野芥菜根 120 g。

【用法】 上药分别水煎,去渣后加白糖适量服用。上午服天性草根汤剂,下午服野芥菜根汤剂。

【功用】 清热利湿,消肿散结。适用于湿热聚毒型肝癌。

方九 消癌方(王连航方)

【组成】 白术 20 g、当归 30 g、山慈菇 30 g、昆布 12 g、海藻 12 g、半边莲 30 g、白花蛇舌草 25 g、三棱 10 g、太子参 30 g(人参效果更佳)。

【用法】 水煎服,每日 1 剂,早晚各服 1 次。

【功用】 行气活血,化瘀消积。适用于气滞血瘀型肝癌。

【备注】 若配合饮服葵心茶(向日葵秆之内芯适量,切片泡茶,频频饮服),疗效更佳。

方十 莲花清肝汤(周岱翰方)

【组成】 半枝莲 30 g、重楼 30 g、白花蛇舌草 30 g、蜈蚣 5 条、干蟾皮 3 g、柴胡 12 g、白芍 18 g、延胡索 12 g、田七 5 g、人工牛黄^冲服 1 g。

【用法】 水煎服,每日 1 剂,早晚各服 1 次。

【功用】 清肝解毒,化瘀消癥。适用于气滞血瘀型肝癌。

方十一 蟾龙散(朱良春方)

【组成】 蟾酥 5 g、蜈蚣 25 g、儿茶 25 g、参三七 250 g、丹参 250 g、白英 250 g、龙葵 250 g、山豆根 250 g。

【用法】 上药共研极细末,每次服 4 g,每日 3 次。

【功用】 活血,化瘀,止痛,清热,解毒,散结。适用于气滞血瘀型肝癌。

方十二 守宫散(朱良春方)

【组成】 守宫 100 条。

【用法】 上药低温烘干,研极细末,每次服2g,每日3次。

【功用】 解毒消积,通络定痛。适用于各型肝癌。

【备注】 少数患者服后可有咽干、便秘表现,可给予麦冬10g,决明子10g,泡水代茶饮服。

方十三 蜣蛭散(朱良春方)

【组成】 蜣螂、全蝎、蜈蚣、水蛭、僵蚕、守宫、五灵脂各等份。

【用法】 上药共研极细末,每次服4g,每日2次。

【功用】 解毒消癥,化瘀止痛。适用于气滞血瘀型肝癌。

方十四 肝癌膏(朱良春方)

【组成】 蟾酥30g、丹参30g、生大黄60g、生石膏80g、明矾40g、青黛40g、黄丹30g、冰片60g、制马钱子30g、黑矾20g、全蝎30g、蜈蚣3g、黑白丑各50g、甘遂100g、水蛭20g、乳香50g、没药20g。

【用法】 上药用醋1L文火熬至250ml为度,将上药研极细末,用醋调匀为稠糊状,涂敷于肝区或疼痛部位,以胶布固定,每3日换药1次。

【功用】 通络止痛,散结消癥。适用于肝癌疼痛者。

方十五 自拟参芪苓蛇汤(何任方)

【组成】 生晒参先煎6g、生黄芪30g、女贞子15g、猪茯苓各30g、枸杞20g、猫人参30g、白花蛇舌草30g、干蟾皮10g、焦麦芽10g、焦山楂10g、焦神曲10g、薏苡仁包煎60g、绞股蓝20g。

【用法】 水煎服,每日1剂,早晚各服1次。

【功用】 扶正祛邪,益气养阴。适用于肝癌中晚期正气亏耗者。

5.胃癌

胃癌是指起源于胃壁表层黏膜的上皮细胞的胃部恶性肿瘤。以胃脘痛、上腹饱胀、恶心、呕吐为早期表现;至中晚期疼痛加剧,出现纳差、消瘦、消化道出血甚至恶病质等表现。其在中医学中属于胃脘痛、膈证、虚劳等范畴,分为肝胃不和、脾胃虚寒、胃热伤阴、瘀毒内阻、脾虚痰湿、气血双亏等型。治疗以健脾和胃、益气养血以扶正,理气化痰、化瘀散结以祛邪为基本原则。

方一 健脾活血方(《南京中医药大学学报》,2003年第3期)

【组成】 党参15g、茯苓10g、山药15g、陈皮8g、当归10g、炒白术10g、炒山药10g、炒竹茹10g。

【用法】 水煎服,每日1剂,早晚各服1次。

【功用】 健脾益气,活血补血。适用于胃癌化疗期。

方二 消痰散结方(《中国中西医结合消化杂志》,2007年第6期)

【组成】 制南星30g、制半夏30g、茯苓15g、广陈皮15g、炒白术15g、蜈蚣3条、全蝎6g、炙甘草6g。

【用法】 水煎服,每日1剂,早晚各服1次。

【功用】 健脾燥湿,化痰散结。适用于脾虚痰湿型及胃癌晚期姑息性治疗。

方三　化瘀消瘤方（《现代中西医结合杂志》，2012年第18期）

【组成】　莪术15 g、三棱12 g、当归12 g、白花蛇舌草30 g、郁金10 g、生黄芪30 g、白术12 g、鸡内金25 g、佛手15 g、生甘草10 g。

【用法】　水煎服，每日1剂，早晚各服1次。

【功用】　活血益气，祛瘀解毒。适用于瘀毒内阻型及胃癌晚期姑息性治疗。

方四　豆芪汤（徐迪华方）

【组成】　刀豆30 g、生黄芪30～50 g、人参^{单煎}10 g、麦冬10 g、猪苓15 g、白术10 g、肉桂3 g、巴戟天15 g、锁阳15 g、掌叶半夏10 g、制南星10 g、莪术15 g。

【用法】　每日1剂，水煎二汁，早晚各服1次。

【功用】　益气养阴，化痰散结。适用于脾胃虚寒、脾虚痰湿、气血双亏型晚期胃癌。

方五　防止胃癌复发转移方（孙桂芝方）

【组成】　党参12 g、炒白术10 g、茯苓10 g、炒陈皮8 g、生黄芪15 g、当归10 g、炒露蜂房8 g、血余炭10 g、白芷10 g、半枝莲15 g、白花蛇舌草15 g。

【用法】　水煎服，每日1剂，早晚各服1次。

【功用】　益气健脾，养血解毒。适用于气血双亏型胃癌及防止胃癌复发转移。

方六　虎七散（李修五方）

【组成】　壁虎70条、三七粉50 g。

【用法】　将壁虎焙干研末与三七粉拌匀。每次空腹服3～4 g，每日2次，黄酒或温开水送下。

【功用】　理气化痰，破瘀软坚。适用于瘀毒内阻、脾虚痰湿型胃癌。

方七　木核汤（张士舜方）

【组成】　木贼草60 g、山药20 g、核桃树枝100 g、石斛20 g、北沙参10 g、铁树叶20 g、白术10 g、茯苓10 g、木香10 g、桂枝5 g、露蜂房10 g、枳壳10 g、炙甘草5 g。

【用法】　水煎服，每日1剂，早晚各服1次。

【功用】　清肝养胃，补益健脾。适用于各期胃癌属肝胃不和及脾胃虚弱者。

方八　治胃癌方（段凤舞方）

【组成】　木香8 g、砂仁^{后下}8 g、白人参^{单煎}10 g、茯苓10 g、白术10 g、檀香8 g、急性子10 g、鸡内金10 g、广陈皮8 g、清半夏10 g、龙葵15 g、蛇莓15 g、白英15 g。

【用法】　水煎服，每日1剂，早晚各服1次。

【功用】　燥湿健脾，行气散结。适用于脾虚痰湿型胃癌。

方九（吴禹鼎方）

【组成】　乌梢蛇420 g、土鳖虫90 g、蜈蚣90 g。

【用法】　上药共研细末，炼蜜为丸，每丸3 g，早晚各服1丸，温开水送服。

【功用】　活血化瘀，散结止痛。适用于瘀毒内阻型胃癌。

方十　胃癌散（朱良春方）

【组成】　蜣螂30 g、硇砂30 g、西月石30 g、火硝30 g、土鳖虫30 g、蜈蚣30条、守宫30条、绿萼梅15 g、冰片15 g。

【用法】　上药共研极细末，每次1.5 g，每日3次。

【功用】　理气止痛，破血祛瘀。适用于肝胃不和、胃热伤阴、瘀毒内阻型胃癌。

【备注】　有出血倾向者慎用，体虚甚者勿用。

方十一　胃癌汤（朱良春方）

【组成】　九香虫10 g、藤梨根（先煎2小时）90 g、龙葵60 g、菝葜60 g、石见穿30 g、鸟不宿30 g、鬼箭羽30 g、无花果30 g。

【用法】 水煎服,每日 1 剂,早晚各服
1 次。

【功用】 疏肝和胃,消积散结。适用于
肝胃不和型胃癌。

方十二 消癌丸(朱良春方)

【组成】 僵蚕 120 g、蜈蚣 50 g、炮山甲
50 g、制马钱子 25 g、硫黄 10 g。

【用法】 先将马钱子浸润去皮,切片,用
芝麻油炸黄后,再用砂土炒去油。再将诸药
共研极细末,以炼蜜为丸如桂圆核大(重约
1 g),每日 1 粒。

【功用】 消瘀解毒,散结止痛。适用于
瘀毒内阻型胃癌。

方十三 芪竹方(徐景藩方)

【组成】 生黄芪 30 g、党参 10 g、太子参
15 g、白术 10 g、茯苓 10 g、玉竹 10 g、石斛
10 g、麦冬 10 g、北沙参 10 g、白芍 15 g、山药
15 g、黄精 15 g、炙甘草 6 g。

【用法】 水煎服,每日 1 剂,早晚各服
1 次。

【功用】 益气养阴,健脾和胃。适用于
胃癌晚期见气阴两虚者。

方十四 至精方(张镜人方)

【组成】 太子参 10 g、炒当归 10 g、灵芝
10 g、制黄精 10 g、淮山药 10 g、炒杜仲 15 g、
白花蛇舌草 30 g、蜀羊泉 15 g。

【用法】 水煎服,每日 1 剂,早晚各服
1 次。

【功用】 健脾补肾,解毒消积。适用于
胃癌放化疗及术后的辅助用药。

方十五 生脉五花汤(魏长春方)

【组成】 玫瑰花 10 g、佛手花 10 g、绿梅
花 10 g、白扁豆花 10 g、厚朴花 10 g、党参
10 g、五味子 5 g、麦冬 10 g。

【用法】 水煎服,每日 1 剂,早晚各服
1 次。

【功用】 扶元益气,芳香升提。适用于
胃癌术后出现胃肠功能紊乱者。

6.食管癌

食管癌是指发生在食管上皮组织的恶性肿瘤。以进行性吞咽困难为主要表现。其在
中医学中属于噎膈范畴,分为痰气交阻、瘀血内结、津亏热结、气虚阳微等型。治疗上初期
重在治标,宜用理气、化痰、消瘀、降火之法;后期重在治本,宜用滋阴润燥、补气温阳之法。

方一

【组成】 壁虎 1 只、黄酒适量。

【用法】 将壁虎放在黄酒内加适量水煎
煮,吃肉喝汤,每日 1 剂,频服。

【功用】 解毒散结,启膈止噎。适用于
各型噎膈。

方二

【组成】 狗粪中未消化的骨头适量。

【用法】 将上药放瓦上焙干研末,开水

冲服。每日 2 次,每次 10 g。

【功用】 祛风止痛,敛疮生肌。适用于
痰气交阻型噎膈。

方三

【组成】 长蛇 1 条(先取黑黄华丽扁头
者,三棱头者有毒勿用)、白雄鸡 1 只(杂色者
无效)、水银 3 g(按蛇 1 m 长者计算,不满
1 m 者,水银酌减)。

【用法】 先将白雄鸡装笼内 2～3 日,待
食谷的粪泻尽,再将长蛇切成数十节让鸡食

之,每日收取鸡粪,待蛇被食完后,把全部鸡粪放砂锅内炒黄研末,另用水银掺入茶叶末内细研,研至不见水银星为度,混入鸡粪内,每日 2 次,每次 3 g,白开水送下。如因气逆不下可兼服木香顺气丸 3 g,服后无任何反应,可继续服 1 个月。1 料用尽参照此方再配 1 料。

【功用】　祛风通络,攻毒止痛。适用于痰气交阻型噎膈。

方四

【组成】　硼砂 60 g、火硝 30 g、硇砂 6 g、上沉香 10 g、冰片 10 g、月石 15 g。

【用法】　上药共研细末(装瓶),每次含化 0.6 g,每隔 30 分钟 1 次,至患者黏涎吐尽能进饮食时,可改为 3 小时 1 次,连用 2 日可停药。

【功用】　降气消积,清肺化痰。适用于痰气交阻型噎膈见食管梗阻、滴水难下者。

方五

【组成】　牛黄 1.5 g、制乳香 30 g、制没药 30 g、血竭 10 g、硼砂 10 g、麝香 3 g、冰片 0.3 g。

【用法】　上药共研细末拌匀,每次服 6 g,早晚各服 1 次。

【功用】　破血行瘀,清肺化痰。适用于瘀血内结、痰气交阻型噎膈,亦可用于治疗肺癌。

方六

【组成】　硇砂 10 g、干姜 10 g、枯矾 10 g、雄黄 5 g。

【用法】　上药共研细末,分 15 包,每日服 3 次,每次 1 包,温开水冲服。

【功用】　化痰,通络,解毒。适用于痰气交阻型噎膈。

方七

【组成】　元寸 1 g、雄黄 10 g、巴豆^{去油} 7 个、白胡椒 7 粒、枯矾 2.5 g、黑矾 0.6 g、大枣肉适量。

【用法】　除元寸外共研细末,枣肉为丸,每丸 3 g,用时塞入鼻孔,每次 1 丸,每日 1 次,一般 3 次可见效。临用药前,在丸上穿个孔,将元寸灌入。

【功用】　活血通络,化痰软坚。

方八

【组成】　荞麦秸适量、硼砂 3 g。

【用法】　荞麦秸烧灰收取白霜 3 g,加入硼砂共研细末,每次服 1.5 g,每日 2 次,黄酒送下。

【功用】　下气消积,化痰解毒。适用于痰气交阻型噎膈。

方九

【组成】　壁虎^{烧焦} 7 只、木香 5 g、朱砂 5 g、东北参 5 g、乳香 3 g。

【用法】　上药共研细末,炼蜜为丸如梧桐子大(每丸约 0.4 g),早晚各服 7 丸。

【功用】　解毒散结,活血理气。适用于痰气交阻、瘀血内结型噎膈。

方十

【组成】　白砒石 3 g、雄黄 3 g。

【用法】　上药研极细末,面糊为丸如小枣大(每丸约 3 g),每日 1 次,连服 3 日,停服 3 日再服,以此类推。

【功用】　蚀疮去腐,化痰解毒。适用于气虚阳微型噎膈。

【备注】　砒石有剧毒,每丸含砒石量不超过 4 mg,如有毒性反应立即停药。阴虚津亏者忌用。

方十一

【组成】　全蝎 180 g、当归 180 g、川芎 180 g、蜈蚣 6 条、犀角 10 g、雄黄 30 g、炮甲 30 g、马钱子 18 g(甘草水煮马钱子,煮后用芝麻油炸至外黑内黄褐)、生甘草 5 g。

【用法】　上药共研细末,炼蜜为丸如黄豆大(每丸重 0.3 g),每日 3 次,每次 20 丸。

【功用】 养血通络,散结消肿,化瘀止痛。适用于瘀血内结型噎膈。

【备注】 马钱子有毒,须严格按法炮制,方可服用。

方十二 噎膈膏(《冷庐医话》)

【组成】 人乳、牛乳、蔗浆、梨汁各等量,芦根、龙眼肉、人参各等份,生姜汁少许。

【用法】 先将人参、芦根、龙眼肉加水400 ml,煮至50～80 ml,然后加入诸汁,放碗内隔水炖成胶状,再入蜂蜜少许炼膏,徐徐频服。

【功用】 益气养阴,补血润燥。适用于津亏热结型噎膈。

方十三(安徽省立医院协定方)

【组成】 板蓝根30 g、猫眼草30 g、人工牛黄6 g、硇砂3 g、威灵仙60 g、制南星10 g。

【用法】 上药制成浸膏干粉,每次服1.5 g,每日服4次。

【功用】 清热解毒,化痰散结。适用于食管癌晚期患者。

方十四 加味开噎散(侯士林方)

【组成】 雄黄1 g、朱砂6 g、山豆根12 g、五灵脂12 g、硼砂6 g、芒硝30～60 g、射干12 g、青黛10 g、鲜狗胆1个。

【用法】 上药共研细末,以狗胆汁调水,分3天送服。

【功用】 清热化痰,破瘀散结。适用于食管癌晚期见食不下咽者。

【备注】 服药后可见泻下黑黏水便,勿惧。若无鲜狗胆,可用蜂蜜代之亦有效,但疗效略差。

方十五 急性子丸(段凤舞方)

【组成】 急性子10 g、海浮石10 g、煅花蕊石10 g、煅代赭石8 g、海螵蛸30 g。

【用法】 上药共研细末,水泛为丸,如绿豆大(每丸重约0.05 g),每次服16丸(约0.8 g),早晚饭前各服1次。另用黄药子30 g、半枝莲30 g煎汤分送药丸,每日1剂。

【功用】 降逆化痰,祛瘀散结。适用于痰气交阻、瘀血内结型噎膈。

方十六 藻蛭散(朱良春方)

【组成】 海藻30 g、水蛭8 g。

【用法】 上药共研细末,每服6 g,每日2次,黄酒(温水亦可)冲服。

【功用】 化痰祛瘀,消积散结。适用于痰气交阻、瘀血内结型食管癌见吞咽困难者。

方十七 通膈利咽散(朱良春方)

【组成】 水蛭10 g、炙全蝎20 g、蜈蚣20 g、僵蚕30 g、蜂房30 g。

【用法】 上药共研细末,每服4 g,每日3次,温开水送下。

【功用】 化瘀解毒,消坚破结。适用于食管癌中晚期者。

方十八 利膈散(朱良春方)

【组成】 守宫30 g、全蝎30 g、蜂房30 g、僵蚕30 g、煅代赭石30 g。

【用法】 上药共研极细末,每次服4 g,每日3次,温开水送下。

【功用】 降气宽膈,软坚散结。适用于食管癌晚期。

7.乳腺癌

乳腺癌是发生在乳腺上皮组织的恶性肿瘤。以乳房局部疼痛、乳腺肿块、乳头溢液、乳房皮肤可见酒窝征及橘皮样改变为主要表现。其在中医学中属于乳岩范畴,分为肝郁气滞、脾虚痰湿、瘀毒内阻、气血双亏等型。治疗上早期多实证,宜用疏肝理气、活血化瘀之法;晚期多本虚标实,宜补气养血,佐以化积消癥之品。

方一

【组成】 木鳖子(去壳)1 粒、葱白 1 根(10 cm)、黄丹 1 g。

【用法】 捣烂贴患处,每日 1 换。

【功用】 拔毒生肌,消肿散结。

方二

【组成】 生南星 60 g、生草乌 15 g、生川乌 15 g、白芷 30 g、松香 60 g、白蔹 30 g、黄柏 60 g。

【用法】 上药共研细粉,用酒、红糖或葱泥、蜜调敷,夏天用癞蛤蟆 2 只捣烂如泥,同上药粉、酒调敷(此方是外敷药,不可内服)。

【功用】 化痰散结,消痈敛疮。

方三

【组成】 南瓜蒂 1.5～2.5 kg。

【用法】 煎汤当茶饮,如已溃烂可将南瓜蒂烤干研末,加芝麻油调敷患处。

【功用】 敛疮,消痈,解毒。适用于各型乳岩。

方四

【组成】 参三七 8 g、牛黄 1.2 g、制乳香 30 g、制没药 30 g、制鳖甲 30 g、炮甲珠 10 g、冰片 1 g。

【用法】 上药共研细末,每日服 3 次,每次 1.2 g,温开水送服,亦可装胶囊服。

【功用】 消肿散结,化瘀排脓。适用于瘀毒内阻、脾虚痰湿型乳岩。

方五

【组成】 皂角刺 30 g、生黄芪 12 g、广木香 8 g、西当归 10 g、川芎 8 g、白芷 10 g、金银花 10 g、全瓜蒌 12 g、大贝母 12 g、全蝎 10 g、陈皮 10 g。

【用法】 水煎服,每日 1 剂,早晚各服 1 次。

【功用】 理气养血,消肿排脓。适用于气血双亏、脾虚痰湿型乳岩。

方六 乳没雄黄散(《外科症治全生集》)

【组成】 乳香 30 g、没药 30 g、雄黄 15 g、麝香 5 g。

【用法】 上药共研细末,每服 10 g,陈酒送下,每日 1～2 次。

【功用】 化瘀消肿,散结止痛。适用于瘀毒内阻型乳岩。

方七 瓜蒌散(《集验痈疽方》)

【组成】 全瓜蒌 1 个、当归 15 g、乳香 5 g、没药 10 g、生甘草 15 g。

【用法】 水煎服,每日 1 剂,早晚各服 1 次。或将上药共研细末,每次服 15 g,每日 3 次。

【功用】 活血祛瘀,化痰散结。适用于瘀毒内阻型乳岩。

方八 乳安方(《上海中医药大学学报》,2002 年第 3 期)

【组成】 生黄芪 30 g、太子参 30 g、白术 12 g、茯苓 12 g、鹿角片^(单煎) 10 g、肉苁蓉 12 g、灵芝 12 g、薏苡仁 15 g、龙葵 15 g、露蜂房 10 g、白花蛇舌草 15 g。

【用法】 水煎服,每日 1 剂,早晚各服

1次。

【功用】 益气健脾,补肾解毒。适用于乳腺癌放化疗期及维持期治疗。

方九 贝母核桃隔煎(姚希周方)

【组成】 土贝母 15 g、核桃隔(分心木) 15 g、金银花 15 g、连翘 15 g。

【用法】 加黄酒、水各半煎服,每日 1 剂,早晚各服 1 次。

【功用】 清热解毒,化痰散结。适用于乳腺癌已溃。

方十 消岩膏(李济航方)

【组成】 山慈菇 30 g、土贝母 30 g、五倍子 30 g、川独活 30 g、生南星 15 g、生半夏 15 g。

【用法】 上药共研细末,用醋调膏如厚糊状,摊于纱布上,外敷患处。

【功用】 健脾化痰,散结消肿。

方十一 (任瑞文方)

【组成】 山慈菇 200 g、蟹壳 100 g、蟹爪(带爪尖)100 g。

【用法】 上药共研细末,炼蜜为丸,每丸重 10 g,每次 1~2 丸,每日 3 次,温开水送服,饭后服。

【功用】 散瘀止血,解毒消痈。适用于各型乳腺癌。

方十二 调神攻坚汤(刘绍武方)

【组成】 柴胡 15 g、黄芩 15 g、苏子 30 g、党参 30 g、夏枯草 30 g、王不留行 90 g、煅牡蛎先煎 30 g、全瓜蒌 30 g、生石膏先煎 30 g、陈皮 30 g、白芍 30 g、川椒 5 g、生甘草 6 g、大枣 10 枚。

【用法】 水煎服,每日 1 剂,早晚各服 1 次。

【功用】 疏肝理气,攻坚破瘀。适用于肝郁气滞型。

方十三 二瓜汤(李斯炽方)

【组成】 柴胡 10 g、青皮 10 g、丝瓜络 12 g、全瓜蒌 20 g、玄参 10 g、煅牡蛎先煎 12 g、炮山甲先煎 10 g、鹿角霜 10 g、浙贝母 10 g、当归 10 g、赤芍 10 g、生甘草 6 g。

【用法】 水煎服,每日 1 剂,早晚各服 1 次。

【功用】 疏肝理气,软坚散结。适用于肝郁气滞型乳岩。

8.宫颈癌

宫颈癌是指生长于子宫颈部的恶性肿瘤。以阴道不规则流血、溢液等为主要表现,晚期可出现尿频、尿急、下肢肿痛等。其在中医学中属于癥瘕、崩漏、血枯范畴,分为肝郁气滞、肝肾阴虚、湿热瘀毒、脾肾阳虚等型。治疗上早期多实证,以清热利湿、行气化瘀为主;中晚期多虚实夹杂,甚至本虚标实,以扶正固本为主、佐以祛邪之法。

方一

【组成】 蜀羊泉 30 g。

【用法】 水煎服,每日 1 剂,早晚各服 1 次。

【功用】 清热解毒。适用于湿热瘀毒型宫颈癌。

方二

【组成】 紫草根粉末 60 g。

【用法】 加蒸馏水(必须用蒸馏水) 500 ml,浸泡 30 分钟,再用砂锅煮沸,过滤即可,每日服 100 ml,分 4 日服完。

【功用】 清热凉血,活血解毒。适用于湿热瘀毒型宫颈癌。

方三

【组成】 老槐娥(块大、色紫、黄者佳)适量。

【用法】 放碱水中泡软,蒸熟切片备用。水煎服,每日服 3 次,每次 12 g。

【功用】 止血消癥。适用于各型宫颈癌。

【备注】 若有体弱水肿饮食欠佳者配服下药:生黄芪 30 g、当归 15 g、益母草 10 g、贯众 10 g、生甘草 6 g。水煎服,每日 1 剂,早晚各服 1 次。

方四 苡米菱角粥(《肿瘤千家妙方》)

【组成】 薏苡仁 30 g,菱角 60 g。

【用法】 加水煮粥内服,每日 1 剂,连服 30 剂为 1 个疗程。

【功用】 健脾利湿,解郁排脓。适用于肝郁气滞型宫颈癌。

方五(《肿瘤千家妙方》)

【组成】 山豆根粉 6 g、黄柏 6 g、黄芩 6 g、煅牡蛎[先煎] 30 g、生甘草 5 g。

【用法】 将后 4 味药煎汤去渣,冲山豆根粉及白糖适量,内服。每日 1 剂,连服 10～15 剂为 1 个疗程。

【功用】 清热解毒,燥湿散结。适用于湿热瘀毒型宫颈癌。

方六(《肿瘤千家妙方》)

【组成】 旱莲草 15 g、白花蛇舌草 30 g、重楼 30 g、生地 15 g、山药 15 g、蔗糖适量。

【用法】 将前 5 味药煎水去渣,兑入蔗糖冲服。每日 1 剂,连服 20～30 剂为 1 个疗程。

【功用】 清热解毒,滋阴健脾。适用于肝肾阴虚型宫颈癌。

方七(《肿瘤千家妙方》)

【组成】 羊肉 300 g,鲜河鱼 1 条(约 500 g),白萝卜 1 个。

【用法】 羊肉切大块,萝卜切片,同放入滚水中煮 15 分钟,弃去汤和萝卜;将羊肉放入锅内,加水(约为锅容量的 2/3)、葱、姜、酒适量,煮至熟透。再将鱼用豆油煎透后,放入羊肉锅内同煮 30 分钟。汤中加盐、香菜、蒜苗、葱适量。吃肉喝汤,每 1～2 日服 1 剂。

【功用】 温补脾肾。适用于脾肾阳虚型宫颈癌及术后调养。

方八 二白散(《中医杂志》,1989 年第 9 期)

【组成】 白矾、白砒石各等份。

【用法】 先放白砒石于瓦罐中,以白矾末盖之,用火煅至青烟尽,白烟起,取出药末。使用时将上药与适量的熟粳米和匀,制成条形,阴干后供局部使用。

【功用】 蚀疮祛腐,燥湿解毒。

【备注】 本方有毒,使用期间若患者出现头晕、恶心等不良反应,须停止用药。

方九 柴胡四物汤加味汤(林端昌方)

【组成】 柴胡 8 g、当归 8 g、川芎 8 g、白芍 10 g、熟地黄 8 g、椿皮 8 g、白果 8 g。

【用法】 水煎服,每日 1 剂,早晚各服 1 次。

【功用】 补虚扶正,化瘀散毒。适用于宫颈癌晚期患者。

方十 利湿解毒汤(邢子亨方)

【组成】 当归尾 20 g、赤芍 12 g、苍术 12 g、猪苓 12 g、土茯苓 60 g、乳香 10 g、没药 10 g、金银花 15 g、生薏苡仁 30 g、槐花 15 g、冬瓜仁 30 g、青木香 12 g、全蝎 8 g、蜈蚣 2 条。

【用法】 水煎服,每日 1 剂,早晚各服 1 次。

【功用】 清热利湿,化瘀解毒。适用于

湿热瘀毒型宫颈癌及宫颈癌Ⅲ期,局部呈菜花样病变者。

方十一 藤苓汤(段凤舞方)

【组成】 白毛藤(白英)12 g、土茯苓12 g、苦参 12 g、坎炁(干脐带)12 g、半枝莲12 g、墓头回 12 g。

【用法】 水煎 2 次,每日 1 剂,早晚各服1 次。

【功用】 清热解毒,利湿止血。适用于湿热瘀毒型宫颈癌。

9.子宫肌瘤

子宫肌瘤是指子宫平滑肌增生而形成的良性肿瘤。以月经过多、经期延长、带下多、腹部包块为主要表现。其在中医学中属于崩漏、癥瘕、带下范畴,分为气滞、血瘀、脾肾不足等型。治疗应先辨虚实,实者宜用理气化瘀之法,虚者宜用健脾益肾之法。

方一

【组成】 内服方:硇砂 10 g、血竭 10 g、乳香 10 g、没药 10 g、干漆(以炒至烟尽为度)1 g、红花 10 g、沉香 5 g、斑蝥(去足翅为炒)30 个。

外敷方:芒硝 120 g、广木香 10 g、红花60 g、小茴香 10 g、皂刺 8 g、没药 10 g、白干酒 500 ml、猪膀胱 1 个。

【用法】 将内服方诸药共研细末,以枣肉为丸如梧桐子大(每丸重约 0.2 g),体壮者每次用 20 丸,早晚各服 1 次,体弱者酌减量服之。

将外敷方诸药共研粗末纳入猪膀胱内,然后将酒烧开倒入猪膀胱内将口扎紧,缚绑小腹包块处,观察酒的吸收情况以酌情加酒或药物,待包块消失,停止外敷药。

【功用】 行气化瘀,软坚消积。适用于气滞型、血瘀型子宫肌瘤。

【备注】 内服方与外敷方同用,第 1 周内阴道流血,第 2 周内腹痛,阴道内流出腐烂肉块勿惧。

方二 桂苓消瘤方(《北京中医杂志》,1989 年第 6 期)

【组成】 桂枝 120 g、茯苓 150 g、牡丹皮100 g、桃仁 100 g、鳖甲 120 g、炮山甲 100 g。

【用法】 上药共研细末,炼蜜为丸,每丸重 10 g。每日服 2 次,早晚各服 1 丸。1 个月为 1 个疗程,可连续服 3 个疗程以上。

【功用】 活血化瘀,消癥散结。适用于血瘀型子宫肌瘤。

方三 橘荔散(《新中医》,1990 年第2 期)

【组成】 川楝子 15 g、橘核 15 g、荔枝核15 g、岗稔根 15 g、制何首乌 15 g、川续断15 g、小茴香 12 g、乌药 12 g、海藻 20 g、生牡蛎 30 g、粟壳 12 g。

【用法】 上药共研细末,炼蜜为丸。每天服 6 g,分 3 次口服。月经净后 3 日开始服用,月经前 3～5 日停药,3 个月为 1 个疗程。

【功用】 理气化痰,软坚散结。适用于气滞型子宫肌瘤。

方四 软坚散结汤(《中医杂志》,1992 年第 5 期)

【组成】 海藻 30 g、昆布 30 g、海浮石30 g、生牡蛎 30 g、山慈菇 15 g、夏枯草 15 g。

【用法】 将海浮石、牡蛎加水 500 ml,先煎 30 分钟,同时将余药用水浸泡,待先煎药达到时间后,纳入余药同煎。每剂药煎服

2次,每日1剂,早晚各服1次。

【功用】 清热化痰,软坚消癥。适用于各型子宫肌瘤见痰湿者。

方五 水蛭蒲黄散(《江苏中医》,1996年第8期)

【组成】 水蛭、丹参、蒲黄、赤芍、红花、姜黄各等份。

【用法】 上药研细末混匀,每次服15g,空腹时以温开水冲服,早晚各服1次。1个月为1个疗程,可连用1~3个疗程。

【功用】 消积散结,活血化瘀。适用于血瘀型子宫肌瘤。

方六 四君子加味汤(曾广盛方)

【组成】 党参30g、白术25g、茯苓15g、莪术60g、三棱30g、怀牛膝15g、生甘草10g。

【用法】 水煎服,每日1剂,早晚各服1次。

【功用】 益气健脾,益肾祛瘀。适用于脾肾不足型子宫肌瘤。

方七 伏龙归脾汤(张世濬方)

【组成】 伏龙肝60g(先煎去渣,代水)、浙白术10g、茯神10g、炙黄芪30g、龙眼肉10g、炒枣仁10g、潞党参15g、煨木香8g、当归身10g、远志10g、杜仲炭15g、炙甘草5g、生姜3片,大枣7枚。

【用法】 水煎服,每日1剂,早晚各服1次。

【功用】 补血益气,止血安神。适用于脾肾不足型子宫肌瘤。

方八 加味生化汤(张玉芬方)

【组成】 当归25g、川芎15g、炮姜5g、桃仁10g、益母草30g、炒荆芥穗10g、炙甘草5g。

【用法】 水煎服,每日1剂,早晚各服1次。

【功用】 活血化瘀,软坚散结。适用于血瘀型子宫肌瘤。

方九 昆布软坚汤(周玉朱方)

【组成】 昆布30~50g、生牡蛎^{先煎}30~50g、炒僵蚕30~50g、白附子6~12g、制半夏6~12g、苏木10~30g、刘寄奴10~30g、干地龙10~30g。

【用法】 水煎服,每日1剂,早晚各服1次。

【功用】 化痰散瘀,软坚消积。适用于血瘀型子宫肌瘤兼见痰湿者。

方十 养血化瘀消癥汤(班秀文方)

【组成】 当归10g、川芎8g、赤芍10g、白术10g、土茯苓20g、泽泻10g、丹参25g、莪术10g、制香附10g、皂角刺15g、炙甘草6g。

【用法】 水煎服,每日1剂,早晚各服1次。

【功用】 养血化瘀,利湿消癥。适用于血瘀型子宫肌瘤。

方十一 治子宫肌瘤方(邓铁涛方)

【组成】 桂枝12g、茯苓12g、赤芍12g、桃仁10g、牡丹皮12g、三棱10g、莪术10g、炒山甲^{先煎}12g。

【用法】 水煎服,每日1剂,早晚各服1次。

【功用】 活血化瘀,削坚散结。适用于用血瘀型子宫肌瘤。

10. 鼻咽癌

鼻咽癌是指发生于鼻咽腔顶部和侧壁黏膜上皮的恶性肿瘤。以鼻塞、涕中带血、耳闷堵感、听力下降、复视、头痛等为主要表现。其在中医学中属于上石疽、失荣、鼻菌等范畴，分为气血痰瘀互结、火毒困结、邪困正衰等型。治疗上早期多实证，宜用行气活血、祛瘀化痰、清热解毒之法；中晚期多本虚标实，宜扶正为主、佐以祛邪之法。

方一（《肿瘤千家妙方》）

【组成】 紫草根 30 g。

【用法】 水煎服，每日 1 剂，早晚各服 1 次。

【功用】 清热凉血，解毒透疹。适用于火毒困结型鼻咽癌。

方二（《肿瘤千家妙方》）

【组成】 鹅不食草 30～60 g。

【用法】 水煎服，每日 1 剂，早晚各服 1 次。

【功用】 祛风胜湿，宣通鼻窍。适用于各型鼻咽癌。

方三（《肿瘤千家妙方》）

【组成】 菝葜 30～120 g。

【用法】 水煎服，每日 1 剂，早晚各服 1 次。

【功用】 祛风胜湿，解毒消痈。适用于各型鼻咽癌。

方四（《肿瘤千家妙方》）

【组成】 辛夷花 15 g。

【用法】 泡水代茶，频频饮服。

【功用】 辛温发散，宣通鼻窍。适用于各型鼻咽癌。

方五（《肿瘤千家妙方》）

【组成】 冬凌草 120 g。

【用法】 水煎服，每日 1 剂，早晚各服 1 次。

【功用】 清热解毒，活血止痛。适用于气血痰瘀互结型鼻咽癌。

方六 人参银蛇汤（《中国中西医结合杂志》，1986 年第 5 期）

【组成】 人参 5 g、金银花 30 g、白花蛇舌草（或夏枯草）30 g。

【用法】 水煎服，人参单煎，第 1 日服；余药水煎，第 2 日服。每周 2 次。

【功用】 益气生津，清热解毒。适用于邪困正衰型鼻咽癌及鼻咽癌放疗期。

方七（广州市第一人民医院协定方）

【组成】 石上柏 60 g、瘦猪肉 60 g。

【用法】 上药加清水 2 L，煎至 400 ml，分 1 次或 2 次服，每日 1 剂，20 日为 1 个疗程。

【功用】 滋阴补虚，清热解毒。适用于邪困正衰型鼻咽癌。

方八 石膏大黄饮（南通市肿瘤医院协定方）

【组成】 生石膏^{包煎} 30 g、制大黄^{后下} 8 g、川芎 8 g、白芷 8 g、蝉蜕 5 g、玄参 30 g、生地黄 30 g、淡黄芩 10 g、人中黄 10 g、金银花 10 g。

【用法】 水煎服，每日 1 剂，早晚各服 1 次。

【功用】 清热解毒，化瘀止血。适用于火毒困结型鼻咽癌及鼻咽癌放疗后鼻腔大出血者。

方九（张泽仁方）

【组成】 马钱子散 30 包、广地龙 250 g、全蝎 100 g、熟附片 250 g、姜半夏 250 g、五灵脂 250 g、乳香 130 g、没药 100 g。

【用法】 上药共研细末,每日早晚温开水送服,每次 3 g。

【功用】 通关开窍,解毒散结。适用于气血痰瘀互结型鼻咽癌。

【备注】 本方有毒,体虚者慎用;若出现头晕、恶心等不良反应时,应立即停药。

方十 解毒消瘰汤(张梦侬方)

【组成】 北沙参 12 g、玉竹 12 g、旋覆花 10 g、代赭石^{先煎} 30 g、昆布 15 g、海藻 15 g、三棱 15 g、莪术 15 g、炙鳖甲^{先煎} 15 g、夏枯草 80 g、白花蛇舌草 80 g、白茅根 50 g。

【用法】 每日 1 剂,水煎 2 次,早晚各服 1 次。或增加剂量,水煎久熬滤渣取汁 1 L,加蜂蜜适量调和,分 2 日频频饮服。

【功用】 润燥活血,解毒消瘰。适用于气血痰瘀互结型鼻咽癌。

方十一(耿鉴庭方)

【组成】 方①:龙葵 30 g、山豆根 20 g、山慈菇 20 g、白花蛇舌草 20 g、土贝母 20 g、半枝莲 20 g、七叶一枝花 10 g、木芙蓉 10 g、荔枝果 10 g。

方②:山豆根 10 g、冰片 1 g。

【用法】 方①药水煎内服,每日 1 剂,早晚各服 1 次。方②药共研极细末,吹敷患处,每日 2～3 次。

【功用】 清热解毒,消肿软坚。适用于火毒困结型鼻咽癌。

方十二(张赞臣方)

【组成】 甘遂 3 g、甜瓜蒂 3 g、硼砂 1.5 g、飞辰砂 1.5 g。

【用法】 上药共研细末,吹入鼻内,切勿入口。

【功用】 清热化痰,消肿散结。

方十三 黄芪白芍汤(张赞臣方)

【组成】 炒白芍 15 g、白蒺藜 10 g、潼沙苑 10 g、白桔梗 8 g、炒荆芥 8 g、明党参 10 g、焦白术 10 g、白茯苓 10 g、炙黄芪 15 g、炒当归 10 g、制香附 8 g、焦建曲 10 g、生甘草 5 g。

【用法】 水煎服,每日 1 剂,早晚各服 1 次。

【功用】 疏肝健脾,养血和营。适用于邪困正衰型鼻咽癌。

第四章　妇科疾病

1.月经不调

月经不调是以月经的周期、经期、经量、经色、经质等发生异常,或伴随月经周期或经断前后出现明显症状为特征的一类疾病。以月经先期、后期、先后无定期,经量过多、过少,经期延长,经间期出血等为主要表现。其在中医学中属于月经病范畴,分为肾虚型、脾虚型、血瘀型、血热型等。治疗上以治本调经为原则,应分清先病和后病而论治,急则止血理气以治标,缓则补肾扶脾以治本。

方一

【组成】　月季花(又名月月红)12朵、高粱酒500 ml。

【用法】　将上药泡入酒内,7日后服用,每次50 ml,每日2次。

【功用】　活血调经,疏肝解郁。适用于血瘀型月经不调。

【备注】　若月经色淡量少加当归10 g;经色紫红,小腹胀痛加延胡索10 g、牡丹皮10 g。

方二

【组成】　红鸡冠花10 g、白鸡冠花10 g。

【用法】　水煎,月经前7日服,每日1剂,早晚各服1次,连服7日。

【功用】　收敛止带,凉血止血。适用于血热型月经不调之实热证。

【备注】　若有痛经者,加甜酒100 ml,痛时服,忌食生冷。

方三

【组成】　棉花籽250 g。

【用法】　上药焙黄研碎分为14包,以黄酒为引或红糖水送服,每日1包,服完为1个疗程。

【功用】　温肾止崩,活血止血。适用于肾阳虚型、血瘀型月经不调。

方四

【组成】　枣树白皮60 g、红糖120 g。

【用法】　水煎服,每日1剂,早晚各服1次。

【功用】　收敛止血。适用于各型月经不调。

方五

【组成】　黑豆120 g、苏木60 g。

【用法】　将黑豆炒后碾碎与苏木同煎,滤汁加红糖少许服之。

【功用】　祛瘀止痛,健脾益肾。适用于血瘀型月经不调。

方六

【组成】　当归10 g、苏木10 g、红花8 g、益母草30 g。

【用法】　水煎服,每日1剂,早晚各服1次。

【功用】　活血调经,化瘀解毒。适用于血瘀型月经不调见月经先后无定期伴有少腹痛者。

方七

【组成】　熟地黄 15 g、巴戟天 10 g、补骨脂 8 g、红花 5 g。

【用法】　水煎服,每日 1 剂,早晚各服 1 次。

【功用】　补肾助阳,和血通经。适用于肾阳虚型月经不调及少女初潮后的月经先后无定期者。

方八

【组成】　红花 10 g、炮山甲 10 g、血竭 5 g。

【用法】　上药共研细末,分为 6 包,早晚各服 1 包,黄酒送下。

【功用】　活血通经,化瘀止痛。适用于血瘀型月经不调。

方九

【组成】　贯众(烧炭存性)60 g。

【用法】　上药研细末,每服 6～10 g,用红糖水送服。

【功用】　清热解毒,凉血止血。适用于血热型之实热证见月经量多者。

方十

【组成】　荪芨^{炒黑} 12 g、蒲黄^{炒黑} 25 g、阿胶^{烊化} 15 g。

【用法】　水煎服,每日 1 剂,早晚各服 1 次。

【功用】　温中散瘀,养血止血。适用于月经量多者。

方十一

【组成】　陈皮 15 g、鹿角霜 10 g、红花 5 g、橘叶 8 g。

【用法】　月经前 1 周水煎取汁加红糖少许服之,每日 1 剂,连服 7 日。

【功用】　疏肝行气,化瘀止痛。适用于月经前乳房胀痛。

方十二

【组成】　牡丹皮 10 g、黑栀子 10 g、生地黄 15 g、紫丹参 30 g。

【用法】　水煎服,每日 1 剂,早晚各服 1 次。

【功用】　清热凉血,活血祛瘀。适用于血热引起的月经先期,实热、虚热均可用。

方十三

【组成】　土鳖虫 10 个、红花 8 g、苏木 15 g。

【用法】　水煎服,每日 1 剂,早晚各服 1 次。

【功用】　活血祛瘀,通经止痛。适用于血瘀型月经后期量少者。

方十四(秦伯未方)

【组成】　熟地黄 18 g、当归 12 g、白芍 10 g、川芎 8 g、丹参 10 g、茺蔚子 12 g、制香附 8 g、白术 10 g。

【用法】　水煎服,每日 1 剂,早晚各服 1 次。

【功用】　活血化瘀,养血调经。适用于血瘀型月经前后无定期者。

【备注】　血热者加牡丹皮 5 g、生地黄 10 g,血寒者加肉桂 3 g。

方十五　补阳益气汤(韩百灵方)

【组成】　制附子 10 g、肉桂 10 g、生黄芪 30 g、山药 15 g、白术 15 g、巴戟天 15 g、菟丝子 15 g、川续断 15 g、桑寄生 15 g、熟地黄 15 g。

【用法】　水煎服,每日 1 剂,早晚各服 1 次。

【功用】　温阳调经,健脾益气。适用于脾虚型、肾阳虚型月经不调。

方十六　补肾调冲方(许润三方)

【组成】　淫羊藿 15 g、仙茅 8 g、巴戟肉 8 g、紫河车 10 g(研末分 2 次冲服)、枸杞

20 g、沙苑子 20 g、柴胡 10 g、当归 10 g、白芍 15 g、制香附 10 g、益母草 15 g。

【用法】 水煎服,每日 1 剂,早晚各 1 次冲紫河车末服下。

【功用】 补肾益精,疏肝调冲。适用于肾阳虚型月经延后、月经量少、闭经者。

方十七 养血调经汤(班秀文方)

【组成】 鸡血藤 20 g、丹参 15 g、当归 10 g、川芎 8 g、白芍 10 g、熟地黄 15 g、川续断 10 g、益母草 15 g、炙甘草 6 g。

【用法】 水煎服,每日 1 剂,早晚各服 1 次。

【功用】 滋补肝肾,养血调经。适用于肾阴虚型月经不调。

方十八 滋阴降逆汤(班秀文方)

【组成】 生地黄 15 g、白芍 15 g、墨旱莲 15 g、鲜荷叶 15 g、泽泻 10 g、牡丹皮 10 g、茯苓 10 g、怀牛膝 8 g、生甘草 5 g。

【用法】 水煎服,每日 1 剂,分 2～3 次服。

【功用】 滋阴清热,凉血止血。适用于肾阴虚型、血热型月经不调见阴虚血热所致月经量多、倒经者。

方十九 定经汤(何任方)

【组成】 菟丝子 12 g、白芍 12 g、当归 12 g、熟地黄 10 g、茯苓 10 g、山药 10 g、炒黑荆芥穗 8 g、柴胡 8 g。

【用法】 水煎服,每日 1 剂,早晚各服 1 次。

【功用】 疏肝补肾,养血定经。适用于肾虚型月经先后无定期者。

方二十 补肾调经汤(罗元恺方)

【组成】 熟地黄 25 g、菟丝子 25 g、续断 15 g、党参 25 g、白术 15 g、制首乌 30 g、枸杞 15 g、金樱子 20 g、桑寄生 25 g、黄精 25 g、鹿角霜 15 g、益智仁 10 g、炙甘草 10 g。

【用法】 水煎服,每日 1 剂,早晚各服 1 次。

【功用】 补肾养血,益气调经。适用于肾虚型月经量多或出血已止后的调养。

2. 痛经

痛经是指妇女正值经期或经行前后出现周期性小腹疼痛或痛引腰骶,甚至剧痛晕厥的一类病证。以下腹部疼痛、坠胀、腰酸等为主要表现。其在中医学中属于经行腹痛范畴,分为气滞血瘀、寒凝血瘀、湿热瘀阻、气血虚弱、肾气亏损等型。治疗上经期重在调血止痛以治标,平时调理冲任气血以治本。

方一

【组成】 丹参 30 g、延胡索 18 g。

【用法】 上药共研细末,每服 6 g,每日 3 次,温酒送服。

【功用】 活血祛瘀,调经止痛。适用于气滞血瘀型经行不畅之痛经。

方二

【组成】 棉花籽 60～120 g。

【用法】 上药捣碎,水煎,加红糖温服。

【功用】 温肾散寒,活血止血。适用于寒凝血瘀型痛经。

方三

【组成】 延胡索 12 g、血余炭 8 g。

【用法】　上药共研细末,分为 4 包,早晚各服 1 包,酒调服。

【功用】　化瘀止血,行气止痛。适用于气滞血瘀型痛经。

方四

【组成】　炒山楂 30 g、向日葵籽^{打碎} 10 g。

【用法】　水煎取汁,于月经前 5 日加红糖少许服之,连服 3 剂。

【功用】　散瘀止血,行气止痛。适用于气滞血瘀型痛经。

方五

【组成】　桃仁 10 g、红花 8 g、延胡索 10 g、制香附 12 g。

【用法】　水煎取汁,于经行前 3 日加红糖少许服之,连服 2 剂。

【功用】　活血化瘀,行气止痛。适用于气滞血瘀型痛经。

方六

【组成】　川楝子 12 g、吴茱萸 8 g、炒小茴 10 g、炒艾叶 10 g。

【用法】　月经前,水煎取汁少加红糖服之,每日 1 剂,早晚各服 1 次。

【功用】　散寒调经,行气止痛。适用于寒凝血瘀型痛经。

方七

【组成】　吴茱萸 5 g、肉桂 3 g、炮姜 3 g、红花 3 g。

【用法】　水煎取汁,于月经前加红糖少许服之,每日 1 剂,早晚各服 1 次。

【功用】　温经散寒,化瘀止痛。适用于寒凝血瘀型痛经。

方八

【组成】　炒艾叶 10 g。

【用法】　加红糖用开水煎煮数沸后温服。

【功用】　温经止血,散寒调经。适用于寒凝血瘀型痛经。

方九(《常见病验方选编》)

【组成】　生蒲黄^{包煎} 15 g、五灵脂^{包煎} 15 g、丹参 30 g。

【用法】　水煎服,每日 1 剂,早晚各服 1 次。

【功用】　化瘀止痛。适用于实证型痛经见腹痛较甚、血色紫黑夹有血块者。

方十(《常见病验方选编》)

【组成】　丹参 60 g、制香附 30 g、炒茴香 15 g。

【用法】　上药共研细末,经前至经后每日早晚各用黄酒冲服 10 g。

【功用】　理气行滞,化瘀止痛。适用于气滞血瘀型痛经。

【备注】　服药期间忌生冷。

方十一(《常见病验方选编》)

【组成】　当归 15 g、益母草 15 g、乌药 10 g、生蒲黄^{包煎} 8 g、制香附 8 g、肉桂皮 5 g、吴茱萸 5 g。

【用法】　月经将行时开始服,水煎,每日 1 剂,早晚各服 1 次。

【功用】　温经散寒,化瘀止痛。适用于寒凝血瘀型痛经见腹痛甚、拒按者。

方十二(《常见病验方选编》)

【组成】　食盐 250～500 g、葱白 250 g、生姜^{切碎} 120 g。

【用法】　将上药共炒热,装入布袋中,温熨下腹部,凉后再炒再熨。

【功用】　温经散寒止痛。

方十三(《北京中医》,1983 年第 1 期)

【组成】　延胡索 10 g、白芍 15 g、香附子 10 g、生甘草 5 g。

【用法】　经行前 1 日或有行经先兆时煎服,每日 1 剂,连服 3 日。

【功用】 活血行气,化瘀止痛。适用于气滞血瘀型痛经及室女痛经者。

方十四 三两半(《云南中医杂志》,1985年第5期)

【组成】 丹参30 g、当归30 g、生山楂30 g、威灵仙15 g。

【用法】 先煎服3~5剂,疼痛缓解后研为散剂,每次吞服3~5 g,早晚各服1次,温开水送服。7日为1个疗程,可服3~4个疗程。

【功用】 温经活血,通经止痛。适用于寒凝血瘀型痛经。

方十五 温经止痛汤(李振华方)

【组成】 当归10 g、川芎10 g、赤芍15 g、桂枝8 g、吴茱萸8 g、制香附10 g、西小茴8 g、乌药10 g、广木香8 g、白术10 g、细辛5 g、生甘草5 g。

【用法】 水煎服,每日1剂,早晚各服1次。

【功用】 温经祛湿,理气活血。适用于寒凝血瘀型痛经。

方十六 调冲痛经方(吴培生方)

【组成】 制香附15 g、丹参30 g、大安桂12 g、川芎8 g、泽兰15 g、广木香10 g、延胡索10 g、赤芍10 g、红花10 g。

【用法】 水煎服,每日1剂,早晚各服1次。在痛经发作期服药,坚持服用3~5个月经周期。

【功用】 调气行血,疏达冲任。可作为各型痛经的基本方,随证加减应用。

方十七 变通逍遥散(戴慧芬方)

【组成】 当归15 g、杭白芍15 g、茯苓15 g、制香附10 g、佛手10 g、薄荷后下8 g、柴胡10 g、生甘草6 g、煨姜3片。

【用法】 水煎服,每日1剂,早晚各服1次。

【功用】 疏肝健脾,调和气血。适用于气滞血瘀型痛经。

方十八 当归艾叶汤(蒲辅周方)

【组成】 当归30 g、生艾叶15 g、红糖60 g。

【用法】 水煎取汁600 ml,分3次温服,每日1剂,每月经期服。

【功用】 温经散寒,行气止痛。适用于寒凝血瘀型痛经。

方十九 茺蔚老姜汤(蒲辅周方)

【组成】 茺蔚子(可用益母草代替)30 g、煨老生姜30 g、红糖60 g。

【用法】 水煎取汁600 ml,分3次热服,每日1剂。

【功用】 活血止痛,温经散寒。适用于寒凝血瘀型痛经。

方二十 加味没竭汤(朱南孙方)

【组成】 生蒲黄包煎25 g、炒五灵脂包煎15 g、三棱12 g、莪术12 g、炙乳香5 g、炙没药5 g、生山楂12 g、青皮8 g、血竭粉3 g(分2次冲服)。

【用法】 水煎服,每日1剂,早晚各服1次。

【功用】 活血止痛。适用于实证型痛经及子宫内膜异位症。

方二十一

【组成】 当归尾10 g、白煮鸡蛋1个。

【用法】 于月经前7日,将鸡蛋用筷子穿洞,与当归尾同放入杯中,加入沸水密封,待温后,喝药汁,吃鸡蛋,每日1次,连吃7日。

【功用】 养血活血,调经止痛。适用于各型痛经。

【供方人】 胡峻(安徽省宿州市立医院中医科)。

3.闭经

闭经是指女子年过 16 周岁,月经尚未来潮或月经周期已建立后又中断 6 个月以上的一类病证,前者称为原发性闭经,后者称为继发性闭经。其在中医学中属于女子不月、血枯、血隔等范畴,分为气血虚弱、肾气亏损、阴虚血燥、气滞血瘀、痰湿阻滞等型。治疗上以虚者补而通之,实者泻而通之,虚实夹杂者当以补中有通、攻中有养为基本原则。不可过用辛香温燥之品,以恢复和建立规律性月经周期为最终目的。

方一

【组成】　蚕沙(炒成黄色,布包煎)120 g。

【用法】　用黄酒和水各 250 ml 煎汁,早晚各服 1 次。

【功用】　健脾和胃,燥湿化痰。适用于痰湿阻滞型闭经。

方二

【组成】　黑鱼头适量(晒干后,煅存性)。

【用法】　研细末陈酒送服,每次 1 个。

【功用】　利尿消肿,化瘀通经。适用于痰湿阻滞型闭经。

方三

【组成】　丹参 18～30 g。

【用法】　水煎,加红糖 15 g,每日分 2 次,饭前服,每日 1 剂,须连服 5～8 剂。

【功用】　活血调经,祛瘀止痛。适用于气滞血瘀型闭经。

方四

【组成】　田鸡(青蛙)适量。

【用法】　焙干研末加黄酒适量送服,每次服 10 g。

【功用】　利水清热,补虚通经。适用于阴虚血燥型闭经。

【备注】　又方:田鸡 1 只、黄豆 90 g,炖熟食之,连吃 3 日。

方五

【组成】　鲜红鸡冠花 25 g、瘦猪肉 60 g。

【用法】　水煎服,每日 1 剂,早晚各服 1 次。

【功用】　养阴,润燥,调经。适用于阴虚血燥型闭经。

方六

【组成】　新鲜猪血(鲜鸡血、鲜鸭血、鲜鹅血亦可)300 ml。

【用法】　每服 30～60 ml,每日数次。

【功用】　养心补血。适用于阴虚血燥型闭经。

方七

【组成】　鸡血藤 90～120 g。

【用法】　水煎取浓汁,加红糖温服,每日分 3 次服。

【功用】　补血行血,调经止痛。适用于阴虚血燥、气血虚弱型闭经。

方八

【组成】　虻虫(牛虻)适量。

【用法】　上药用开水烫过,晒干或放瓦上焙干研末,每日 1 次,每次 1～2 g,红糖水送服。

【功用】　破血通经,逐瘀消癥。适用于气滞血瘀型闭经。

方九

【组成】　炒凌霄花 25 g。

【用法】　上药研细末,每次服 8 g,每日 3 次,于饭前用温黄酒送服。

【功用】 破瘀通经,凉血祛风。适用于气滞血瘀型闭经。

方十

【组成】 琥珀 5 g、丹参 30 g。

【用法】 琥珀研细末,丹参煎水送下。

【功用】 活血通经,散瘀消癥。适用于气滞血瘀型闭经。

方十一

【组成】 川牛膝 30 g、红花 15 g、芦荟 15 g。

【用法】 水煎,空腹顿服,红糖水送服。

【功用】 活血调经,祛瘀止痛,清肝补肾。适用于气滞血瘀、肾气亏损型闭经。

方十二

【组成】 鸡蛋 6 个、赤芍末 60 g。

【用法】 鸡蛋去黄取清,每个鸡蛋内装赤芍末 10 g,蒸熟,每晚空腹服 2 个。

【功用】 清热凉血,散瘀止痛。适用于气滞血瘀型闭经。

方十三 养血疏肝健脾汤(班秀文方)

【组成】 柴胡 8 g、当归 10 g、白芍 15 g、云苓 10 g、白术 10 g、黄精 15 g、薄荷^{后下} 8 g、石菖蒲 5 g、远志 5 g、茺蔚子 10 g、合欢皮 15 g、炙甘草 6 g。

【用法】 水煎服,每日 1 剂,早晚各服 1 次。

【功用】 养血调经,疏肝健脾。适用于闭经见肝郁血虚、脾失健运者。

方十四 鹿角霜饮(许润三方)

【组成】 鹿角霜 20 g、白术 20 g、生黄芪 25 g、当归 20 g、川芎 10 g、制香附 10 g、法半夏 10 g、枳壳 20 g、昆布 15 g、益母草 15 g。

【用法】 水煎服,每日 1 剂,早晚各服 1 次。月经期停服。

【功用】 温阳,利水,通经。适用于痰湿阻滞型闭经。

方十五 三紫调心汤(姚寓晨方)

【组成】 紫石英^{先煎} 15 g、紫丹参 12 g、紫参 15 g、琥珀末 5 g(装胶囊)、淮小麦 30 g、合欢花 10 g、柏子仁 12 g、广郁金 12 g、生卷柏 12 g。

【用法】 水煎服,每日 1 剂,早晚各服 1 次,并同时吞服琥珀末。

【功用】 养心安神,活血通经。适用于阴虚血燥型闭经。

方十六 养精汤(梁文珍方)

【组成】 生地黄 10 g、熟地黄 10 g、山茱萸 10 g、菟丝子 10 g、枸杞 10 g、炒枣仁 10 g、制首乌 10 g、白芍 15 g、当归 10 g、茯苓 10 g、川芎 8 g。

【用法】 水煎服,每日 1 剂,早晚各服 1 次。

【功用】 滋肾,养肝,调经。适用于肾气亏损型闭经。

方十七 治闭经方(邓铁涛方)

【组成】 晚蚕沙 10 g、王不留行 15 g、益母草 30 g、川牛膝 15 g、海螵蛸 18 g、茜草根 15 g。

【用法】 水煎服,每日 1 剂,早晚各服 1 次。

【功用】 行血通经。适用于气滞血瘀型闭经。

方十八 活血调经汤(罗元恺方)

【组成】 当归 12 g、川芎 10 g、丹参 15 g、远志 8 g、磁石^{先煎} 30 g、桑椹 30 g、川牛膝 25 g、枳实 12 g、熟地黄 25 g、白术 10 g。

【用法】 水煎服,每日 1 剂,早晚各服 1 次。

【功用】 活血宁神,滋养镇潜。适用于气血虚弱型闭经。

方十九 通经汤(程门雪方)

【组成】 大生地黄 12 g、全当归 12 g、大川芎 8 g、制香附 10 g、紫丹参 15 g、茺蔚子 10 g、橘叶 8 g、橘皮 8 g、广郁金 8 g、泽兰叶 10 g。

【用法】 水煎服,每日 1 剂,早晚各服 1 次。

【功用】 活血,理气,调经。适用于气滞血瘀型闭经。

方二十 瓜石汤(刘奉五方)

【组成】 全瓜蒌 15 g、石斛 12 g、玄参 10 g、麦冬 10 g、生地黄 12 g、瞿麦 12 g、车前子^{包煎} 15 g、益母草 15 g、马尾连 8 g、川牛膝 12 g。

【用法】 水煎服,每日 1 剂,早晚各服 1 次。

【功用】 滋阴清热,宽胸和胃,活血通经。适用于阴虚血燥型闭经。

4.经行吐衄

经行吐衄是指每逢经行前后或正值经期出现周期性的吐血或衄血表现的一类病证。其在中医学中属于倒经、逆经范畴,分为肝经郁火、肺肾阴虚等型。治疗上应本着热者清之、逆者平之的原则,以清热降逆平冲、引血下行为法则,但不可过用苦寒克伐之品,以免耗伤气血。

方一

【组成】 生地炭 15 g、茅根炭 30 g、茜草 10 g、杭寸冬 10 g、辽沙参 10 g、阿胶(烊化单服)10 g、炒黄芩 10 g、粉丹皮 10 g、焦栀子 10 g、生甘草 5 g。

【用法】 水煎温服,每日 1 剂,早晚各服 1 次。

【功用】 滋阴清热,凉血止血。适用于各型经行鼻部出血者。

方二

【组成】 旱莲草 15 g、仙桃草 10 g、阿胶(烊化单服)10 g、白及 10 g、生山药 21 g、藕节 10 个、海螵蛸 15 g、田七 5 g(研末,分 2 次随药冲服)。

【用法】 水煎服,每日 1 剂,早晚各服 1 次。

【功用】 滋阴养血,化瘀止血,收湿和胃。适用于各型经行吐血者。

方三(《常见病验方选编》)

【组成】 韭菜汁。

【用法】 将韭菜切碎,加盐水少许共捣,取汁,每次 50 ml,每日 1～2 次,用童便冲服。

【功用】 止血化瘀。适用于各型经行吐衄。

方四(《常见病验方选编》)

【组成】 鲜藕 2 段、侧柏叶 60 g。

【用法】 上药捣烂取汁,加黄酒少许,每日 1 剂,分 2～3 次服用。

【功用】 凉血清热,收敛止血。适用于肝经郁火型经行吐衄。

方五 顺经汤(《傅青主女科》)

【组成】 全当归 15 g、大生地黄 15 g、生白芍 10 g、牡丹皮 15 g、白茯苓 10 g、北沙参 8 g、黑荆芥 10 g、牛膝炭 10 g、茜草根 8 g。

【用法】 水煎服,每日 1 剂,早晚各服 1 次。

【功用】 顺气平肝,引血归经。适用于肝经郁火、肺肾阴虚型经行吐衄。

方六 地黄散(《普济方》)

【组成】 生干地黄60 g、龙脑薄荷60 g、生甘草30 g。

【用法】 上药共研细末,每次服3 g,每餐后用新汲水(井水,可用矿泉水代替)调服。

【功用】 清肝,凉血,止血。适用于肝经郁火、肺肾阴虚型经行吐衄。

方七(徐经世方)

【组成】 北沙参20 g、杭麦冬15 g、杭白芍30 g、熟女贞15 g、旱莲草15 g、炒牡丹皮10 g、炒生地黄18 g、粉甘草5 g。

【用法】 水煎服,每日1剂,早晚各服1次。

【功用】 滋养肝肾,清平相火。适用于肝经郁火、肺肾阴虚型经行吐衄。

方八 归经汤(裘笑梅方)

【组成】 益母草15 g、瓦楞子30 g、川牛膝15 g、炙卷柏10 g。

【用法】 水煎服,每日1剂,早晚各服1次。

【功用】 凉血化瘀,引血归经。适用于肝经郁火型经行吐衄。

方九 加味麦冬汤(何秀川方)

【组成】 麦冬15～30 g、法半夏10～15 g、党参10～15 g、川牛膝15 g、代赭石(打碎先煎)15 g、当归12 g、白芍15 g、生甘草6 g。

【用法】 水煎,分2次温服,于月经来潮前1周服用,每日1剂,连服5～7剂。

【功用】 调冲降逆,滋养肺肾。适用于肺肾阴虚型经行吐衄。

5.功能性子宫出血

功能性子宫出血是指神经内分泌系统功能失调所致子宫异常出血的妇科常见病。以月经周期不规律、经量过多、经期延长或不规则出血为主要表现。其在中医学中属于崩漏范畴,分为崩中和漏下两类,有出血期(包括脾虚型、肾虚型、血热型、血瘀型等)和止血后期。治疗上以塞流、澄源、复旧为基本法则。

方一

【组成】 棉花籽(炒成赤色)40 g、陈棕榈炭40 g、贯众炭40 g。

【用法】 上药共研细末,每次服10 g,每日服2次,以黄酒送下。

【功用】 温肾解毒,收敛止血。适用于肾阳虚型崩漏。

方二

【组成】 牛角120 g。

【用法】 烧存性,研末,每次3 g,每日

2次,以黄酒或开水送下。

【功用】 清热,凉血,止血。适用于血热型之实热性崩漏。

方三

【组成】 鲜小蓟500 g、鲜侧柏叶500 g。

【用法】 上药同放锅内炒黑成炭,分2剂用水煎服,每日服1剂,分3～4次服下。若无鲜品,可用干品将药量减半用。

【功用】 凉血止血,散瘀解毒。适用于血瘀型及血热型之实热性崩漏。

方四

【组成】　陈棕榈炭 10～15 g。

【用法】　水煎服,用黄酒或加红糖 30 g 冲服。

【功用】　收敛止血。适用于各型崩漏。

方五

【组成】　棉花籽 500 g。

【用法】　炒黄研末,分为 14 包,早晚各服 1 包,用红糖水送服。

【功用】　温肾止血。适用于肾阳虚型崩漏。

方六

【组成】　大麦黑穗(大麦霉)60 g。

【用法】　放锅内炒至出烟为度,再用水煎,加红糖少许内服。

【功用】　健脾和胃,固本止崩。适用于脾虚型崩漏。

方七

【组成】　小蓟根 30 g、百草霜 10 g。

【用法】　将小蓟根煎水冲服百草霜,每日 1 剂,每日服 2 次。

【功用】　健脾,止血,凉血。适用于脾虚型及血热型之实热性崩漏。

方八

【组成】　老枣树皮 30 g、老柿树皮 30 g。

【用法】　水煎服,每日 1 剂,早晚各服 1 次。

【功用】　收敛止血。适用于各型崩漏。

方九

【组成】　地榆炭 30 g、贯众炭 30 g、黑木耳 30 g。

【用法】　上药共研细末,取藕节 10 g 水煎,每日 1 剂,分 3 次冲服。

【功用】　益气补血,凉血止血。适用于肾气虚型及血热型之实热性崩漏。

方十

【组成】　瓦松 30 g、百草霜 15 g、棕榈炭 15 g、血余炭 5 g。

【用法】　上药共研细末,分为 4 包,每日 2 次,每次 1 包,开水冲服。

【功用】　活血化瘀,收敛止血。适用于血瘀型崩漏。

方十一

【组成】　炒贯众 30 g、花蕊石 30 g。

【用法】　水煎服,每日 1 剂,早晚各服 1 次。

【功用】　清热凉血,化瘀止血。适用于血瘀型及血热型之实热性崩漏。

方十二

【组成】　鲜苍耳草 60 g(干品 30 g)。

【用法】　水煎服,每日 1 剂。轻者用 3～5 日,重者 7～10 日。

【功用】　清热止血。适用于血热型之实热性崩漏。

方十三

【组成】　地榆 60 g、醋适量。

【用法】　用醋、水各半煎汁,每日 1 剂,早晚各服 1 次。

【功用】　凉血散瘀,收敛止血。适用于血瘀型、血热型崩漏。

方十四

【组成】　生黄芪 60 g、黄芩 10 g。

【用法】　水煎服,每日 1 剂,早晚各服 1 次。

【功用】　益气健脾,固冲止血。适用于脾虚型崩漏。

【备注】　严重者加三七末^{另冲} 3 g。

方十五

【组成】　大熟地黄 60 g、大党参 30 g、贯众 30 g。

【用法】　水煎服,连服 3 剂。

【功用】 补血养阴，益气固冲。适用于肾阴虚型、脾虚型崩漏。

方十六　清热止血汤(李振华方)

【组成】 生白芍 15 g、生地黄 15 g、玄参 12 g、地骨皮 15 g、牡丹皮 10 g、阿胶(烊化单服)10 g、黑栀子 10 g、黑地榆 12 g、黑侧柏叶 12 g。

【用法】 水煎服，每日 1 剂，早晚各服 1 次。

【功用】 滋阴清热，凉血止血。适用于血热型之虚热性崩漏。

方十七　养血化瘀汤(班秀文方)

【组成】 鸡血藤 20 g、丹参 15 g、当归 10 g、白芍 10 g、茯苓 20 g、小蓟 10 g、益母草 15 g、白术 10 g、炒山楂 10 g、蒲黄炭 10 g、炙甘草 6 g。

【用法】 水煎服，每日 1 剂，早晚各服 1 次。

【功用】 养血化瘀，固冲止血。适用于血瘀型崩漏。

方十八　二至龙牡汤(盛玉凤方)

【组成】 旱莲草 15 g、女贞子 15 g、生地黄 30 g、生白芍 20 g、生龙骨^{先煎} 30 g、生牡蛎^{先煎} 30 g、山萸肉 12 g、仙鹤草 15 g、冬桑叶 20 g、马齿苋 15 g、炒党参 12 g。

【用法】 水煎服，每日 1 剂，早晚各服 1 次。

【功用】 滋阴清热，固涩止血。适用于肾阴虚型及血热型之虚热性崩漏。

方十九　功血三合汤(张邦福方)

【组成】 人参^{单煎} 10 g、生黄芪 30 g、生地黄 15 g、山萸萸 10 g、茯苓 15 g、山药 15 g、牡丹皮 10 g、泽泻 10 g、女贞子 20 g、旱莲草 15 g。

【用法】 水煎服，每日 1 剂，早晚各服 1 次。

【功用】 滋养肝肾，补气止血。适用于肾阴虚型崩漏及青春期功能性子宫出血。

方二十　茅地治崩汤(余无言方)

【组成】 白茅根 30 g、生地黄 30 g、酒炒杭白芍 10 g、黄芩 15 g、炒蒲黄 8 g、小蓟根 12 g、生石斛 18 g、益母草 15 g、椿根皮 10 g、阿胶^{烊化} 12 g。

【用法】 水煎服，每日 1 剂，早晚各服 1 次。

【功用】 清热养阴，调经止血。适用于血热型之实热性崩漏。

6. 带下病

带下病是指带下量明显增多或减少，色、质、气味发生异常，或伴有全身或局部症状的一类病证。其在中医学中亦称为带下病、赤白沃或赤白沥，分为带下过多(包括脾虚型、肾阳虚型、阴虚夹湿、湿热下注、热毒蕴结等型)、带下过少(包括肝肾亏损、血枯瘀阻等型)。治疗上带下过多者以除湿为主，治脾宜运、升、燥，治肾宜补、固、涩，湿热和热毒宜清、利；带下过少者重在滋补肝肾之阴精，佐以养血、化瘀之法。

方一

【组成】 臭椿根皮 60 g、棉花籽 15 g。

【用法】 将上药捣烂，水煎服，每日 1 剂，早晚各服 1 次。

【功用】　燥湿止带,清热止血。适用于湿热下注型带下病。

方二

【组成】　白鸡冠花 30 g、白扁豆花 8 g。

【用法】　将白扁豆花晒干研末,分为 2 包,用白鸡冠花煎汤送服。每日 1 剂,早晚各服 1 次。

【功用】　健脾和胃,燥湿止带。适用于脾虚型带下病。

【备注】　单用白鸡冠花亦有效。

方三

【组成】　云苓 30 g、陈久石灰 30 g。

【用法】　上药共研细末,枣肉为丸,每服 6 g,每日 2 次,白糖水送服。

【功用】　燥湿健脾,止血止带。适用于脾虚型带下病。

方四

【组成】　凤眼草适量。

【用法】　上药焙黄研末,每日服 3 次,每次 5 g,以红糖水送服。

【功用】　清热利尿,止血止带。适用于湿热下注型带下病。

方五

【组成】　马齿苋(鲜品 250 g、干品 90 g)、鸡蛋 5 个。

【用法】　将马齿苋洗净切碎同 5 个鸡蛋炒熟,1 日吃完,连吃 7 日。

【功用】　清热止带,滋阴润燥。适用于阴虚夹湿、热毒蕴结型带下病。

方六

【组成】　白扁豆 250 g。

【用法】　另加红糖 120 g、白糖 120 g 同煮至扁豆熟为宜,分 2 次服完。

【功用】　健脾和胃,化湿止带。适用于脾虚型带下病。

方七

【组成】　野枣树根 250 g、豆腐 200 g。

【用法】　同煎 1 小时后,药水和豆腐同服。

【功用】　收湿止带,止血调经。适用于湿热下注型带下病。

方八

【组成】　白鸡冠 15 g、椿根树皮 15 g、川草薢 15 g。

【用法】　清水浓煎,每日 2~3 次。

【功用】　清热利湿,化浊止带。适用于湿热下注型带下病。

方九

【组成】　黄柏 60 g、炒薏苡仁 60 g、莲子 60 g。

【用法】　上药共研细末,炼蜜为丸,每日早晚各服 10 g。

【功用】　清热燥湿,健脾止带。适用于脾虚型及湿热下注型带下病。

方十

【组成】　苍术 25 g、黄柏 25 g、法半夏 15 g、云苓 15 g、泽泻 30 g、陈皮 10 g、生甘草 10 g。

【用法】　用水连煎 3 次,分 6 次服,每日 3 次。

【功用】　健脾和胃,燥湿止带。适用于脾虚型及湿热下注型带下病。

方十一(《常见病验方选编》)

【组成】　白芷 60 g、海螵蛸 60 g。

【用法】　白芷用石灰 60 g 泡水浸 1 周,然后将白芷从石灰水中取出,洗净晒干,与海螵蛸共研细末,每次服 5 g,开水或米汤送服。

【功用】　收敛固涩,燥湿止带。适用于白带过多见痰湿阻滞者。

方十二(《常见病验方选编》)

【组成】　炒淮山药 30 g、炒芡实 18 g、盐水炒黄柏 8 g、酒炒车前子^{包煎} 10 g、白果^{打碎} 10 枚。

【用法】 水煎服,每日 1 剂,早晚各服 1 次。

【功用】 健脾,化湿,止带。适用于脾虚型带下病见带下黏稠、气味腥臭、淋漓不止者。

方十三(《常见病验方选编》)

【组成】 炙椿根皮 50 g、酒炒白芍 15 g、黄柏炭 8 g、高良姜炭 10 g。

【用法】 上药共研细末,加入稠米汤做成丸如绿豆大,每次服 10 g,每日 2 次,开水送服。

【功用】 敛阴固涩,燥湿止带。适用于白带量多、腰酸背痛者。

方十四(《常见病验方选编》)

【组成】 贯众 36 g。

【用法】 上药炒炭研细粉,每次服 6 g,每晚临睡前用黄酒送服。

【功用】 清热解毒,凉血止带。适用于热毒蕴结型带下病见赤带者。

方十五(杨志一方)

【组成】 绿豆芽(连头根)1.5 kg。

【用法】 上药洗净,加水 600 ml,煎透去渣,加生姜汁 120 ml、黄糖 90 g,先武火后文火收膏,每日晨起用开水冲服,15 日服完 1 料药,服尽 2 料药即可见效。

【功用】 清热解毒,化湿止带。适用于湿热下注型带下病。

方十六(秦伯未方)

【组成】 醋白芍 15 g、酒当归 15 g、生地黄 10 g、炒阿胶 8 g、牡丹皮 8 g、黄柏 8 g、制香附 5 g、红枣 10 枚、黑小豆 30 g。

【用法】 水煎服,每日 1 剂,早晚各服 1 次。

【功用】 补血益精,化湿祛瘀。适用于血枯瘀阻型带下病见带下量少色红、淋漓不尽者。

方十七 温肾止带汤(李振华方)

【组成】 菟丝子 25 g、补骨脂 12 g、肉桂 6 g、炒杜仲 15 g、桑螵蛸 12 g、益智仁 10 g、山药 30 g、薏苡仁 30 g、芡实 15 g、泽泻 12 g、炙甘草 10 g。

【用法】 水煎服,每日 1 剂,早晚各服 1 次。

【功用】 温阳补肾,固精止带。适用于肾阳虚型带下病。

方十八 滋肾固带汤(李振华方)

【组成】 蒸何首乌 15 g、山茱萸 12 g、山药 25 g、牡丹皮 10 g、女贞子 15 g、黄精 15 g、枸杞 12 g、知母 10 g、黄柏 10 g、怀牛膝 12 g。

【用法】 水煎服,每日 1 剂,早晚各服 1 次。

【功用】 滋补肝肾,养血止带。适用于肝肾亏损型带下病。

方十九 健脾止带方(许润三方)

【组成】 白术 50 g、泽泻 10 g、女贞子 20 g、海螵蛸 25 g。

【用法】 水煎服,每日 1 剂,早晚各服 1 次。

【功用】 健脾利湿,养阴止带,适用于脾虚型带下病。

方二十 岗稔止带汤(罗元恺方)

【组成】 菟丝子 25 g、制首乌 20 g、白术 15 g、白芍 10 g、海螵蛸 15 g、白芷 10 g、岗稔根 30 g、炙甘草 10 g。

【用法】 水煎服,每日 1 剂,早晚各服 1 次。

【功用】 健脾固肾,收敛止带。适用于脾虚型、肾阳虚型带下病。

7.妊娠呕吐

妊娠呕吐是指女性在妊娠期间出现以恶心呕吐、头晕倦怠,甚至食入即吐为主要表现的一类病证。其在中医学中属于恶阻范畴,分为脾胃虚弱、肝胃不和型。治疗以调气和中、降逆止呕为原则,服药方法以少量多次,小口频服为宜,同时注意饮食和情志调节。

方一

【组成】　红砖(或青砖)适量。

【用法】　将砖烧红研末,用开水冲服。

【功用】　平肝凉血,降逆止呕。适用于肝胃不和型妊娠呕吐。

方二

【组成】　灶心黄土 60 g、姜半夏 10 g、生姜 5 g。

【用法】　先将灶心黄土煅红,用开水冲入,取澄清液煎半夏、生姜,滤汁饮取,煎药量要少,喝药宜慢慢饮下,大口服药有时可引起呕吐。

【功用】　温中止呕,燥湿化痰。适用于脾胃虚弱型妊娠呕吐。

方三

【组成】　苏叶 10 g、川黄连 5 g、法半夏 8 g、生甘草 5 g。

【用法】　水煎服,每日 1 剂,早晚各服 1 次。

【功用】　宽中和胃,降逆止呕。适用于脾胃虚弱型妊娠呕吐。

方四

【组成】　竹茹 15 g、橘皮 15 g、生姜 12 g、茯苓 12 g、姜半夏 10 g。

【用法】　水煎服,每日 1 剂,早晚各服 1 次。

【功用】　化痰降逆,和胃止呕。适用于脾胃虚弱型妊娠呕吐。

方五

【组成】　干葡萄藤 10 g。

【用法】　水煎服,每日 1 剂,早晚各服 1 剂。

【功用】　祛风除湿,解毒止呕。适用于脾胃虚弱型妊娠呕吐。

方六

【组成】　甘蔗汁 200 ml、生姜汁少许。

【用法】　上药共加温频频缓服。

【功用】　和中,化痰,止呕。适用于脾胃虚弱型妊娠呕吐。

方七

【组成】　竹茹 8 g、紫苏叶 3 g、黄芩 3 g、灶心土 30 g。

【用法】　水煎澄清,取其澄清液分 2 次服,每日 1 剂。

【功用】　行气和胃,化湿止呕。适用于脾胃虚弱型妊娠呕吐。

方八

【组成】　代赭石^{先煎} 25 g、姜半夏 12 g、生山药 30 g。

【用法】　水煎徐徐饮下,每日 1 剂。

【功用】　降逆止呕,和胃化痰。适用于脾胃虚弱型妊娠呕吐。

方九(《常见病验方选编》)

【组成】　柚子皮 10 g。

【用法】　水煎服,每日 1 剂,早晚各服 1 次。

【功用】　宽中理气,化痰止呕。适用于脾胃虚弱型妊娠呕吐。

方十(《福建省中医验方》)

【组成】　白豆蔻 5 g、乌枣^{打碎} 3 枚、竹茹

10 g、鲜生姜^{捣汁} 5 g。

【用法】 将前 3 味药水煎取汁约 100 ml,滤渣,冲生姜汁服。

【功用】 化湿和胃,温中止呕。适用于脾胃虚弱型妊娠呕吐。

方十一(来春茂方)

【组成】 酸角(去壳用肉)10～30 g、丁香 1～3 g。

【用法】 水煎服,每日 1 剂,早晚各服 1 次。

【功用】 清肝和胃,降逆止呕。适用于肝胃不和型妊娠呕吐。

方十二(杨志一方)

【组成】 净粳米 10 g、生姜汁 3 ml。

【用法】 上药共炒至微黄,于每日清晨起床前嚼服 20～30 粒。

【功用】 和胃止呕。适用于脾胃虚弱型妊娠呕吐。

方十三(龚志贤方)

【组成】 南沙参 15 g、炒白术 12 g、茯苓 12 g、法半夏 10 g、干姜 6 g、陈皮 12 g、黄芩 10 g、黄连 5 g、生姜 10 g、伏龙肝(水浸渍后取清水煎药)60 g、生甘草 5 g。

【用法】 用伏龙肝水煎药,每日 1 剂,早晚各服 1 次。

【功用】 健脾和胃,镇逆止呕。适用于脾胃虚弱型妊娠呕吐。

方十四 清肝和胃汤(李振华方)

【组成】 黄连 8 g、吴茱萸 8 g、制香附 10 g、柴胡 6 g、栀子 10 g、陈皮 10 g、姜半夏 10 g、茯苓 15 g、竹茹 12 g、黄芩 10 g、麦冬 15 g、石斛 15 g、生甘草 5 g。

【用法】 水煎服,每日 1 剂,早晚各服 1 次。

【功用】 清肝泻热,和胃降逆。适用于肝胃不和型妊娠呕吐。

方十五(秦伯未方)

【组成】 人参^{单煎} 5 g、酒当归 8 g、炒苏子 8 g、土炒白术 8 g、茯苓 10 g、熟地黄 10 g、酒白芍 10 g、陈皮 8 g、砂仁^{后下} 5 g、炒神曲 8 g。

【用法】 水煎服,每日 1 剂,早晚各服 1 次。

【功用】 益气养阴,和胃止呕。适用于脾胃虚弱型妊娠呕吐。

方十六 三花三壳汤(施今墨方)

【组成】 白扁豆 30 g、北沙参 12 g、酒条芩 12 g、金石斛 10 g、香稻芽 10 g、炒枳壳 8 g、砂仁壳 8 g、厚朴花 8 g、豆蔻壳 8 g、玫瑰花 8 g、旋覆花 8 g(与炒半夏曲 8 g 一同布包煎)。

【用法】 水煎服,每日 1 剂,早晚各服 1 次。

【功用】 和胃清热,降逆止呕。适用于脾胃虚弱型妊娠呕吐。

方十七 香菜蒸汽止呕法(朱南孙方)

【组成】 香菜(鲜芫荽)1 把、苏叶 5 g、藿香 5 g、陈皮 8 g、砂仁^{后下} 8 g。

【用法】 上药蒸沸后倾入大壶内,将壶口对准患者鼻孔,令其吸气。

【功用】 宽胸和胃,醒脾止呕。适用于脾胃虚弱型妊娠呕吐。

方十八 摄胎饮(祝谌予方)

【组成】 黄芩 10 g、白术 10 g、砂仁^{后下} 5 g、苏叶 8 g、白扁豆 15 g、川续断 10 g、桑寄生 10 g、菟丝子 10 g。

【用法】 水煎服,每日 1 剂,早晚各服 1 次。

【功用】 健脾补肾,和中止呕。适用于脾胃虚弱型妊娠呕吐,亦可用于治疗胎漏。

8.妊娠水肿

妊娠水肿是指妊娠中晚期孕妇出现以肢体、面目肿胀为主要表现的一类病证。其在中医学中属于子肿范畴,分为脾虚型、肾虚型、气滞型等。治疗上应本着治病与安胎并举的原则,以运化水湿治其病,适当加入养血之品安其胎。

方一

【组成】 鲜鲫鱼1条、赤小豆适量。

【用法】 将鲫鱼去鳞及肠杂,腹内装满赤小豆,用麻线扎紧煮熟,喝汤吃鱼吃豆,尽量食之。

【功用】 健脾和胃,利水消肿。适用于脾虚型妊娠水肿。

方二

【组成】 生山药30 g、冬瓜皮15 g、大枣10枚。

【用法】 水煎服,每日1剂,早晚各服1次,连服5剂。

【功用】 益气健脾,滋阴补肾,利水消肿。适用于脾虚型、肾虚型妊娠水肿。

方三

【组成】 白术10 g、云苓12 g、陈皮8 g、生桑白皮10 g、汉防己10 g、生姜皮5 g、冬瓜皮10 g、砂仁^{后下}8 g。

【用法】 水煎服,每日1剂,早晚各服1次,连服3剂。

【功用】 利水消肿,健脾和胃。适用于脾虚型、气滞型妊娠水肿。

方四

【组成】 冬瓜适量、红糖少许。

【用法】 上药煮汁随意饮,或单用冬瓜皮煎汤服。

【功用】 利水消肿。适用于各型妊娠水肿。

方五(《中医杂志》,1998年第12期)

【组成】 炒决明子15 g。

【用法】 泡水代茶,频频饮服。

【功用】 清热明目,润肠消肿。适用于实证型妊娠水肿。

方六 补中益气加味汤(杨志一方)

【组成】 潞党参15 g、生黄芪10 g、白术15 g、土炒云苓30 g、酒炒当归10 g、升麻3 g、广陈皮5 g、生姜皮3 g、炙甘草3 g。

【用法】 水煎服,每日1剂,早晚各服1次。

【功用】 补中益气,化湿理气。适用于脾虚型、气滞型妊娠水肿。

方七 生姜鲫鱼汤(孙朝宗方)

【组成】 鲫鱼250 g、生姜20 g、大枣^切8枚。

【用法】 先将鲫鱼去鳞及肠杂,上药共加水1 L,煮至鱼肉烂如泥为度,取汁600 ml,加少许香菜或少许胡椒粉均可。每日1剂,早晚各服1次。

【功用】 温阳补虚,利水消肿。适用于虚证型妊娠水肿。

9.先兆流产

先兆流产是指妊娠 28 周前,先出现少量的阴道流血,继而出现阵发性下腹痛或腰痛,盆腔检查宫口未开,胎膜完整,无妊娠物排出,子宫大小与孕周相符的一类病证。其在中医学中属于胎漏范畴,分为肾虚、血热、血瘀、气血虚弱等型。治疗以补肾安胎为法则;当出现胎堕难留或胚胎停止发育时,应下胎益母。

方一

【组成】 丝瓜藤 30 g、或用陈棕榈炭 15 g。

【用法】 水煎服,每日 1 剂,早晚各服 1 次。

【功用】 活血,消癥,安胎。适用于血瘀型先兆流产。

【备注】 陈棕榈炭性平,收敛止血。适用于各型先兆流产。

方二

【组成】 荷蒂 7 枚、南瓜蒂 2 枚。

【用法】 水煎服,每日 1 剂,早晚各服 1 次。

【功用】 解毒祛湿,止血安胎。适用于各型先兆流产。

方三

【组成】 莲子肉 30 g。

【用法】 上药炖猪肚吃,或将莲子肉去心和糯米煮粥吃。

【功用】 益肾补脾,养心安胎。适用于肾虚型先兆流产。

方四

【组成】 大黑豆 60 g、生黄芪 30 g、砂糖 60 g。

【用法】 水煎服,每日 1 剂,早晚各服 1 次。

【功用】 补肾健脾,益气养血,固卫安胎。适用于肾虚型及气血虚弱型先兆流产。

方五

【组成】 怀生地黄 12 g、炒杜仲 10 g、阿胶珠 10 g、建莲肉^{去心} 12 g、川续断 10 g、条黄芩 10 g、生黄芪 10 g、野党参 10 g、祁艾炭 10 g。

【用法】 水煎服,每日 1 剂,早晚各服 1 次。

【功用】 益气养血,固肾安胎。适用于气血虚弱型先兆流产。

【备注】 患者需卧床休息。

方六

【组成】 海螵蛸^{去壳} 10 g、大生地黄 30 g、桃枝(23 cm 长)7 根、柳枝(23 cm 长)7 根。

【用法】 加水 300 ml,煎至 150 ml,空腹温服,每日 1 剂。第 1 剂服原方,第 2 剂于原方加血余炭 10 g,第 3 剂加白砂糖 10 g。

【功用】 养阴清热,止血安胎。适用于血热型先兆流产。此方亦可用于治疗崩漏。

方七(《常见病验方选编》)

【组成】 百草霜 6 g、棕榈炭 3 g、灶心黄土 15 g。

【用法】 上药共研细末,每次服 6 g,每日 2 次,温开水送下。

【功用】 收敛止血。适用于各型先兆流产。

【备注】 烧煤的炉心黄土不能用,必须用烧柴草的灶心黄土。

方八(《常见病验方选编》)

【组成】　山药 120 g、炒杜仲 90 g、酒炒续断 90 g。

【用法】　上药共研细末,每日早晨用米汤送服 10 g,连服 1 个月。

【功用】　补肾,健脾,安胎。适用于肾虚型先兆流产。

方九　益气养血汤(韩百灵方)

【组成】　人参^{单煎} 15 g、生黄芪 15 g、熟地黄 20 g、白芍 25 g、当归 15 g、白术 15 g、茯苓 15 g、五味子 15 g、远志 10 g、炙甘草 10 g。

【用法】　水煎服,每日 1 剂,早晚各服 1 次。

【功用】　益气养血,固冲安胎。适用于气血虚弱型先兆流产。

方十　补肾固胎散(刘奉五方)

【组成】　桑寄生 45 g、川续断 45 g、阿胶块 45 g、菟丝子 45 g、椿白皮 18 g。

【用法】　上药共研细末,每次服 9 g。每月 1、2、3、11、12、13、21、22、23 日各服 1 次。

【功用】　补肾,养血,安胎。适用于肾虚型先兆流产。

方十一　清热安胎饮(刘奉五方)

【组成】　山药 15 g、石莲 10 g、黄芩 10 g、川黄连 5 g(或马尾连 10 g)、椿白皮 10 g、侧柏炭 10 g、阿胶块^{烊化} 15 g。

【用法】　水煎服,每日 1 剂,早晚各服 1 次。

【功用】　清热安胎,健脾补肾。适用于血热型先兆流产。

方十二(朱南孙方)

【组成】　鲜藕节数段、糯米 60 g。

【用法】　水煎服,每日 1 剂,早晚各服 1 次。亦可熬粥食用。

【功用】　清热,止血,安胎。适用于血热型先兆流产。

方十三　加味黄土汤(赵锡武方)

【组成】　熟地黄 60 g、桂圆肉 30 g、当归 12 g、生黄芪 18 g、白术 10 g、熟附子 10 g、黄芩 10 g、鹿角胶^{单煎} 30 g、阿胶^{烊化} 10 g、伏龙肝^{包煎} 12 g、生甘草 10 g。

【用法】　水煎服,每日 1 剂,早晚各服 1 次。

【功用】　温阳益气,补血安胎。适用于气血虚弱型先兆流产。

方十四　加减寿胎丸(罗元恺方)

【组成】　菟丝子 25 g、桑寄生 20 g、川续断 15 g、桑椹 15 g、党参 15 g、茯苓 25 g、陈皮 8 g。

【用法】　水煎服,每日 1 剂,早晚各服 1 次。

【功用】　补肾健脾,益气安胎。适用于肾虚型先兆流产。

方十五　安胎防漏汤(班秀文方)

【组成】　菟丝子 20 g、覆盆子 10 g、川杜仲 10 g、白芍 10 g、熟地黄 15 g、党参 15 g、白术 10 g、棉花根 10 g、炙甘草 6 g。

【用法】　水煎服,每日 1 剂,早晚各服 1 次。怀孕之前,预先水煎服此方 3～6 个月;怀孕之后,可用此方随证加减。

【功用】　温养气血,补肾固胎。适用于气血虚弱型、肾虚型先兆流产,亦可用于习惯性流产。

10. 催产

催产是指使用药物或其他方式使孕妇子宫收缩,促使胎儿产出的一种方法。其在中医学中称为催生,分为虚证、实证两型。治疗上虚者以补血益气,实者以理气活血,但补虚不可过于滋腻,以防滞产,化瘀不可过用破血耗气之品,以防伤正。

方一

【组成】 冬葵子 30 g。

【用法】 临产时用开水一次性冲服。

【功用】 利尿通淋,润肠通经。适用于实证见湿热之象者。

方二

【组成】 巴豆仁 1 粒、蓖麻子仁 1 粒。

【用法】 上药同捣烂敷于涌泉穴,孩子出生后立即去药,否则易发生子宫脱出。

【功用】 通下导滞。

方三

【组成】 当归 25 g、炒川芎 12 g、车前子^{包煎} 10 g、肉桂 6 g、川牛膝 5 g。

【用法】 肉桂研末,余药水煎,取汁冲服。

【功用】 活血通络,温阳利水。适用于虚证见阳虚者。

【备注】 若胎死腹中加朴硝 10 g。

方四

【组成】 当归 15 g、败龟甲^{先煎} 30 g、生黄芪 15 g、本人乱头发 1 团(烧炭存性)。

【用法】 水煎顿服。

【功用】 滋阴益气,养血止血。适用于虚证。

方五 大顺汤(《叶天士女科证治秘方》)

【组成】 人参^{单煎} 8 g、砂仁^{后下} 5 g、蓖麻油 30 ml。

【用法】 水煎服,难产急投之。

【功用】 益气温中,润产催生。适用于虚证见气虚者。

方六(《张氏医通》)

【组成】 当归 10 g、川芎 5 g、人参^{单煎} 15 g。

【用法】 水煎,临服前加入童便 50 ml,徐徐咽下。

【功用】 益气养血,调经开骨。适用于骨盆不开之难产者。

【备注】 体质壮实者可不用人参,出血多者人参用至 30 g。

方七 如意散(《证治准绳》)

【组成】 人参^{单研} 5 g、乳香 5 g、辰砂 2 g。

【用法】 上药研细末,临产时,急用鸡蛋 1 枚取蛋清调药末,再用生姜汁调开,冷服。

【功用】 补气活血,镇逆润产。适用于气虚难产见横生倒产者。

【备注】 至临产腰疼时方服之,切不可过早用。

方八 降子汤(《傅青主女科》)

【组成】 全当归 30 g、人参^{单煎} 15 g、川芎 15 g、红花 5 g、川牛膝 10 g、柞木枝 30 g。

【用法】 水煎服,每日 1 剂,分 2～3 次服。

【功用】 补气养血,开骨催产。适用于气血虚弱者见骨盆不开之难产。

方九 转天汤(《傅青主女科》)

【组成】 人参^{单煎} 60 g、酒当归 60 g、川芎 30 g、川牛膝 10 g、升麻 2 g、制附片 0.5 g。

【用法】 水煎服,每日 1 剂,分 2～3 次服。

【功用】 大补气血,顺逆催产。适用于气血虚弱见横生倒产者。

方十(杨志一方)

【组成】 真乳香适量。

【用法】 上药研细末,酒泛为丸,每次服 5 g,温开水送下。

【功用】 行气,活血,催产。适用于气血凝滞者。

方十一(秦伯未方)

【组成】 生黄芪 30 g、酒当归 30 g、麦冬 30 g、熟地黄 15 g、川芎 10 g。

【用法】 水煎,急投之。

【功用】 益气,养血,润产。适用于气血虚弱者,亦可用于横生倒产者。

方十二(秦伯未方)

【组成】 人参^{单煎} 30 g、酒当归 60 g、川牛膝 15 g、水飞鬼臼 10 g、乳香 8 g。

【用法】 水煎,分 2～3 次服下,先急投 1 服,胎儿不下可再投之。

【功用】 补气活血,降逆催下。适用于胎死腹中不下者。

方十三(黄竹斋方)

【组成】 蓖麻子 19 粒、巴豆 9 粒、麝香 0.15 g。

【用法】 上药共捣如泥,贴于脐下丹田穴,胎儿娩出后即将药揭去。

【功用】 通下,导滞,催产。

方十四

【组成】 罂粟壳 1 g、麝香 0.15 g、樟脑 3 g(黄竹斋方)。

【用法】 上药研细末,蜜调成丸,用薄纱布包裹。嘱产妇仰卧位,将药包纳入阴道中。

【功用】 通经,开窍,催产。

【备注】 胎儿娩出后,产妇服甘草汤(生甘草 6 g,以水 600 ml,煎取 200 ml,温服)以解药性。

11.胎盘滞留

胎儿娩出后 30 分钟,胎盘尚未娩出者,称为胎盘滞留,是产后出血的重要原因之一。其在中医学中称为胞衣不下,分为气虚型、血瘀型、寒凝型等。治疗上虚者以补气摄血为主,实者以化瘀温经、引血归经为主。

方一

【组成】 山羊耳朵血 10 ml。

【用法】 水煎温服。

【功用】 止血祛瘀。适用于血瘀型胞衣不下。

方二

【组成】 蓖麻子仁 20 粒。

【用法】 上药去壳捣碎敷产妇双脚涌泉穴,胎衣下后立即将药去掉。

【功用】 拔毒导滞,通络利窍。

方三

【组成】 乳香 5 g、没药 5 g、血竭 5 g。

【用法】 上药共研细末,开水一次性调服。

【功用】 活血化瘀。适用于血瘀型胞衣不下。

方四(《理瀹骈文》)

【组成】 熟附子 15 g、牡丹皮 30 g、干漆

(捣碎,炒至烟尽)30 g、大黄 30 g。

【用法】 上药研粉,用醋熬成膏,贴在关元穴。

【功用】 温经,通络,下衣。

方五 三退饮(《医学正传》)

【组成】 蛇蜕(全者)1 条、蚕蜕纸 1 方、蝉蜕 49 个。

【用法】 装瓷瓶内,烧存性,研细末,顺流水调服。

【功用】 通经下衣。适用于各型胞衣不下。

方六(《肘后方》)

【组成】 荷叶适量。

【用法】 上药炒香研末,每次服 3 g,开水调服。

【功用】 清热凉血,化瘀止血。适用于血瘀型胞衣不下。

方七(《经验良方全集》)

【组成】 川牛膝 90 g、冬葵子 15 g。

【用法】 水煎,急投之。

【功用】 活血,通经,下衣。适用于血瘀型胞衣不下。

方八(《万病验方》)

【组成】 芒硝 10 g、当归 15 g、川牛膝 15 g。

【用法】 酒煎当归、牛膝,药汁冲化芒硝,加入童便 10 ml 服下。

【功用】 清热化瘀,攻积通经。适用于血瘀型胞衣不下。

方九(《彝医植物药》)

【组成】 大黄 20 g。

【用法】 取开水 300 ml,将大黄切片浸于开水中 30 分钟,服浸液。

【功用】 泻下通经。适用于血瘀型胞衣不下。

方十(《岭南草药志》)

【组成】 蝼蛄 7 只。

【用法】 用水煮沸 20 分钟,去渣待温服下。

【功用】 利水消肿。适用于各型胞衣不下。

方十一(《中医外治法集要》)

【组成】 灶心土 50 g、生甘草 15 g、食醋适量。

【用法】 将灶心土研为细末,用醋调成糊状,敷神阙穴、关元穴,外覆盖纱布,用胶布固定。再将生甘草煎汤,趁热服下。

【功用】 化瘀止血。适用于各型胞衣不下。

方十二(《中医外治法集要》)

【组成】 皂角适量、细辛适量。

【用法】 上药共研细末,混匀,每次取药末 1 g,吹入鼻中取嚏,使产妇反复多次地打喷嚏。

【功用】 温经通络。

方十三(《中国民族民间医药杂志》,2000 年第 5 期)

【组成】 野洋桃根 50 g。

【用法】 上药捣烂,开水泡汁,频频饮服。

【功用】 清热利尿,活血消肿。适用于血瘀型胞衣不下。

方十四(樊复初方)

【组成】 小白菜嫩心(以阴干者为佳)500 g。

【用法】 上药加清水 3 L,煎数沸,趁热服用 300~500 ml,余液倒入盆中,令产妇坐其上熏蒸(勿令气散)。

【功用】 温经通络。

方十五(杨志一方)

【组成】 当归 10 g、川芎 5 g、川牛膝 10 g、滑石^{包煎} 10 g、益母草 15 g、瞿麦 5 g。

【用法】 上药水煎,急投之。再用朴硝

90 g、皂角刺 50 g，取急流水，煎取滚烫药液 2 L，趁热倒入便桶中，令产妇坐于桶上，以衣絮围紧，勿令泄气，熏 1 小时。

【功用】　活血，通经，下衣。

方十六（秦伯未方）

【组成】　酒当归 60 g、川芎 15 g、益母草 30 g、乳香 30 g、黑荆芥穗 10 g、没药 30 g、麝香 0.15 g。

【用法】　水煎，急投之。

【功用】　养血调经，化瘀通络。适用于血瘀型胞衣不下。

方十七　加味失笑散（李聪甫方）

【组成】　全当归 10 g、益母草 15 g、苏方木 10 g、生蒲黄 8 g、炒五灵脂 8 g、牡丹皮 8 g、怀牛膝 8 g、正川芎 8 g、破桃仁 5 g、上肉桂 3 g、炙甘草 5 g。

【用法】　水煎服，每日 1 剂，早晚各服 1 次。

【功用】　行血逐瘀。适用于血瘀型、寒凝型胞衣不下。

12. 产后腹痛

产后腹痛是指产妇在产褥期内发生的与分娩或产褥有关的小腹疼痛的一类病证。以产褥期内出现小腹部阵发性疼痛为主要表现，常伴恶露流出。其在中医学中亦称为产后腹痛或儿枕痛，分为气血两虚、瘀滞子宫等型。治疗上以补虚化瘀、调畅气血为主。

方一

【组成】　益母草 15～30 g。

【用法】　水煎服，加童便或红糖为引，每日 1 剂，早晚各服 1 次。

【功用】　活血调经，祛瘀通经。适用于瘀滞子宫型产后腹痛。

方二

【组成】　山楂 30 g（生、焦各半）、延胡索 10 g、制香附 15 g。

【用法】　浓煎，顿服。

【功用】　活血调经，行气止痛。适用于瘀滞子宫型产后腹痛。

方三

【组成】　全当归 10 g、川芎 5 g、炮姜 5 g、桃仁 10 g。

【用法】　水煎服，每日 1 剂，早晚各服 1 次。

【功用】　活血化瘀。适用于瘀滞子宫型产后腹痛。

方四

【组成】　当归 10 g、红花 10 g、肉桂 5 g、炮姜 5 g、延胡索 10 g。

【用法】　水煎取汁，加入童便 5 ml，温服，每日 1 剂，早晚各服 1 次。

【功用】　温经止痛，活血化瘀。适用于瘀滞子宫型产后腹痛。

方五（《常见病验方选编》）

【组成】　当归尾 15 g、川芎 10 g、制香附 10 g、益母草 10 g。

【用法】　水煎服，每日 1 剂，早晚各服 1 次。

【功用】　活血调经，理气定痛。适用于瘀滞子宫型产后腹痛。

方六（《常见病验方选编》）

【组成】　益母草 12 g、生蒲黄 8 g、川芎 8 g、当归 10 g、山楂炭 10 g。

【用法】　水煎服，每日 1 剂，早晚各服 1 次。

【功用】 化瘀定痛,活血调经。适用于瘀滞子宫型产后腹痛。

方七(《福建省中医验方》)

【组成】 血竭 3 g、没药 10 g。

【用法】 上药共研细末,用黄酒一次性冲服。

【功用】 化瘀定痛。适用于瘀滞子宫型产后腹痛。

方八 地黄汤(《圣济总录》)

【组成】 白芍 30 g、丹参 50 g、炙甘草 30 g。

【用法】 上药制粗末,每服 10 g,用水 350 ml 煎至 200 ml。去渣,加地黄汁 20 ml、蜜 10 ml、生姜汁 20 ml,共煎数沸,空腹温服。

【功用】 调和营卫,活血定痛。适用于瘀滞子宫型产后腹痛见不思饮食者。

方九 芍药汤(《圣济总录》)

【组成】 白芍 30 g、官桂(去粗皮)30 g、炙甘草 30 g。

【用法】 上药研粗末,每服 10 g,用水 350 ml 煎至 200 ml,去渣温服,不拘时。

【功用】 调和营卫,通经止痛。适用于各型产后腹痛。

方十 姜黄汤(《圣济总录》)

【组成】 炒姜黄 30 g、炒蒲黄 30 g、官桂(去粗皮)30 g。

【用法】 上药制粗散,每服 6 g,用生地黄汁调服,白天服 3 次,夜间服 1 次。

【功用】 化瘀导滞,行气止痛。适用于瘀滞子宫型产后腹痛。

方十一 当归散(《太平圣惠方》)

【组成】 当归[微炒] 30 g、鬼箭羽 30 g、红蓝花 30 g。

【用法】 上药制粗散,每服 10 g,用黄酒 300 ml 煎至 150 ml,去渣温服,不拘时。

【功用】 化瘀,散结,止痛。适用于瘀滞子宫型产后腹痛。

方十二 当归生姜羊肉汤(《金匮要略》)

【组成】 当归 100 g、生姜 150 g、羊肉 500 g。

【用法】 上药加水 2.5 L,煮取 600 ml,温服 150～200 ml,每日服 3～4 次。

【功用】 益气养血,散寒止痛。适用于气血两虚型产后腹痛。

方十三(《吉林中医药》,1990 年第 5 期)

【组成】 焦山楂 30～50 g。

【用法】 水煎,冲红糖适量,在盖碗中浸泡 15 分钟,早晚各服 1 次。

【功用】 散瘀止痛。适用于瘀滞子宫型产后腹痛。

【备注】 素体脾胃虚弱、失血过多者不宜使用。

方十四 延胡索汤(孔伯华方)

【组成】 鸡血藤 15 g、台乌药 10 g、旋覆花[包煎] 8 g、全当归 10 g、川楝子 10 g、延胡索 10 g、真川芎 8 g、大腹绒 8 g、川牛膝 10 g、桃仁 5 g、橘核 12 g、黄酒 200 ml。

【用法】 水煎服,每日 1 剂,早晚各服 1 次。

【功用】 调和气血,通络止痛。适用于瘀滞子宫型产后腹痛。

13.产后出血

产后出血是指胎儿娩出后 24 小时内因子宫收缩不良,子宫、子宫颈、阴道撕裂或胎盘、胎膜不全等因素引起出血,且出血量超过 500 ml 的一类病证。以阴道流血为主要表现,严重者可引起贫血、失血性休克等危急重症。其在中医学中属于产后血晕、产后血崩范畴,分为血虚气脱、瘀阻气闭等型。治疗上以止血固脱为原则,出现休克者应紧急抢救。

方一

【组成】　苍耳子全草 30 g、红糖少许。

【用法】　上药煎汤,早晚分服,连服 3 剂。

【功用】　清热解毒,祛风止血。适用于各型产后出血,亦可用于人工流产后的阴道出血。

方二

【组成】　当归 10 g、川芎 5 g、白芷 5 g、升麻 6 g、熟地黄 10 g、血余炭 6 g。

【用法】　水煎服,每日 1 剂,早晚各服 1 次。

【功用】　行血逐瘀,养血固脱。适用于瘀阻气闭型产后出血。

【备注】　若出血过多身体虚弱者加党参 15 g、黄芪 15 g。

方三

【组成】　黄芪 60 g、升麻 10 g。

【用法】　水煎服,每日 1 剂,早晚各服 1 次。

【功用】　益气固脱。适用于血虚气脱型产后出血及产后数月出血淋漓不断、身体虚弱者。

方四

【组成】　田七 5 g、百草霜 8 g。

【用法】　上药共研细末,用开水一次性送服。

【功用】　活血化瘀,温中止血。适用于瘀阻气闭型产后大出血。

方五(《常见病验方选编》)

【组成】　百草霜、血余炭各等份。

【用法】　上药共研细末,每日 2 次,每次服 10～15 g,温开水加黄酒冲服。

【功用】　止血散瘀。适用于产后流血不止。

方六(《常见病验方选编》)

【组成】　荆芥穗^{炒黑} 15 g、陈棕榈炭 8 g、血余炭 5 g。

【用法】　先水煎急投 1 服,每日 1 剂,分 2 次服。

【功用】　止血化瘀。适用于产后血崩者。

方七(《常见病验方选编》)

【组成】　三七末。

【用法】　每次服 3 g,温开水送服,每日 2～3 次。

【功用】　化瘀止血。适用于产后大出血。

方八(《圣济总录》)

【方名】　柏叶汤。

【组成】　炙侧柏叶 60 g、炙当归 50 g、醋禹余粮 50 g。

【用法】　上药研粗末,每次用 10 g,加水 350 ml,加入薤白 6 g,同煎至 200 ml,去渣,饭前温服,每日 3 次。

【功用】　清热凉血,收敛止血。适用于

瘀阻气闭型产后出血。

方九(《中医杂志》,1990年第11期)

【组成】 川芎12g、当归12g、刘寄奴12g、桃仁12g、重楼20g、枳壳20g、益母草30g、焦山楂30g、炮姜8g、生甘草5g。

【用法】 水煎服,每日1剂,早晚各服1次。

【功用】 活血调经,化瘀止血。适用于瘀阻气闭型产后出血淋漓不尽者。

方十(《新中医》,1991年第9期)

【组成】 生蒲黄60g。

【用法】 在锅内倒入适量的醋煮沸,再放入蒲黄搅拌成稠糊状,待凉后制成丸,每丸重约9g。每次服1丸,用醋将药丸化开后喝下,早晚各服1次。

【功用】 止血化瘀。适用于瘀阻气闭型产后出血。

方十一 酱军散(盛玉凤方)

【组成】 败酱草18g、炙大黄10g、炒当归12g、生蒲黄^{包煎}15g、炒赤芍15g、炒川芎10g、忍冬藤30g、马齿苋15g、贯众15g、生山楂15g、小青皮15g。

【用法】 水煎服,每日1剂,早晚各服1次。

【功用】 清热解毒,祛瘀止血。适用于产后出血不止者。

方十二(杨志一方)

【组成】 吉林参(另煎先服)10g、熟附片10g、炮姜炭3g、煅龙骨^{先煎}30g、煅牡蛎^{先煎}30g、炙黄芪15g、生白术10g、当归头12g、清阿胶^{烊化}10g。

【用法】 水煎服,每日1剂,早晚各服1次。

【功用】 益气固脱,养血止血。适用于血虚气脱型产后出血。

方十三 当归祛瘀汤(黄云樵方)

【组成】 当归12g、杭白芍12g、川芎10g、泽兰12g、丹参15g、续断12g、炮干姜10g、荆芥10g、艾叶10g、炙甘草10g。

【用法】 水煎服,每日1剂,早晚各服1次。

【功用】 温经散寒,化瘀止血。适用于瘀阻气闭型产后出血。

14.产后抽搐

产后抽搐是指产褥期内突然发生以四肢抽搐、项背强直,甚至口噤不开、角弓反张为主要表现的一类病证。其在中医学中属于产后痉病范畴,分为阴血亏虚、感染邪毒等型。治疗以养血息风和解毒镇痉为基本原则,不可过用辛温之品,以防燥血伤津,致生他变。

方一

【组成】 鱼鳔(蛤粉炒焦)30g、黑荆芥穗30g。

【用法】 上药共研细末,每服6g,每日2次。

【功用】 滋阴养血,散瘀止痉。适用于阴血亏虚型产后抽搐。

【备注】 因风所致者加防风5g、钩藤5g,煎汤送服;因寒所致者用黄酒送服;因失血多所致者,加当归10g,煎汤送服。

方二

【组成】 连根大葱2.5kg。

【用法】　用锅煮一滚,压出水,将葱用纱布包,趁热(不能太烫),放在患者臀部或大腿上,盖被取汗。

【功用】　温经散寒,解毒通络。

方三

【组成】　炒黑豆 30 g,荆芥炭 10 g。

【用法】　煎浓汁,每日分 2 次服完。

【功用】　祛风解毒,养血补肾。适用于阴血亏虚型产后抽搐。

方四

【组成】　白术 18 g(土炒)、童便 10 ml。

【用法】　将白术用水煎,兑入童便服下。

【功用】　益气健脾。适用于各型产后抽搐。

方五

【组成】　羌活 8 g、煨干姜 5 g、黑荆芥穗 15 g。

【用法】　水煎服,每日 1 剂,早晚各服 1 次。

【功用】　祛风止痉,温经解毒。适用于用感染邪毒型产后抽搐。

方六

【组成】　当归 10 g、川芎 10 g、全蝎 3 g、蜈蚣 3 条。

【用法】　水煎服,每日 1 剂,早晚各服 1 次。

【功用】　养血祛瘀,息风止痉。适用于感染邪毒型产后抽搐。

方七(《中医验方汇编第一辑》)

【组成】　蛇蜕 1.5 g。

【用法】　用烧酒 300 ml,烧着,把蛇蜕烧成炭,再用热黄酒 120 ml 与蛇蜕炭调和一起服下。

【功用】　祛风止痉,止痒解毒。适用于感染邪毒型产后抽搐。

方八(《妇科病良方》)

【组成】　炒荆芥 12 g、桑寄生 15 g、僵蚕

10 g、蜈蚣 2 条、全蝎 10 g。

【用法】　水煎服,每日 1 剂,分 3 次服。

【功用】　息风止痉。适用于各型产后抽搐。

方九　麻黄散(《太平圣惠方》)

【组成】　麻黄(去根节)30 g、白术 30 g、独活 30 g。

【用法】　上药制粗散,每次服 12 g,用水、酒各 150 ml,煎至 200 ml,去渣温服,不拘时。

【功用】　祛风胜湿。适用于感受风寒引起的产后抽搐。

方十(《浙江中医杂志》,1987 年第 1 期)

【组成】　仙鹤草根茎 100 g、大枣 7 枚。

【用法】　水煎服,每日 1 剂,早晚各服 1 次。

【功用】　补虚止痉。适用于阴血亏虚型产后抽搐。

方十一(杨志一方)

【组成】　煅龙齿[先煎] 12 g、辰茯神 10 g、生地黄 8 g、当归 8 g、怀牛膝 5 g、远志 5 g、酸枣仁 8 g、泽兰叶 5 g。

【用法】　水煎服,每日 1 剂,早晚各服 1 次。

【功用】　滋阴养血,柔肝息风。适用于阴血亏虚型产后抽搐。

方十二　疏风止搐散(余无言方)

【组成】　荆芥 12 g、防风 10 g、当归 12 g、杭白芍 15 g、川芎 12 g、生龟甲[先煎] 12 g、生牡蛎[先煎] 24 g、炙黄芪 50 g。

【用法】　水煎服,宜浓煎。每日服 2 剂,每隔 4 小时服 1 次。

【功用】　疏风养血,滋阴潜阳。适用于阴血亏虚型产后抽搐。

15.外阴瘙痒

外阴瘙痒是指妇女阴道及外阴瘙痒,甚则痒痛难忍,坐卧不宁,或伴带下增多等的一类病证。其在中医学中属于阴痒范畴,分为肝经湿热、肝肾阴虚等型。治疗上应先分清虚实,实者宜清热利湿、解毒杀虫,虚者宜补肝肾、养气血,配合局部治疗,效果更佳。

方一

【组成】 杏仁适量。

【用法】 上药研细粉,用管子吹入阴道内。

【功用】 润燥止痒。适用于阴道内生疮奇痒者。

方二

【组成】 桃仁 30 g、雄黄^{研末} 15 g。

【用法】 将桃仁捣烂入雄黄拌匀做丸,用消毒纱布包裹,临睡前塞入阴道,次晨取出,连用 3 日。

【功用】 润燥止痒,解毒杀虫。

方三

【组成】 雄黄 6 g,鸡肝 1 只。

【用法】 将雄黄研面涂于鸡肝上,纳入阴道,每日换药 2 次。

【功用】 止痒,杀虫。

方四

【组成】 土楝根皮 250 g、明雄黄 30 g、防风 30 g。

【用法】 上 3 味药加水煎浓,将煎好的药液趁热洗患处,数次即愈。

【功用】 祛风胜湿,解毒杀虫。

方五

【组成】 苦楝根 30 g、百部 30 g、花椒 10 g。

【用法】 煎汤,趁热熏洗。

【功用】 杀虫止痒,润燥解毒。

方六

【组成】 蛇床子 15 g、乌梅 9 粒、皂角 1 个。

【用法】 煎汤去渣,加盐少许,每日熏洗 2～3 次。

【功用】 杀虫止痒,燥湿祛风。

方七

【组成】 苦参 30 g、黄柏 15 g、黄连 10 g、花椒 5 g。

【用法】 煎汤,熏洗阴部。

【功用】 杀虫止痒,燥湿清热。

方八

【组成】 土茯苓 120 g。

【用法】 加水、醋各半煎汤,趁热气熏患部,待水微温后洗患部。

【功用】 清热解毒,利湿止痒。

方九

【组成】 苦参 15 g、蛇床子 15 g、黄柏 15 g。

【用法】 煎水熏洗,每晚 1 次。

【功用】 清热燥湿,杀虫止痒。

方十

【组成】 陈大蒜头 10 g、苦参 8 g、蛇床子 8 g、白糖 5 g。

【用法】 将上药焙干研细末,装入胶囊。先用葱白 8～10 根煎汤坐浴,后每日 2 粒胶囊塞入阴道内,连用 5～10 日。

【功用】 杀虫止痒,温中燥湿。适用于

滴虫性阴道炎引起的阴部瘙痒。

方十一

【组成】 龙胆草 10 g、栀子 10 g、黄芩 10 g、柴胡 10 g、生地黄 12 g、车前子^{包煎} 15 g、泽泻 10 g、木通 10 g、苦参 10 g、蛇床子 10 g、川黄柏 10 g、生甘草 5 g。

【用法】 水煎服,每日 1 剂,早晚各服 1 次。

【功用】 清热燥湿,杀虫止痒。适用于肝经湿热型阴痒,配合外洗诸方则疗效更佳。

方十二(《中医杂志》,1980 年第 8 期)

【组成】 蛇床子 50 g、白鲜皮 50 g、黄柏 50 g、荆芥 15 g、防风 15 g、苦参 15 g、龙胆草 15 g、薄荷^{后下} 10 g。

【用法】 上药水煎熏洗,每日 2 次,10～15 日为 1 个疗程。

【功用】 清热燥湿,祛风止痒。

【备注】 黄带多者黄柏加倍,有滴虫者苦参加倍,真菌感染者龙胆草加倍。

方十三 地白汤(《北京中医学院学报》,1989 年第 2 期)

【组成】 地肤子 20 g、黄柏 20 g、紫花地丁 30 g、白鲜皮 30 g、白矾 10 g。

【用法】 先将上药用清水浸泡 10 分钟,再煎沸 25 分钟,待温后擦洗患处。以不擦破皮肤为度,每日早晚各 1 次。

【功用】 清热燥湿,杀虫止痒。适用于顽固性外阴瘙痒。

方十四(秦伯未方)

【组成】 蛇床子 30 g、白矾 8 g。

【用法】 水煎,频频擦洗外阴。

【功用】 燥湿止痒。适用于各型外阴瘙痒。

方十五(裘笑梅方)

【组成】 狼毒 10 g、花椒 10 g、蛇床子 10 g、黄柏 10 g。

【用法】 上药煎汁,入少许枯矾,坐浴温洗。

【功用】 清热解毒,燥湿杀虫。适用于各型外阴瘙痒。

方十六 四物加龙胆汤(杨志一方)

【组成】 第 1 组药:生地黄 15 g、白芍 10 g、牡丹皮 8 g、炒当归 10 g、龙胆草 10 g、黑栀子 10 g。

第 2 组药:蛇床子 30 g、陈艾叶 15 g、五倍子 15 g、白明矾 15 g、地骨皮 15 g、川黄连 5 g。

【用法】 第 1 组药水煎服,每日 1 剂,早晚各服 1 次;第 2 组药煎汤熏洗外阴。

【功用】 清肝泻火,燥湿止痒,滋阴补肾。适用于肝肾阴虚、肝经湿热型外阴瘙痒。

16.宫颈炎

宫颈炎是指子宫颈阴道部及子宫颈黏膜的急性或慢性炎症。以白带增多、黏稠,脓性或带中挟血丝为主要表现,严重时可出现腰骶部疼痛。其在中医学中属于带下病范畴。治疗上应先辨明虚实,实证者宜用清热利湿之法,虚证者宜以健脾益肾为主,兼以祛邪之法。

方一

【组成】 五倍子 60 g、梅片 0.15 g。

【用法】 上药共研细末,加水适量,放器皿中炖热搅成糊状,涂患部。

【功用】 燥湿敛疮,解毒生肌。适用于

各型宫颈炎,亦可用于治疗滴虫性阴道炎。

方二

【组成】 黄连 10 g、炉甘石 5 g、梅片 0.5 g、人工牛黄 0.5 g。

【用法】 上药共研细末,先用温开水将患部冲洗干净,再将药粉喷撒于患处。

【功用】 清热燥湿,解毒敛疮。

方三

【组成】 乳香 15 g、没药 15 g、儿茶 15 g、铜绿 15 g、广丹 10 g、轻粉 6 g、冰片 3 g。

【用法】 将上药研成极细末,用液体石蜡调成膏剂。用 1∶1 000 苯扎溴铵棉球消毒宫颈处,用带线棉球将上药涂于患处,6 小时后牵出棉球,每日 1 次。

【功用】 杀虫止痒,化瘀敛疮。

方四

【组成】 川黄柏 15 g、金银花 30 g、苦参 30 g、白矾 10 g。

【用法】 水煎,趁热熏洗患处,每晚 1 次。

【功用】 清热燥湿,解毒止痒。

方五

【组成】 龙胆草 8 g、川黄柏 10 g、知母 10 g、金银花 12 g、生玉米 30 g、汉防己 10 g、土茯苓 15 g、生甘草 5 g。

【用法】 水煎服,每日 1 剂,早晚各服 1 次。

【功用】 清热解毒,利湿消肿。适用于湿热下注型宫颈炎。

方六 复方解毒散(《朱守华从医心得》)

【组成】 干鱼鳞 200 g、川黄连 50 g、煅炉甘石 50 g、人工牛黄 10 g、梅片 6 g、麝香 1 g。

【用法】 先将鱼鳞、川黄连晒干或用温箱烘干后碾成细粉,再兑入煅炉甘石、人工牛黄、梅片、麝香研成细粉,装瓶内密封备用。

于月经后 3 日,暴露宫颈用生理盐水反复冲洗,将阴道内分泌物冲洗干净,用喷粉器将药粉均匀喷于宫颈部,每日 1 次。

【功用】 清热解毒,胜湿止痛。

【备注】 用药期间忌食辛辣、烟酒等刺激性食物,并严禁房事 1 个月。

方七(《中医杂志》,1984 年第 1 期)

【组成】 硼砂 500 g、樟脑 200 g、冰片 100 g、青黛 500 g、玄明粉 500 g、黄柏 250 g、象皮 50 g。

【用法】 上药研为细末,过筛后混匀,紫外线照射,常规细菌培养,以无细菌生长为合格,装瓶备用。使用前先冲洗阴道,擦净阴道分泌物,上药于宫颈及阴道后穹隆处。隔日上药 1 次,5 日为 1 个疗程。

【功用】 清热解毒,燥湿止痒。

方八(《浙江中医杂志》,1989 年第 1 期)

【组成】 新鲜仙人掌适量。

【用法】 将新鲜仙人掌剁碎,每次约 100 g,加入少许食盐煎汤,等到温度适宜时坐浴,每日 1 次。10 日为 1 个疗程。若无鲜品,可用干品代替。

【功用】 凉血解毒,活血消肿。

方九 儿茶散(《浙江中医学院学报》,1993 年第 4 期)

【组成】 明矾 30 g、儿茶 30 g、冰片 1 g。

【用法】 上药共研细末,用芝麻油调制成糊状备用。使用时用消毒棉球擦净宫颈部,把 2 g 糊状药放在带线棉球上后并紧贴宫颈糜烂面。24 小时后取出带线棉球。每 3 日 1 次,10 次为 1 个疗程。

【功用】 清热解毒,收湿敛疮。适用于慢性宫颈炎见白带量多、腰痛下坠者。

方十 护宫散(崔文彬方)

【组成】 明雄黄 15 g、煅儿茶 15 g、血竭 15 g、五倍子 15 g、苦参 15 g、冰片 3 g、炉甘石 20 g。

【用法】　上药共研细末,装瓶贮存。使用时先用止痒清阴液灌洗阴道,将药面敷在消毒小纱球或脱脂棉球上,置于阴道内。每4～5日上药1次,每次可在阴道内保留1日,10次为1个疗程。月经期停用。

【功用】　收敛生肌,清热杀虫。适用于慢性宫颈炎,亦可用于治疗霉菌性阴道炎、滴虫性阴道炎。

【备注】　治疗期间禁房事。

方十一　清宫解毒饮(班秀文方)

【组成】　土茯苓30 g、鸡血藤20 g、忍冬藤20 g、薏苡仁20 g、丹参15 g、车前草10 g、益母草15 g、生甘草6 g。

【用法】　水煎服,每日1剂,早晚各服1次。

【功用】　清热利湿,解毒化瘀。适用于湿热下注型宫颈炎及阴道炎。

方十二(秦伯未方)

【组成】　炒山药15 g、炒芡实15 g、盐黄柏8 g、车前子^{包煎}8 g、白果10枚。

【用法】　水煎服,每日1剂,早晚各服1次。

【功用】　健脾化湿。适用于脾虚生湿型宫颈炎见带下黄臭者。

17.盆腔炎

盆腔炎是指女性内生殖器官及其周围结缔组织、盆腔腹膜发生的炎症性疾病,分为急性和慢性两种。急性盆腔炎以恶寒高热、下腹痛甚、带下黄浊臭秽等为主要表现,慢性盆腔炎以下腹坠胀、腰骶痛、白带多、月经不调及劳累后加重为主要表现。其在中医学中属于热入血室、痛经、带下病、癥瘕等范畴,分为热毒炽盛、湿热瘀结、气滞血瘀、寒湿凝滞、气虚血瘀等型。治疗上急性期以清热解毒、祛湿化瘀为主,慢性期在化湿祛瘀的基础上,明辨虚实,辨证施治;若结合灌肠、理疗、熏蒸等方法,疗效更佳。

方一(《实用专病专方临床大全》)

【组成】　苦参10 g、蛇床子10 g、黄柏10 g。

【用法】　水煎服,每日1剂,早晚各服1次,7剂为1个疗程。亦可外用坐浴,每味药用至30 g,每日1剂,早晚熏洗坐浴各1次,7日为1个疗程。

【功用】　清热利湿。适用于湿热瘀结型盆腔炎。

方二(《中医杂志》,1980年第2期)

【组成】　赤芍10 g、蒲公英15 g、败酱草20 g。

【用法】　上药煎水100～150 ml,一次性灌肠用。每日1次,5次为1个疗程,最多用2个疗程,月经期暂停。

【功用】　清热利湿,化瘀排脓。适用于湿热瘀结型、热毒炽盛型盆腔炎。

方三(《中医杂志》,2000年第1期)

【组成】　淫羊藿20 g、皂角刺15 g、生黄芪30 g、三棱12 g、莪术12 g、桂枝10 g、熟大黄8 g。

【用法】　水煎服,每日1剂,早晚各服1次。连用25剂为1个疗程。

【功用】　祛寒温阳,益气化瘀。适用于寒湿凝滞、气虚血瘀型盆腔炎。

方四(《中西医结合杂志》,1985年第4期)

【组成】　地枫皮30 g、透骨草30 g、血竭

15 g、白芷 30 g、川椒 15 g、阿魏 20 g、乳香 20 g、没药 20 g、当归尾 30 g、赤芍 30 g、茜草 30 g、莪术 20 g。

【用法】 上药共研粗末,装入布袋,将药袋用清水湿透,隔水蒸半小时,趁热用热毛巾包卷敷下部腹痛侧,每日 2 次,每次 15 分钟,药袋可晒干第二日再用,每袋药可敷 10 次,30 日为 1 个疗程。

【功用】 活血化瘀,理气止痛。

方五(施慕文方)

【组成】 皂角刺 30 g、大枣 10 枚、粳米 30 g。

【用法】 水煎服,每日 1 剂,早晚各服 1 次。先将皂角刺、大枣水煎半小时以上,去渣取药液 300~400 ml,再加粳米煮成粥服。

【功用】 益气健脾,化瘀排脓。适用于气虚血瘀型盆腔炎。

方六 通络汤(梁文珍方)

【组成】 牡丹皮 10 g、桂枝 10 g、三棱 10 g、莪术 10 g、红藤 10 g、败酱草 10 g、透骨草 20 g、薏苡仁 20 g、赤芍 10 g、生蒲黄^{包煎} 10 g、延胡索 10 g、生甘草 5 g。

【用法】 水煎服,每日 1 剂,早晚各服 1 次。月经第 1 日开始服,连服 20~25 剂。

【功用】 活血化瘀,通络止痛。适用于气滞血瘀型盆腔炎。

方七 复方益母膏(秦继章方)

【组成】 益母草 500 g、当归 120 g、白芍 120 g、生地黄 120 g、炒川芎 60 g、生黄芪 50 g、党参 50 g、醋香附 90 g、陈皮 60 g、砂仁 15 g、红糖 500 g。

【用法】 先将益母草用水 9 L 煎煮 3 小时。再把当归、白芍、生地黄、香附、党参放在煎过益母草的水里煮沸 2 小时,再放入砂仁,煎 15~20 分钟,压榨过滤去渣,再放锅内熬至 1 L,最后放入红糖,溶化成膏。早晚各服 1 次,每次 15 g。

【功用】 益气健脾,养血化瘀。适用于气虚血瘀型盆腔炎。

方八(王耀廷方)

【组成】 生黄芪 15 g、党参 15 g、白术 15 g、知母 20 g、生山药 15 g、天花粉 20 g、三棱 15 g、莪术 20~40 g、干姜 10 g、桂枝 10 g、生鸡内金 15 g。

【用法】 水煎服,每日 1 剂,早晚各服 1 次。

【功用】 益气温中,化瘀除湿。适用于寒湿凝滞型盆腔炎。

方九 加味六妙汤(张琼林方)

【组成】 黄柏 12 g、苍术 12 g、生薏苡仁 30 g、制香附 12 g、红藤 30 g、败酱草 30 g、白芍 30 g、生甘草 8 g。

【用法】 水煎服,每日 1 剂,早、中、晚各服 1 次。

【功用】 清热燥湿,活血清带。适用于湿热瘀结型盆腔炎。

方十(秦伯未方)

【组成】 瞿麦 12 g、萹蓄 12 g、木通 5 g、车前子^{包煎} 15 g、滑石^{包煎} 12 g、延胡索 10 g、连翘 15 g、蒲公英 30 g。

【用法】 水煎服,每日 1 剂,早晚各服 1 次。

【功用】 清热利湿,化瘀排脓。适用于湿热瘀结、热毒炽盛型盆腔炎。

18. 子宫脱垂

子宫脱垂是指子宫从正常位置沿阴道下降,宫颈外口达坐骨棘水平以下,甚至子宫全部脱出于阴道口以外的一类病证。以小腹下坠隐痛,阴道口有物脱出,持重、站立时加重,平卧可缩复还纳为主要表现。其在中医学中属于阴挺范畴,分为气虚型、肾虚型。治疗上以补虚、举陷、固脱为基本原则。

方一

【组成】　五倍子 60 g。

【用法】　水煎,洗患部,每日 1 剂,每剂可用 2～3 日,连用 8～10 日。

【功用】　收涩固脱。适用于各型子宫脱垂。

方二

【组成】　蓖麻子仁 20～50 粒。

【用法】　将上药捣烂如泥,摊于白布上,贴患者头顶百会穴,如子宫上收,立即将药去掉。或用蓖麻子仁 45 g 捣烂同烧酒捏成饼,敷于脐下关元穴,用纱布和胶布固定(最好采取屈双膝仰卧式,至子宫开始收缩时则改为侧卧位屈膝式)。敷 3～5 小时,3～5 次为 1 个疗程。

【功用】　升提子宫。

方三

【组成】　生枳壳 120 g、益母草 150 g。

【用法】　每日早晨取枳壳 24 g 煎服,每晚临睡前取益母草 30 g 煎水服下,连用 5 日。

【功用】　消积除痞,活血调经。适用于肾虚型子宫脱垂。

方四

【组成】　五倍子 15 g、枯矾 15 g、雄黄 1.5 g。

【用法】　将上药研末,炼蜜为丸,每丸 10 g。先将外阴部消毒后,将子宫还纳入宫腔,然后将药丸循阴道形状塞入阴道穹隆部,每 3 日换药 1 次,大部分 1 次即愈,栓塞次数酌情而定,不可多上。

【功用】　收涩,固脱,解毒。

方五

【组成】　棉花根 120 g、益母草 15 g、生枳壳 15 g、升麻 10 g。

【用法】　水煎服,每日 1 剂,早晚各服 1 次。

【功用】　调经固脱,升阳举陷。适用于肾虚型子宫脱垂。

方六　枳壳合剂

【组成】　(1)枳壳 500 g。(加水 500 ml,煎至 200 ml,加入砂糖 120 g 以调味,适用于青、壮年)

(2)干枳壳 500 g,升麻 75 g,白术 75 g。(加水 2 L,煎至 1 L,加入红糖 180 g 调味,适用于老人体弱者)

【用法】　每日 2 次,饭后服,每次 25 ml,10 日为 1 个疗程。服药期间用高锰酸钾溶液冲洗脱垂子宫。

【功用】　理气固脱。适用于各型子宫脱垂。

方七

【组成】　生黄芪 30 g、党参 12 g、白术 10 g、诃子 8 g、升麻 10 g、柴胡 10 g、生甘草 5 g。

【用法】　水煎服,每日 1 剂,早晚各服 1 次。

【功用】 补中益气,升阳举陷。适用于气虚型子宫脱垂。

方八(《常见病验方选编》)

【组成】 棕榈树根 15～30 g(鲜者加倍)。

【用法】 加红糖 30 g、黄酒 30 ml,水煎去渣,再打入鸡蛋 2 枚,煮熟,每日 1 剂,分 2 次服,连服 8～10 日。

【功用】 收敛涩肠,解毒消肿。适用于各型子宫脱垂症状较轻者。

方九(《常见病验方选编》)

【组成】 炙黄芪 30～120 g、党参 15～60 g、当归 10 g、炙升麻 10 g、炒枳壳 15 g、益母草 15 g。

【用法】 水煎服,每日 1 剂,10 剂为 1 个疗程。轻症可服 1 个疗程,重症用 3 个疗程。

【功用】 补中益气,升阳举陷。适用于气虚型子宫脱垂。

方十(《常见病验方选编》)

【组成】 五倍子 3 个、荷叶蒂 5 个(烧灰存性)、冰片 0.6 g。

【用法】 上药共研细末,撒于患处。每日 1 剂。

【功用】 收敛升提。

方十一(杨志一方)

【组成】 蛇床子 15 g、真乌梅 9 个。

【用法】 上药煎汤熏洗患处,后以猪油拌藜芦末外敷患处。每日 1 剂。

【功用】 涩肠固脱。

方十二(杨志一方)

【组成】 活蚌 1 只、梅花冰片 6 g。

【用法】 将冰片嵌入活蚌内,待其涎水流出,用消毒棉球蘸敷患处。

【功用】 清热解毒,化湿固脱。

方十三(杨志一方)

【组成】 皮硝 3 g、胡椒 3 g。

【用法】 上药用黄酒调和,调匀后搽敷患处。每日 1 剂。

【功用】 化湿消肿,攻积软坚。

方十四(哈荔田方)

【组成】 麻黄 8 g、炒枳壳 12 g、透骨草 10 g、五倍子 10 g、小茴香 8 g。

【用法】 上药布包,置温水中浸泡 15 分钟,煎数沸,倾入盆中,趁热熏洗,然后将子宫脱出部分轻轻还纳,并嘱卧床休息。

【功用】 祛湿消肿,通络固脱。

方十五(秦伯未方)

【组成】 当归 60 g、黄芩 60 g、牡蛎 50 g、赤芍 15 g、炙刺猬皮 30 g。

【用法】 上药共研细末,每服 6 g,用温酒送服,每日服 2～3 次。

【功用】 养血固涩。适用于各型子宫脱垂。

方十六 治子宫脱垂方(邓铁涛方)

【组成】 生黄芪 30 g、党参 18 g、白术 15 g、柴胡 10 g、升麻 10 g、当归 10 g、枳实 8 g、制首乌 30 g、生甘草 5 g。

【用法】 水煎服,每日 1 剂,早晚各服 1 次。

【功用】 补气固脱。适用于气虚型子宫脱垂。

19. 缺乳

缺乳是指产后哺乳期内产妇以乳汁甚少或无乳汁可下为主要表现的一类病证。其在中医学中亦称为缺乳,分为气血虚弱、肝郁气滞、痰浊阻滞等型。治疗以调理气血、通络下乳为基本原则。

方一

【组成】 鲫鱼。

【用法】 加水清炖,熟后连汤服下。

【功用】 通脉下乳。适用于各型缺乳。

方二

【组成】 新鲜猪蹄 2～4 个、路路通 20 个。

【用法】 上药同煮熟,去路路通,连肉带汤,每日分 3～5 次服完。

【功用】 补血通乳。适用于气血虚弱型。

方三

【组成】 兔耳 1 对。

【用法】 将兔耳放瓦上焙黄研末,用黄酒 1 次送下。

【功用】 凉血解毒,活血下乳。适用于各型缺乳。

方四

【组成】 生南瓜子 15～20 g。

【用法】 将生南瓜子去壳取仁,用纱布包裹捣碎成泥状,加开水适量和匀服用(加入少许豆油或食糖搅拌则口感更好)。早晚空腹各服 1 次,连用 3～5 日。

【功用】 利水下乳。适用于痰浊阻滞型缺乳。

方五

【组成】 鸽子 1 只。

【用法】 去毛、内脏,煮熟趁热吃肉喝汤,每日 1 只。

【功用】 滋肾益气,祛风解毒。适用于气血虚弱型缺乳。

方六

【组成】 豆腐 120 g、红糖 30 g。

【用法】 加水 300 ml 煮熟,再加入米酒 30 g,吃豆腐喝汤。每日 1 剂。

【功用】 益气养血,生津下乳。适用于气血虚弱型缺乳。

方七

【组成】 韭菜根 15 g、南瓜根 15 g、猪蹄 2 只。

【用法】 煨汤服,每日 1 剂,连服 3～5 日。

【功用】 行气散瘀,通经下乳。适用于肝郁气滞型缺乳。

方八

【组成】 金针菜花 30 g、黄豆 120 g、猪蹄 2 只。

【用法】 上药同煨热,吃肉喝汤,连服 3 日。

【功用】 消积利下,通络下乳。适用于痰浊阻滞型缺乳。

方九

【组成】 当归 15 g、生黄芪 30 g、白芷 10 g、木通 10 g、猪蹄 1 只。

【用法】 先将猪蹄煮熟捞出,再将前 4 味药放入猪蹄汤内煎汁(不加盐)内服。每日 1 剂。

【功用】 益气养血,通经下乳。适用于气血虚弱型缺乳。

方十

【组成】 生黄麻 10 g、苏叶 8 g、西当归 10 g、黄芪 15 g、通草 10 g、炮山甲 10 g、王不留行 10 g、漏芦 10 g、猪蹄 2 只。

【用法】 先将猪蹄煮汤,用猪蹄汤煎药,每晚睡前服 1 次,盖被微取汗,每 2 日服 1 剂。

【功用】 益气养血,通络下乳。适用于气血虚弱型缺乳。

方十一

【组成】 活螃蟹 500 g。

【用法】 砸碎,水煎服,每日 1 剂。

【功用】 散瘀解毒,祛湿下乳。适用于痰浊阻滞型缺乳。

方十二

【组成】 生南山楂 120 g。

【用法】 水煎服,每日 1 剂,早晚各服 1 次。

【功用】 行气散瘀,化积通络。适用于肝郁气滞型缺乳。

方十三(《中医验方汇编 第一辑》)

【组成】 莴苣子 12 g。

【用法】 上药煎汤随意服。

【功用】 通乳利尿,活血行瘀。适用于痰浊阻滞型缺乳。

方十四(杨志一方)

【组成】 活河虾 15 只。

【用法】 将虾去壳捣碎,再用热酒冲服。每日 1 剂。

【功用】 通乳托毒,补肾壮阳。适用于气血虚弱型缺乳。

方十五 生乳丹(杨志一方)

【组成】 潞党参 30 g、生黄芪 30 g、酒当归 60 g、麦冬 15 g、通草 3 g、桔梗 3 g、七孔猪蹄^{去瓜壳} 2 个。

【用法】 水煎服,每日 1 剂,早晚各服

1 次。

【功用】 补气养血,通络下乳。适用于气血虚弱型缺乳。

方十六(赵敬华方)

【组成】 丝瓜适量。

【用法】 上药火烧存性,研细末,每次服 3~5 g。饭前空腹用黄酒或米酒送下,服药后再食米粥 1 碗,以助药力。

【功用】 通络下乳,祛风活血。适用于肝郁气滞、痰浊阻滞型缺乳。

方十七 通乳散(裴笑梅方)

【组成】 当归 12 g、鹿角霜^{先煎} 10 g、穿山甲片^{先煎} 12 g、王不留行 10 g、天花粉 10 g、丝通草 3 g。

【用法】 水煎服,每日 1 剂,早晚各服 1 次。

【功用】 养血生津,通络行乳。适用于气血虚弱型缺乳。

方十八 理气通乳汤(李振华方)

【组成】 当归 10 g、白芍 15 g、柴胡 8 g、广木香 8 g、制香附 10 g、青皮 10 g、桔梗 10 g、通草 10 g、王不留行 15 g、穿山甲^{先煎} 10 g、龙胆草 10 g、生甘草 5 g。

【用法】 水煎服,每日 1 剂,早晚各服 1 次。

【功用】 疏肝理气,通络下乳。适用于肝郁气滞型缺乳缺乳。

方十九

【组成】 粗绳 1 条、0.9% 生理盐水 250 ml。

【用法】 于患乳对侧的肘横纹上 7~10 cm,以粗绳扎紧,用盐水拍打肘弯处,至局部皮肤红润为止,解开绳索;用手轻轻提拉抖动患侧乳头,再轻揉乳房硬结处 5 分钟。一般 3 小时后乳汁即下,若不效,可再行 1 次。

【功用】 通络下乳。适用于乳腺管堵塞性乳汁不下、乳房疼痛。

【备注】　乳腺化脓者忌用。

【供方人】　王素华(安徽省宿州市朱仙 庄煤矿)。

20.回乳

回乳是指产妇哺乳期已过可以断乳或体质虚弱不宜授乳,让乳房不再分泌乳汁的一种方法。其在中医学中亦称回乳。治疗上以消食导滞、活血通经为基本原则。

方一

【组成】　炒麦芽 60～120 g。

【用法】　水煎服,或研细末,每日 2 次,每次服 15 g,温开水送服。

【功用】　消食健脾,回乳消胀。

方二

【组成】　花椒 8 g、红糖 60 g。

【用法】　上药加水 300 ml,将花椒煮沸,加入红糖拌匀,1 日内分 3 次服完,1～3 剂即可。

【功用】　温中散寒,燥湿回乳。

方三

【组成】　朴硝 60 g。

【用法】　加入适量热水,用药棉浸透热敷。或用朴硝 60 g 敷双侧乳房,4～6 小时换药 1 次。

【功用】　清热回乳,软坚散结。

方四(《常见病验方选编》)

【组成】　生黄芪 10 g、五味子 3 g。

【用法】　水煎服,每日 1 剂,分 3 次服。亦可将上药研末,每日 1 剂,分 2 次用甜酒冲服。

【功用】　益气固表,收敛固涩。适用于产后乳汁自出不止。

方五(《内病外治》)

【组成】　胆南星 10 g。

【用法】　上药研细末,用米醋调匀,外敷乳房(不要涂在乳头上),过 24 小时洗去,若无效继续使用,直至乳断。

【功用】　清热化痰,回乳消胀。

方六(《新中医》,1976 年第 4 期)

【组成】　建曲 60 g、蒲公英 60 g。

【用法】　水煎服,每日 1 剂,早晚各服 1 次。同时趁热将药渣用干净纱布包好,放在乳房上热敷 2 次,每次 20 分钟。

【功用】　清热消肿,化积散结。

方七(《大众医学》,1984 年第 5 期)

【组成】　明矾 6 g。

【用法】　将上药溶于 1.5 L 开水中,待水温后,用此水洗乳房 3 分钟,再用洁净毛巾浸明矾水在乳房局部做湿热敷 15 分钟,每晚 1 次,连续 3 日,乳汁可明显减少。

【功用】　燥湿,解毒,回乳。

方八(《河南中医》,1989 年第 1 期)

【组成】　生大黄 8 g、怀牛膝 15 g、炒麦芽 60 g、炙甘草 60 g。

【用法】　水煎服,每日 1 剂,早晚各服 1 次。

【功用】　回乳消胀。

方九(《中国民间疗法》,1995 年第 4 期)

【组成】　陈皮 10 g、大黄 8 g、蒲公英 10 g、炒麦芽 60 g。

【用法】　水煎服,每日 1 剂,分 3 次服。并用此药渣热敷局部,每日 3 次。一般使用 1 剂即愈,少数需使用 2 剂。

【功用】 理气消滞,消痈散结,逐瘀通经。

【备注】 如已服过其他回乳药而再用上法2日后效果不明显者,可将方中大黄量减半,再加橘核30 g、当归10 g。

21.避孕、绝孕

避孕是指应用多种手段使妇女暂时不受孕的方法,绝孕是指应用多种手段使妇女长期不受孕的方法。其在中医学中属于厌生、断胎范畴,分为工具避孕和药物避孕两类,下文以介绍药物避孕为主,应使用于身体健康、愿意避孕且月经基本正常的育龄期妇女,患有其他疾病及哺乳期妇女不宜使用。

方一

【组成】 淫羊藿60 g、冬葵子60 g。

【用法】 水煎服,每日1剂,在月经干净后服用有效。

【功用】 利湿通淋,祛风补阳。适用于阳虚体质者的避孕。

方二

【组成】 美人蕉根50 g、瘦猪肉250 g。

【用法】 上药同煮,每日1剂,于月经后4日服用。

【功用】 滋阴清热,调经利水。适用于阴虚有热者的避孕。

方三

【组成】 生绿豆20～30粒。

【用法】 上药研末,于月经干净后空腹服,连用3～5日,可避孕1个月。

【功用】 清热利水。适用于湿热体质者的避孕。

方四

【组成】 零陵香(干)8 g。

【用法】 每次月经干净后服1剂,可避孕1个月。

方十(秦伯未方)

【组成】 焦麦芽30 g、枳壳8 g。

【用法】 水煎服,每日1剂,分3～4次服。

【功用】 回乳消胀。

【功用】 祛风散寒,收敛固涩。适用于各型体质者的避孕。

方五

【组成】 蚕退纸33cm对方。

【用法】 上药研细粉,每日1次,每次服0.6 g。

【功用】 止血消肿。适用于各型体质者的避孕。

方六

【组成】 米醋适量

【用法】 每次房事后立即滴数于阴道内。

【功用】 散瘀消积,止血解毒。适用于各型体质者的避孕。

方七

【组成】 明矾6 g。

【用法】 上药研细末,在产后进食(包括喝水)前,用白开水送下。

【功用】 化痰止血。适用于各型体质者的避孕。

方八

【组成】 川牛膝30 g、瞿麦30 g、桂心

30 g。

【用法】 水煎服，每日 1 剂，早晚各服 1 次。

【功用】 通经利水。适用于体质壮实者的绝孕。

【备注】 此方药量较大，用时宜慎。

方九

【组成】 棕榈树根（芯）30～60 g、猪肠适量。

【用法】 在月经干净后炖服，一次性服完。

【功用】 收敛止血，祛风解毒。适用于各型体质者的绝孕。

【备注】 此方系广东省曲江县地方民间验方，使用干枯的树根失效。服此方后无副作用，月经正常，对健康无影响。

方十（《丹溪治法心要》）

【组成】 白面曲 630 g、无灰酒（黄酒）3 350 ml。

【用法】 将上药煮至 2 300 ml，滤渣，分

3 次服。等到月经来前 1 日晚上服 1 次，第 2 日凌晨 3～5 点服第 2 次，第 2 日早晨服第 3 次，月经即来，可以终身绝孕。

【功用】 化瘀消积。适用于绝孕。

方十一（黄竹斋方）

【组成】 血管鹅毛 10 g。

【用法】 烧存性，研细末，于产后用黄酒一次性送服，可永不受孕。

【功用】 解毒散血，消坚祛湿。适用于绝孕。

方十二 节孕生化汤（张鹏举方）

【组成】 川芎 10 g、当归 25 g、桃仁 3 g、红花 3 g、炮姜 3 g、芸苔子 12 g、炙甘草 3 g。

【用法】 用黄酒、童便适量，加水共煎，两次收汁约 150 ml，每日 1 剂分 2 次服。于月经时连用 3～5 剂。

【功用】 活血化瘀，致督脉受损、胞脉失养。适用于避孕。

【备注】 此方用于已生育妇女之避孕，未孕者不可用。

22. 人工流产

人工流产是指妊娠 3 个月内采用人工或药物方法终止妊娠的一种手段，亦称为早期妊娠终止。其在中医学中属于堕胎范畴，用药时应注意不可伤及母体。

方一

【组成】 阿魏 3 g、宫粉 0.03 g、雄黄面少许。

【用法】 将阿魏捣烂后入宫粉和匀，用白面调成糊状与药制成长圆形药锭，长 2.5 cm，直径 0.6 cm，每个重 1.5 g，雄黄为衣，干燥待用。将药锭塞入阴道，数小时后即可见效。

【功用】 化癥散痞，消积通利。

【备注】 妊娠 2 个月左右用此方较为

适宜。

方二 甘草汤（《圣济总录》）

【组成】 生甘草 30 g、官桂 15 g、炒香豆豉 60 g。

【用法】 上药共研粗末。每服 5 g，用水 500 ml，煎至 300 ml。去渣，用鸡蛋 1 枚，取蛋清入药内，再同煎至 200 ml，趁热服，分 2 次服。

【功用】 温阳益气，通脉下胎。适用于寒性体质者。

23.不孕症

不孕症是指女子婚后未避孕,有正常性生活,同居2年而未受孕者;或曾有过妊娠,而后未避孕,连续2年未再受孕的一类疾病。其在中医学中属于全不孕、断绪范畴,分为肾虚、肝气郁结、瘀滞胞宫、痰湿内阻等型。治疗以温肾益气、养血填精、调理冲任为基本原则。

方一(《女科新书》)

【组成】 柴胡8g、刘寄奴8g、王不留行8g、益母草10g、苏木5g、沉香1g。

【用法】 水煎服,每日1剂,早晚各服1次。

【功用】 疏肝行气,活血调经。适用于肝气郁结型不孕症。

方二(《〈串雅外编〉选注》)

【组成】 五灵脂6g、白芷6g、青盐6g、麝香0.3g。

【用法】 上药共研细末,先用荞麦面粉以水调和,搓成条状,围于脐上,然后将药末纳入其中。用艾条灸之,以脐内微温为度。3日1次,10次为1个疗程。

【功用】 温中散寒,暖宫调经。适用于肾阳虚及宫寒者。

方三(《辽宁中医杂志》,1989年第9期)

【组成】 芒硝60g、夏枯草30g、路路通30g、鲜水蛭20g(干品10g)。

【用法】 上药研末,装入布袋,隔水蒸热后,敷于少腹两侧,早晚各1次,每次1小时。

【功用】 清热利水,散结消肿,化瘀通经。适用于瘀滞胞宫型不孕症见输卵管不通者。

方四(《浙江中医杂志》,1992年第1期)

【组成】 苦参30g、地肤子30g、蒲公英30g、龙胆草30g。

【用法】 将上药煎取药液500ml,加开水1L,每晚熏洗阴道1次。每剂煎3次,取3剂为1个疗程。

【功用】 清热燥湿。适用于有湿热之象的不孕症。

方五(《山西中医》,1993年第6期)

【组成】 黄芥子50g。

【用法】 上药研末,盛于盒内,用开水2.5L冲之。于月经第5日开始,每晚睡前趁热坐于盆上熏洗会阴部,每次20分钟,10次为1个疗程。

【功用】 温中散寒,消肿止痛。适用于宫寒不孕者。

方六(杨志一方)

【组成】 熟地黄60g、全当归120g、鸡血藤120g、炙鳖甲60g。

【用法】 上药共研细末,炼蜜为丸,每日2~3次,每次10g,开水送服。

【功用】 滋阴养血,调补冲任。适用于肾阴虚者。

方七(杨志一方)

【组成】 酒山茱萸500g、补骨脂(酒浸焙干)250g、当归120g。

【用法】 上药共研细末,炼蜜为丸,每次10g。临睡前用淡盐水送服。

【功用】 补肾养血。适用于肾虚型不孕症。

方八(杨志一方)

【组成】 吴茱萸6g、川椒6g。

【用法】 上药共研细末,白蜜和丸,如橄榄大小,用消毒纱布包裹,纳入阴道中,每日

1换,1个月为1个疗程。

【功用】 温中暖宫。适用于用肾阳虚及宫寒不孕者。

方九(杨志一方)

【组成】 月月红(月季花)根30g。

【用法】 上药制粗散。将未生过蛋的母鸡1只,去毛与肠杂,共入瓦罐,加水800 ml,封紧,用细木炭火煮2小时,加盐1.5g,吃肉喝汤。次月再食1只,即可受孕。

【功用】 活血调经,益气填精。适用于肾虚型不孕症。

方十(杨志一方)

【组成】 潞党参10g、生黄芪10g、土炒白术30g、酒当归10g、云茯苓15g、大砂仁^{研碎}3g、制香附6g。

【用法】 水煎服,每日1剂,早晚各服1次。

【功用】 益气健脾,燥湿化痰。适用于痰湿内阻型不孕症见体形肥胖者。

方十一 通络煎(许润三方)

【组成】 柴胡10g、赤芍10g、枳实10g、丹参30g、路路通15g、穿山甲^{先煎}10g、生黄芪30g、生甘草10g。

【用法】 水煎服,每日1剂,早晚各服1次。

方十二 健脾祛湿疏肝汤(班秀文方)

【组成】 当归10g、川芎8g、白芍10g、土茯苓20g、白术10g、泽泻10g、鸡血藤20g、丹参15g、槟榔10g、苍耳子10g、补骨脂10g。

【用法】 水煎服,每日1剂,早晚各服1次。

【功用】 健脾祛湿,养血疏肝。适用于痰湿内阻、肝气郁结型不孕症。

方十三 养血活血化瘀汤(班秀文方)

【组成】 鸡血藤20g、丹参15g。当归10g、川芎10g、赤芍10g、路路通10g、桃仁8g、皂角刺10g、川红花8g、制香附8g、穿山甲^{先煎}10g。

【用法】 水煎服,每日1剂,早晚各服1次。

【功用】 养血活血,化瘀通脉。适用于瘀滞胞宫型不孕症。

方十四 脾肾双补汤(钟秀美方)

【组成】 生黄芪15g、白术15g、续断15g、丹参15g、菟丝子20g、薏苡仁20g、墨旱莲20g、巴戟天10g、仙茅10g、覆盆子10g、陈皮10g。

【用法】 水煎服,每日1剂,早晚各服1次。

【功用】 补肾益气,温养冲任。适用于肾虚型不孕症。

方十五 种子汤(罗元恺方)

【组成】 菟丝子30g、桑寄生25g、熟地黄25g、淫羊藿10g、金狗脊10g、党参20g、白术15g、覆盆子12g、补骨脂15g、当归12g、艾叶10g、炙甘草10g。

【用法】 水煎服,每日1剂,早晚各服1次。

【功用】 温肾暖宫,益气养血。适用于肾阳虚者。

方十六 菟丝汤(罗元恺方)

【组成】 菟丝子15g、金樱子15g、桑寄生30g、党参15g、白术12g、当归10g、炙甘草8g。

【用法】 水煎服,每日1剂,早晚各服1次。

【功用】 补肾健脾,理血调经。适用于肾虚型原发性不孕症。

方十七 虚人通腑汤(朱南孙方)

【组成】 潞党参15g、生黄芪15g、全当归12g、熟地黄12g、巴戟天12g、肉苁蓉12g、女贞子12g、桑椹12g、淫羊藿12g、石楠叶 12 g、石菖蒲 12 g、川芎 8 g。

【用法】 水煎服,每日 1 剂,早晚各服 1 次。

【功用】 益气养血,补肾调中。适用于肾虚型不孕症。

方十八(秦伯未方)

【组成】 熟地黄 250 g、淮山药 120 g、山萸肉 120 g、牡丹皮 90 g、茯苓 90 g、泽泻 90 g、枸杞 90 g、菟丝子 120 g、五味子 30 g、车前子^{包煎} 90 g、覆盆子 90 g。

【用法】 上药水煎,加入石斛 180 g 浓煎熬膏,亦可制丸,每日空腹时服 12 g,淡盐汤送服。

【功用】 滋肾养血,调补冲任。适用于肾阴虚者。

第五章　儿 科 疾 病

1.新生儿破伤风

新生儿破伤风是指破伤风杆菌由脐部侵入,产生内毒素而引起以牙关紧闭和全身肌肉强直性痉挛为主要表现的急性严重感染性疾病。其在中医学中属于脐风、四六风范畴,分为风邪阻络、邪毒入脏、气阴两虚等型。治疗上以解肌祛风、解毒息风为基本原则,恢复期应注意益气养阴。

方一

【组成】　小驴蹄1副。

【用法】　上药砸碎煎汤,频频饮服。

【功用】　解毒消肿。适用于各型脐风。

方二

【组成】　全蝎1个、僵蚕1个、朱砂0.03 g、轻粉0.03 g。

【用法】　上药共研细末,和蜂蜜涂于乳头(或奶嘴)上,令乳儿吸食。

【功用】　息风止痉,解毒通络。适用于风邪阻络、邪毒入脏型脐风。

方三

【组成】　僵蚕10个、蝉蜕10个、蜈蚣1条、朱砂1.5 g、牛黄0.15 g。

【用法】　先将前3味药分别炒黄,再将上药共研细末,分为10包收贮备用。早晚各服1包,乳汁送下。

【功用】　息风止痉,攻毒通络。适用于风邪阻络、邪毒入脏型脐风。

方四(《中华效方汇海》)

【组成】　全蝎1个、朱砂2 g、灯心草10 cm。

【用法】　先将全蝎、朱砂研末与少量食用油调匀,再取灯心草浸泡片刻,备用。使用时,先找到自脐而上冲隐现的1条青筋,即用已制备好的灯心草点燃在青筋顶端烧之,此筋即缩下寸许;再从缩下顶端烧之,如此反复直至青筋消失而病愈。若此筋上冲至剑突下,则病危难治。

【功用】　清心镇惊,息风止痉。

方五(《中国秘方全书》)

【组成】　防风3 g。

【用法】　上药水煎,一次性服下。

【功用】　祛风,解表,止痉。适用丁风邪阻络型见风窜口鼻而口尚未紧闭者。

方六(《中医儿科单方验方选》)

【组成】　虎耳草适量。

【用法】　将上药洗净,放碗内打碎,绞出自然汁(若无鲜品,可将干品水泡软后挤汁用),加淡盐水少许,每次饮10 ml,每日2～3次。

【功用】　清热解毒,散风定惊。适用于邪毒入脏型脐风。

方七(湖北土家族经验方)

【组成】　全蝎18 g、僵蚕20 g、羚羊角粉

（可用水牛角粉 60～90 g 代替）30 g、牛黄 10 g、琥珀 10 g。

【用法】 上药共研细末，密封保存。每日服 3～4 次，每次 0.3～0.5 g，开水调服。

【功用】 息风止痉，解毒通络。适用于风邪阻络型脐风。

2.夜啼

夜啼是指以小儿白天能安静入睡，入夜则啼哭不安，时哭时止，或每夜定时啼哭，甚则通宵达旦的一类病证。其在中医学中亦称为夜啼，分为脾寒气滞、心经积热、惊恐伤神等型。治疗上予温脾行气、清心导滞、镇惊安神之法。

方一

【组成】 蝉蜕（去头、足，用后身）7 个、薄荷叶 6～7 片、生甘草 5 g。

【用法】 水煎，每晚临睡前服，连服 2～3 日。

【功用】 疏风散热，利咽泻火。适用于心经积热型夜啼。

方二

【组成】 蚯蚓 2 条。

【用法】 将蚯蚓洗净捣烂如黏泥状，晚上敷于肚脐。

【功用】 清热息风，利尿通络。适用于心经积热型夜啼。

方三

【组成】 白芍 3 g、川黄连 1 g、生甘草 1 g。

【用法】 水煎服，每日 1 剂，早晚各服 1 次。

【功用】 清热解毒，养阴燥湿。适用于心经积热型夜啼。

方四

【组成】 朱砂 0.6 g、琥珀 0.6 g。

【用法】 上药共研细末，分为 4 包，每晚服 1 包。

【功用】 镇惊安神，清热利尿。适用于惊恐伤神、心经积热型夜啼。

方五

【组成】 沉香 0.6 g、紫蔻仁 0.6 g、丁香 0.6 g、枳壳 1 g、钩藤 1.5 g。

【用法】 水煎或开水泡取汁，频频喂服。

【功用】 温脾化湿，行气健脾。适用于脾寒气滞型见小儿腹胀引起的夜啼。

方六（《福建中医药》，1958 年第 2 期）

【组成】 黑牵牛子 10 g。

【用法】 上药研细末，和面粉调匀做成饼状，贴于脐部，用绷带或胶布固定。如夜啼不止，次日晚按上法换药 1 次。2 次后无效即换其他方法治疗。

【功用】 泻下逐水，去积消食。

方七（《中西医结合杂志》，1989 年第 7 期）

【组成】 朱砂适量。

【用法】 上药研细末，临睡前以温开水浸湿，用棉签蘸药末少许，涂于神阙、双侧劳宫、膻中和双侧风池穴，不用包扎。对婴儿药末浓度可酌减。每晚 1 次，一般 1 次即可见效，可连用 3 日。

【功用】 清心镇惊，安神解毒。适用于各型夜啼，尤宜于心经积热型夜啼。

方八（《浙江中医杂志》，1989 年第 10 期）

【组成】 五倍子 1.5 g。

【用法】　上药加水 80 ml 浓煎，于每晚临睡前顿服，每天 1 次。

【功用】　清热，敛汗，止啼。适用于心经积热型夜啼。

方九(《四川中医》,1994 年第 5 期)

【组成】　乌药 10 g、僵蚕 10 g、蝉蜕 15 g、琥珀 3 g、青木香 6 g、雄黄 5 g。

【用法】　上药共研细末，混匀，每晚临睡前取 10 g 药末，用热米酒调匀成糊状，涂在敷料上，外敷脐部，每晚 1 次。一般 3 次即可见效，可连用 7 日。

【功用】　温脾散寒，行气止痛。

方十(《中医杂志》,2002 年第 3 期)

【组成】　炮山甲适量。

【用法】　上药研极细末，每晚临睡前用开水冲服 0.25 g。

【功用】　活血通络，镇心潜阳。适用于惊恐伤神型夜啼。

方十一(云南佤族民间验方)

【组成】　马蹄金 10 g。

【用法】　上药用开水 50～100 ml 泡服，每日 1～2 次。

【功用】　镇惊安神。适用于惊恐伤神型夜啼夜啼。

方十二　山五汤(李文瑞方)

【组成】　山楂 10 g、五味子 10 g、钩藤[后下] 10 g、牡蛎(或龙骨)[先煎] 15 g。

【用法】　水煎服，每日 1 剂。早晚各服 1 次。

【功用】　镇惊潜阳，养阴安神。适用于惊恐伤神型夜啼。

方十三(秦伯未方)

【组成】　灯心草灰、辰砂末各等份。

【用法】　上药混匀，涂于乳头(或奶嘴)上，令患儿吮吸，每日 1 次。可于喂乳时使用。

【功用】　清心降火，镇惊安神。适用于心经积热型夜啼。

方十四(徐经世方)

【组成】　琥珀末 10 g。

【用法】　用双层医用纱布袋将上药装入，封口，待临睡前敷于小儿肚脐上，外用胶布稍加固定，次日早晨取下。一般 2～3 次即可见效。

【功用】　镇惊安神，通淋化瘀。适用于各型夜啼，亦可用于治疗小儿多动症。

方十五　藤衣平肝汤(罗元恺方)

【组成】　钩藤 10 g、蝉蜕 6 g、茯苓 15 g、象牙丝 12 g、谷芽 10 g、白芍 8 g、麦冬 6 g、淡竹叶 6 g、冬瓜仁 12 g。

【用法】　水煎服，每日 1 剂，早晚各服 1 次。

【功用】　平肝清热，除烦消滞。适用于惊恐伤神、心经积热型夜啼。

3.小儿腹泻

　　小儿腹泻是指由感染或非感染因素引起的以小儿大便次数增多、粪质稀薄甚如水样为临床特征的一类疾病，在夏秋两季常见，且 2 岁以下小儿发病率高。其在中医学中属于泄泻范畴，分为常证(包括湿热泻、风寒泻、伤食泻、脾虚泻、脾肾阳虚泻等)、变证(包括气阴两虚、阴竭阳脱等型)两类。治疗以健脾化湿为基本原则。

方一

【组成】 陈茶叶适量。

【用法】 上药煮开后加红糖少许内服。

【功用】 化痰消食,利尿解毒。适用于湿热泻、伤食泻。

方二

【组成】 蒺藜秧 60～90 g。

【用法】 煎水洗脚心,每日数次。

【功用】 祛风除湿。

方三

【组成】 炒车前子 30 g、炒白术 9 g。

【用法】 上药共研细末,每次 3 g,开水冲服,每日 2～3 次。

【功用】 利尿通淋,渗湿止泻。适用于脾虚泻见尿少、大便呈水样者。

方四

【组成】 石榴皮炭 2.5 g、红枣^{烧焦} 2 枚。

【组成】 石榴皮炭 2.5 g、红枣^烧焦^ 2 枚。

【用法】 水煎服,每日 1 剂,早晚各服1 次。

【功用】 益气健脾,涩肠止泻。适用于脾虚久泻不止的小儿。

方五

【组成】 大黄炭 2.5 g、生甘草 2.5 g。

【用法】 水煎服,每日 1 剂,早晚各服1 次。

【功用】 清肠解热,化湿止泻。适用于湿热泻。

方六

【组成】 藿香 8 g、云茯苓 8 g、陈皮5 g、法半夏 5 g、薄荷叶 5 g、荆芥穗 5 g、黄连2 g、生姜 3 片。

【用法】 上药加水煎取 80 ml,分 5～10次频频服下。

【功用】 疏风散寒,化湿和中。适用于风寒泻见感冒发热而引起腹泻、呕吐者。

方七(《中医外治求新》)

【组成】 白胡椒 5 g、五倍子 10 g。

【用法】 上药共研细末,混匀,用时以白酒调成糊状,填满肚脐,以暖脐膏(或肤疾宁膏、暖宝均可)外贴,2 日换药 1 次,急性腹泻以 10 日为 1 个疗程,慢性腹泻以 1 个月为 1个疗程。

【功用】 化湿止泻。

方八 七味白术散(《中医杂志》,1985 年第 6 期)

【组成】 人参^{单煎} 6 g、茯苓 6 g、白术6 g、藿香 6 g、木香 6 g、葛根 12 g、生甘草3 g。

【用法】 水煎服,每日 1 剂,早晚各服1 次。

【功用】 益气健脾,和胃止泻。适用于脾虚泻。

方九(《中医杂志》,1990 年第 4 期)

【组成】 苦参、苍术各适量。

【用法】 上药各研细末,用米醋调匀,敷于两足心,外用纱布包裹,4～12 小时换药1 次。

【功用】 清肠解热,化湿止泻。

【备注】 热重者苦参与苍术之比为 3∶1,湿重者为 1∶3。

方十(《中医杂志》,1990 年第 4 期)

【组成】 绿豆粉 10 g、鸡蛋 1 个。

【用法】 取鸡蛋清调绿豆粉敷于囟门上,至泻止再停药。

【功用】 清热导滞。

方十一(《山东中医杂志》,1989 年第 2 期)

【组成】 葛根 50 g、白扁豆 100 g、车前草 150 g。

【用法】 上药加水 2 L,水煎 20～30 分钟,将药液倒入盆中,兑入温开水适量以超过足踝为度,水温保持在 30℃左右,浸泡脚部30～60 分钟,每日 2～3 次,3 日为 1 个疗程。

【功用】 清热利湿,健脾止泻。

方十二(《河北中医》,1990 年第 6 期)

【组成】　木香、肉桂、丁香各等份。

【用法】　上药共研细末,混匀,每次取 5～6 g,用醋调成糊状,敷脐部,24 小时换药 1 次,3 日为 1 个疗程。

【功用】　温中散寒,祛湿化滞。

方十三(《黑龙江中医药》,1991 年第 4 期)

【组成】　炒车前子 30 g、炒鸡内金 30 g。

【用法】　上药共研细末,混匀,每次取 12 g,用鸡蛋清调成糊状,填脐部,外用胶布固定,每日 1 次,5 次为 1 个疗程。

【功用】　健脾和胃,化湿止泻。

方十四(《中医杂志》,1995 年第 4 期)

【组成】　吴茱萸 1.5～3 g。

【用法】　上药研细面(干药面或用醋调匀亦可),每次取药面 0.5～1 g,外敷脐部,用胃安膏(或伤湿止痛膏)固定,每日换药 1 次,3 日为 1 个疗程。

【功用】　散寒止泻。适用于风寒泻、脾虚泻及小儿慢性肠炎。

方十五(《中医外治杂志》,1996 年第 5 期)

【组成】　鲜车前草 150 g、鲜葎草 250 g。

【用法】　上药切碎,加水 1.5 L 煮沸,将药液倒入盆中,先熏蒸患儿双足底及内外踝,待温度合适后将患儿双足放入盆中,使药液浸过踝部,趁热不断把药液由患儿膝关节向下反复冲洗,边洗边揉其内外踝,每次 20～30 分钟,每日早、中、晚各熏洗 1 次,3 日为 1 个疗程,一般使用 1～2 个疗程可愈。

【功用】　清热,利湿,止泻。

【备注】　若无鲜品,可干品减半使用。

方十六　消风和胃汤(谭礼初方)

【组成】　谷精草 30 g、鸡内金 10 g、五谷虫 10 g、煅牡蛎[先煎] 10 g、西党参 10 g、漂白术 10 g。

【用法】　水煎服,每日 1 剂,早晚各服 1 次。

【功用】　消食磨积,清泄风热。适用于伤食泻、脾虚泻。

方十七　小儿止泻散(马莲湘方)

【组成】　苍术 180 g、车前子 90 g、生大黄 30 g、熟大黄 30 g、制川乌 30 g、生甘草 30 g。

【用法】　上药共研极细末,密封瓶储。6 个月以内婴儿,每次用 1 g;6 个月至 3 岁患儿,每次用 2 g;3 岁以上患儿,每次用 3 g。每日 3 次,温开水冲服。

【功用】　温补脾肾,化湿止泻。适用于脾肾阳虚泻,亦可用于成人胃肠功能紊乱所致之腹泻。

方十八　加味益脾镇惊散(周炳文方)

【组成】　党参 9 g、白术 5 g、茯苓 6 g、钩藤 5 g、朱砂 0.3 g、琥珀 1 g、生甘草 3 g。

【用法】　将朱砂、琥珀分研细末,余药水煎,冲服朱砂、琥珀末,每日 1 剂,早晚各服 1 次。

【功用】　益气健脾,镇惊安神。适用于脾虚泻见惊惕不安者。

4.小儿呕吐

　　小儿呕吐是指因胃失和降、气逆上行,以致乳食由胃中上逆经口而出的一类常见病证。其在中医学中属于呕吐范畴,分为乳食积滞、胃热气逆、脾胃虚寒、肝气犯胃等型。治疗上以和胃、降逆、止呕为基本法则,同时兼顾治本。

方一

【组成】 青铜钱 3 枚、葱白 6 cm、生乳汁适量。

【用法】 将上药同放锅里煎,去青铜钱,一次性服下。

【功用】 温中散寒,和胃降逆。适用于脾胃虚寒型小儿呕吐。

方二

【组成】 人乳汁 300 ml、葱头籽 3 根。

【用法】 将葱头籽切碎与乳汁调匀,加水蒸透,去渣取汁,1 日内分数次服完。

【功用】 温胃止呕。适用于脾胃虚寒型小儿呕吐。

方三

【组成】 制半夏 3 g、姜竹茹 3 g、炒麦芽 10 g、鲜生姜 1 片、红糖少许。

【用法】 水煎服,每日 1 剂,早晚各服 1 次。

【功用】 温胃消积,降逆止呕。适用于脾胃虚寒、乳食积滞型小儿呕吐。

方四

【组成】 淡吴茱萸 1.2 g、公丁香 1.2 g、薄橘红 3 g、鲜生姜 1 片。

【用法】 水煎服,每日 1 剂,早晚各服 1 次。

【功用】 温中行气,和胃降逆。适用于脾胃虚寒型小儿呕吐。

方五

【组成】 生大黄 0.3 g、川黄连 0.3 g。

【用法】 每日煎水 100 ml,每隔 1 小时服 1 次,每次隔水温热服 10 ml,加蜂蜜少许,连服 3～5 日。

【功用】 清热泻火,降逆止呕。适用于

胃热气逆型小儿呕吐及新生儿久吐不止(先天性幽门梗阻)者。

方六(《中医儿科学》)

【组成】 鲜地龙数条。

【用法】 上药洗净撒上白砂糖,化为糊状,加面粉适量,制成药饼,贴敷于双侧涌泉穴,用布包扎或胶布固定,每日 1 次。

【功用】 清热泻火,和胃降逆。

方七(《中医儿科学》)

【组成】 吴茱萸研末 10 g、大蒜 5 个。

【用法】 将大蒜去皮捣烂,与吴茱萸末拌匀,揉成一元硬币大小的药饼,外敷双侧足心,每日 1 次。

【功用】 温中散寒,和胃降逆。

方八(《治小儿病方》)

【组成】 吴茱萸 3 g、黄连 3 g、灶心土 15 g。

【用法】 水煎,待澄清后,取清液,频服。

【功用】 温中散寒,降逆止呕。适用于脾胃虚寒型小儿呕吐见呕吐不止者。

方九 桃红散(《幼幼新书》)

【组成】 人参 8 g、藿香叶 8 g、神曲 8 g。

【用法】 上药各研细末,混匀,每次服 1.5 g,小米汤调服,不拘时。

【功用】 益气健脾,化湿和胃。适用于脾胃虚寒型小儿呕吐见上吐下泻者。

方十(王殚模方)

【组成】 姜竹茹 6 g、炒陈皮 3 g、生大黄 1.5 g、春砂仁 1 g。

【用法】 水煎,每日 1 剂,频频饮服。

【功用】 疏肝理气,和胃止呕。适用于肝气犯胃型小儿呕吐。

5.小儿口疮

小儿口疮是指以齿龈、舌体、两颊、上腭等处出现黄白色溃疡、疼痛流涎,或伴发热为临床特征的一类疾病。其在中医学中属于口糜、燕口疮范畴,分为风热乘脾、心火上炎、虚火上浮等型。治疗上实证宜清热解毒、泻心脾积热,虚证宜滋阴降火、引火归元,并应配合口腔局部外治疗法。

方一

【组成】　五倍子(大)1个、冰片 0.15 g。

【用法】　用小刀将五倍子刺口,把冰片装入五倍子内,用面包裹烧成炭,将面拨去研成细末,每日 3 次,吹敷患处。

【功用】　清热泻火,敛疮止痛。

方二

【组成】　小麦麸（烧灰）0.6 g、冰片 0.3 g。

【用法】　上药混合研细末,撒于创面,每日 2～3 次。

【功用】　清热敛疮。

方三

【组成】　川黄连 5 g、冰片 1.2 g。

【用法】　上药共研细末,撒于患处。

【功用】　清热燥湿,解毒敛疮。

方四

【组成】　蚕茧壳 1 枚、白矾 1 小块、冰片少许。

【用法】　将白矾、冰片装入蚕茧壳内,微烧,再研细末,撒于患处。

【功用】　解毒疗疮。

方五

【组成】　黄瓜根适量。

【用法】　将上药焙干后研成末,用油调和涂患处。

【功用】　清热利湿,解毒敛疮。

方六

【组成】　老黄瓜(尾部)半条、明矾适量。

【用法】　将黄瓜从中切断,挖出种子后放入明矾,以塞满为度,再用 1 块黄瓜堵口,用绳拴住挂在屋檐下风干,研细末备用。用时吹敷患处。

【功用】　清热利水,解毒敛疮。

方七

【组成】　细辛(研成细末)5 g。

【用法】　上药分为 5 包,用 1 包同米醋调成糊状,涂于脐部,每日换药 1 次,连用 4～5 日。

【功用】　散寒,通窍,止痛。

方八

【组成】　吴茱萸 12 g。

【用法】　上药研成粉,开水调匀敷两侧足心,用布扎紧,每日换药 1 次。

【功用】　散寒,止痛,敛疮。

方九(《中医验方汇编　第一辑》)

【组成】　新鲜桑树粗枝 1 根、明矾 1 块。

【用法】　在桑树粗枝的一头挖一个槽,将明矾放在里面,在火上煅成枯矾,取出研细末,撒敷患处。

【功用】　化湿敛疮。

方十(《越医汇讲》)

【组成】　石菖蒲 10 g。

【用法】　上药水煎漱口(咽下也无害),每日 1 剂,一般 2～3 次可见效。

【功用】 化湿敛疮。

方十一(《中医杂志》,1965 年第 4 期)

【组成】 吴茱萸 15 g、胡黄连 6 g、生大黄 6 g、胆南星 3 g。

【用法】 上药共研细末,混匀;1 岁以下患儿用 3 g,1 岁以上患儿可酌情增至 6~12 g,用时将药末与陈醋适量调成糊状,晚上入睡后涂于两侧足心,外用纱布包扎至天明除去,病情较重者可连用 2~3 晚。

【功用】 化痰祛瘀,解毒止痛。

方十二(《中医杂志》,1982 年第 2 期)

【组成】 鲜野蔷薇根 60 g(干品 20 g)。

【用法】 上药水煎,口腔含漱,每日 7~8 次,7 日为 1 个疗程,每日 1 剂。

【功用】 清热解毒,化湿敛疮。

方十三(《四川中医》,1990 年第 7 期)

【组成】 凤尾草适量。

【用法】 取凤尾草如鸡蛋大 1 团,捣绒,

纱布包裹,鲜品挤汁缓缓滴入口腔(干品可用水泡软后使用);再换药包如枣大小,放入口腔内缓缓转动 1~2 分钟。

【功用】 清热利湿,消肿解毒。

方十四(邓铁涛方)

【组成】 蚶壳草、蟛蜞菊(白花者佳,黄花者亦可)、酢浆草各等份。

【用法】 上药皆用鲜品(若无鲜品,可将干品泡软后代用,但疗效欠佳),洗净后加适量食盐,捣烂绞出汁液,用消毒棉签蘸药液搽洗患儿口腔,同时轻轻擦去附于口腔及舌面上的白色垢苔,尽量擦干净,每日搽 3~4 次。

【功用】 清热解毒,酸甘收敛。

方十五(秦伯未方)

【组成】 辰砂 1.5 g、滑石 3 g、灯心草 1 扎、生甘草 2 g。

【用法】 上药共研细末,撒于患处。

【功用】 清热解毒,敛疮生肌。

6.小儿惊厥

小儿惊厥是由多种原因引起脑神经功能紊乱所致的一种儿科常见病。以高热、神昏、两目窜视、突发性全身或局部肌群呈强直性和阵挛性抽搐为主要表现,常伴意识障碍。其在中医学属于惊风范畴,分为急惊风(包括风热动风、气营两燔、邪陷心肝、湿热疫毒、惊恐惊风等型)、慢惊风(包括脾虚肝亢、脾肾阳衰、阴虚风动等型)两类。治疗上急惊风以清热、豁痰、镇惊、息风为基本原则,慢惊风以温阳、滋阴、息风等补虚治本法则。

方一

【组成】 鲜仙人掌 10~15 g。

【用法】 将上药去毛洗净,捣烂取汁,开水冲,频频喂之。

【功用】 清热解毒,凉血化瘀。适用于风热动风、气营两燔型急惊风。

方二

【组成】 生石膏 30 g、朱砂 1.5 g。

【用法】 上药共研细末,每次 3 g,每日 2 次,开水冲服。

【功用】 清热泻火,镇心安神。适用于邪陷心肝、惊恐惊风型急惊风。

方三

【组成】 白颈蚯蚓 6 条、生石膏^{先煎}30 g、胆南星 1 g、天竺黄 2.5 g。

【用法】 清水浓煎取汁,分数次灌服。

【功用】 清热息风,化痰定惊,清心除烦。适用于各型急惊风见高热者。

方四

【组成】 胡椒 5 g、炮姜 5 g、丁香 10 粒、肉桂 3 g、灶心土 90 g。

【用法】 用灶心土煎水,取其煎液再煎余药,分 3～4 次服完。

【功用】 温补脾肾,理气回阳。适用于脾肾阳衰型慢惊风。

方五(《本草单方》)

【组成】 朱砂适量。

【用法】 上药研粉,蘸水涂于双手心劳宫穴、双足心涌泉穴及眉心。

【功用】 清热镇惊。适用于各型惊风见高热欲惊者。

【备注】 本方不可口服,不可火焠,以防汞中毒。

方六(《中医杂志》,1988 年第 1 期)

【组成】 金银花 20 g、薄荷 15 g。

【用法】 上药用水浸润后蒸馏,药渣再加 40℃温水浸泡 1 小时,浸泡液沉淀浓缩,合并蒸馏液加入医用酒精 15 ml,再加蒸馏水至 100 ml,擦洗曲池穴、大椎穴、风池穴、风府穴及腋下。

【功用】 清热止惊。适用于各型惊风见高热惊厥者。

方七(《中医杂志》,2003 年第 7 期)

【组成】 防风 10 g、大黄^{后下} 6 g、栀子 10 g、黄芩 6 g、连翘 8 g、生甘草 3 g。

【用法】 水煎服,每日 1 剂,早晚各服 1 次,至大便泻下时停服。

【功用】 清热解毒,息风开窍。适用于各型急惊风见高热惊厥、抽搐者。

方八(云南傣族民间验方)

【组成】 含羞草 90 g。

【用法】 水煎服,每日分 3 次服,每次

30 g,3 日为 1 个疗程。

【功用】 清热安神。适用于各型惊风见高热者。

方九(黔西地区民间验方)

【组成】 白花蛇头 1 个、全蝎 6 g、蝉蜕 6 g、朱砂 3 g、牛黄 0.3 g。

【用法】 上药共研细末,炼蜜为丸如绿豆大,每日 1 次,每次 1 丸,温开水送服。

【功用】 祛风止惊。适用于各型惊风见惊厥、抽搐者。

方十(李学耕方)

【组成】 钩藤 5 g、金银花 5 g、蝉蜕 1 对。

【用法】 上药煎汤频频分服,常 1 剂就可见效。

【功用】 息风止惊,清热平肝。适用于惊恐惊风型急惊风。

方十一 竹叶钩藤汤(王德润方)

【组成】 竹叶 5～10 g、钩藤 5～10 g、灯心草 3～6 g、茯苓 10～15 g、橘红 10 g、制半夏 5～10 g、生龙骨^{先煎} 5～10 g、生牡蛎^{先煎} 5～10 g。

【用法】 水煎服,每日 1 剂,早晚各服 1 次。

【功用】 清热化痰,镇惊除烦。适用于湿热疫毒型急惊风。

方十二(秦伯未方)

【组成】 土炒南沙参 10 g、炒白术 8 g、云茯苓 10 g、熟附片 3 g、酒炒暹燕 5 g、川黄连 3 g、银柴胡 3 g、广木香 3 g、焦六曲 10 g、麦冬 5 g、淡吴萸 3 g、炮姜炭 3 g、车前子^{包煎} 5 g、荷梗 33 cm、炙甘草 3 g。

【用法】 水煎服,每日 1 剂,早晚各服 1 次。

【功用】 育阴潜阳,健脾定惊。适用于脾虚肝亢型慢惊风。

方十三　平慢汤(李斯炽方)

【组成】　太子参 10 g、生地黄 10 g、山药 12 g、泽泻 10 g、牡丹皮 10 g、菟丝子 12 g、茯苓 10 g、玉竹 10 g、钩藤 10 g、僵蚕 10 g、全蝎 3 g、生甘草 3 g。

【用法】　水煎服,每日 1 剂,早晚各服 1 次。

【功用】　滋肾平肝,健脾息风。适用于阴虚风动型慢惊风。

7.小儿营养不良

　　小儿营养不良是由长期喂养不当或多种疾病影响导致消化功能受损、形体消瘦而形成的一种慢性疾病。以饮食异常、消瘦、面色无华、毛发干枯、精神萎靡或烦躁为主要表现。其在中医学中属于疳证范畴,分为常证(疳气、疳积、干疳等型)、兼证(眼疳、口疳、疳肿胀等型)两类。治疗以健运脾胃为原则。

方一

【组成】　鲜马齿苋 15 g、猪肝适量。

【用法】　水煎喝汤吃猪肝,不拘时次。

【功用】　补肝明目,清热养血。适用于兼证之眼疳型。

方二

【组成】　瓦楞子、公鸡肝各适量。

【用法】　将瓦楞子煅后研成细末,分装成每包 10 g。临用时取 1 包与公鸡肝 1 只(也可用公鸡血),隔水蒸熟,每日 1~2 次。

【功用】　消积健脾,补益气血。适用于常证之疳积、干疳型。

方三

【组成】　大蟾蜍 1 个、砂仁适量。

【用法】　砂仁研末装入蟾蜍腹内,以满为度,缝口,周身用黄泥封固,炭火煅红,待凉后去泥研末,每日 2 次,每次服 1.5 g,用陈皮 10 g 煎汤,分 2 次送服。

【功用】　化湿行气,利水消疳。适用于常证之疳气型及兼证之疳肿胀型。

方四

【组成】　山楂 60 g、鸡内金 10 g。

【用法】　上药共研细末,每次 1.5~3 g,每日 3 次,温开水送服。

【功用】　消食,化积,健脾。适用于常证之疳积型。

【备注】　忌食油腻及不易消化的食物。

方五

【组成】　生苍术 8 g、熟苍术 8 g、芒硝 30 g、海螵蛸 30 g、砂仁 10 g、朱砂 12 g、鸡肝 1 个。

【用法】　将前 4 味药共研粗末,将鲜鸡肝 1 个放碗内和药捣匀,用消毒纱布包好,放锅内蒸熟晒干,再研细末过筛,与朱砂共研极细末,每次服 1.5 g,加入红糖少许,温开水送服。1 岁小孩每次服 1.5 g,每增加 1 岁加服 1.5 g,每日早晚各服 1 次。若配合针刺手四缝穴,不留针,挤出黏液疗效更佳。

【功用】　化湿健脾,清热软坚。适用于常证之疳积型。

【备注】　服药期间忌食生冷油腻之品。

方六　复方三甲散(《朱守华从医心得》)

【组成】　炮山甲 30 g、制龟板 30 g、制鳖甲 30 g、炒鸡内金 20 g、生山药 40 g、冰糖 10 g。

【用法】　上药共研细末,每次服 1.5～3 g,每日 3 次,亦可蒸入馒头或兑入稀粥内食之。

【功用】　滋阴清热,软坚消积。适用于兼证之口疳型。

【备注】　禁食不易消化食物,预防感冒。

方七(《常见病验方选编》)

【组成】　党参 90 g、炒白术 90 g、莲子肉 90 g、山楂炭 60 g、陈皮 30 g、砂仁 30 g。

【用法】　上药共研细末,每次服 6 g,每日 2 次,温开水送服。

【功用】　健脾和胃,化疳消积。适用于常证之疳气型。

方八(《常见病验方选编》)

【组成】　核桃仁 2 个、神曲 15 g、莱菔子 10 g。

【用法】　将核桃仁焙焦研末,与神曲、莱菔子一起水煎,并加红糖少许,分 2～3 次服。

【功用】　消积理脾。适用于常证之疳积型见小儿面黄肌瘦、善食腹大、精神萎靡者。

方九(《中医验方汇编　第一辑》)

【组成】　巴豆^{去皮} 1 个、甜瓜子^{去皮} 7 个、银朱 3 g。

【用法】　将上药共捣成饼,贴于小儿印堂,轻者贴半小时,重者贴 1 小时后将饼揭下,每日 1 次,其疳慢慢自化。

【功用】　化疳消积。

方十(《当代中药外治临床精要》)

【组成】　杏仁 10 g、白胡椒 15 粒、丁香 6 g、荷叶蒂 3 个、炒栀子 6 g。

【用法】　上药共研细末,用时加 3 个鸭蛋清与面粉 50 g 拌匀,再加白酒适量,做成饼状,敷于双侧涌泉穴和合谷穴,5 日换药 1 次,3 次为 1 个疗程。

【功用】　健脾消积。

方十一(《常见病验方研究参考资料》)

【组成】　白面 10 g、卤水适量。

【用法】　将上药调和如泥状,摊于布上,贴在患儿头顶,每日换药 1 次。同时在患儿十指中节针刺出黄白水。

【功用】　健脾化疳。

方十二(《四川中医》,1985 年第 2 期)

【组成】　玄明粉 3 g、胡椒粉 0.5 g。

【用法】　将上药共研细末,取药末填满脐中,外盖塑料纸或油纸,以胶布固定。每日换药 1 次,一般 2 日即可见效。

【功用】　化积行滞。

方十三(《陕西中医》,1985 年第 6 期)

【组成】　山楂 7 个、生栀子 7 个、桃仁 7 个、大枣^{去核} 7 枚、葱头 9 个、芒硝 50 g。

【用法】　上药共研细末,加适量面粉、白酒调成糊状,摊于纱布上,外敷脐部,以胶布固定。每日换药 1 次,5 次为 1 个疗程。

【功用】　健脾和胃,消积祛疳。

方十四(《河北中医》,1991 年第 4 期)

【组成】　桃仁 10 g、杏仁 10 g、栀子仁 10 g、白胡椒 10 g。

【用法】　上药共研细末,用鸡蛋清、白酒调成糊状敷脐,2 日换药 1 次,4 次为 1 个疗程。同时每晚睡前按摩命门穴 5～10 分钟。

【功用】　行气消积,健运脾胃。

方十五(四川凉山州彝族民间验方)

【组成】　毛茛菜 30 g、车前草 30 g。

【用法】　将上药洗净晒干,共研细末,混匀。用时取药末 5 g 调鸡蛋 1 个蒸熟服,每日 1 次。

【功用】　利水消肿,化积祛疳。适用于兼证之疳肿胀型。

方十六(王瑞五方)

【组成】　牵牛子、大黄各等份。

【用法】　上药共研细末,1 岁以内小儿每日服 0.5 g,每增 1 岁药量加 0.5 g,连服 7 日,停服 7 日,此为 1 个疗程,再服 7 日,如此类推,服 2～3 个疗程即可愈。

【功用】 消积导滞,健脾化疳。适用于常证之疳积型。

【备注】 此方峻猛,服后以大便稍增多为度,勿令大泻。

方十七(龚志贤方)

【组成】 鸡矢藤 30 g、鱼鳅串(马兰) 30 g、鱼腥草 30 g、隔山消 30 g、车前草 30 g。

【用法】 水煎服,每日 1 剂,早晚各服 1 次。

【功用】 健脾和胃,消积利水。适用于兼证之疳肿胀型。

方十八(秦伯未方)

【组成】 赤石脂 30 g、海螵蛸 30 g、石决明 30 g、牡蛎 30 g、滑石 30 g、黄丹 20 g、朱砂 7 g。

【用法】 上药共研细末,混匀,每次取 3 g;使用时取猪肝 15 g,竹刀劈开,掺药末于内,用米泔水煮熟,吃肝喝汤,每日 1 次。

【功用】 化湿健脾,消积软坚。适用于常证之疳积型。

方十九　消食壮儿汤(高辉远方)

【组成】 茯苓 8 g、法半夏 8 g、陈皮 6 g、焦山楂 6 g、生麦芽 6 g、枳实 6 g、竹茹 8 g、焦槟榔 6 g、鸡内金 5 g、建曲 5 g、炙甘草 3 g。

【用法】 水煎服,每日 1 剂,早晚各服 1 次。

【功用】 消积导滞,健运脾胃。适用于常证之疳积型。

8.遗尿

遗尿是指 3 周岁以上的儿童睡眠中小便自遗、醒后方觉的一种病证。其在中医学中属于遗尿、尿床范畴,分为肺脾气虚、肾气不足、心肾失交等型。治疗以温补下元、固摄膀胱为主要法则。

方一

【组成】 韭子(韭菜种子)适量(微炒)。

【用法】 上药研末,用温开水冲服,每次 10 g,幼儿酌减。

【功用】 温补肝肾,壮阳固精。适用于肾气不足型遗尿。

方二

【组成】 黑豆 500 g。

【用法】 用患儿自己的尿将黑豆煮熟晒干,炒焦,尽量食之。

【功用】 祛风解毒,健脾益肾。适用于各型遗尿。

方三

【组成】 五倍子适量。

【用法】 上药研碎粉贴于肚脐上,用胶布固定,每日换药 1 次。

【功用】 固精止遗。

方四

【组成】 老生姜 60 g、白酒 120 ml。

【用法】 把生姜切碎,放酒内浸泡 7 日备用。每晚在睡前用消毒棉球蘸药酒擦脐下关元穴,至皮肤发红为度。连擦数日,至遗尿停止即可停药。

【功用】 温中止遗。

方五

【组成】 桑螵蛸 15 g、益智仁 15 g。

【用法】 水煎服,每日 1 剂,早晚各服 1 次。12 岁以上者可将各药增至 30 g。

【功用】 温脾暖肾,固精缩尿。适用于肺脾气虚、肾气不足型遗尿。

方六

【组成】 肉桂 6 g、公鸡肝 1 只。

【用法】 水煎,一次性服下,喝汤吃肝。

【功用】 温肾,补肝,止遗。适用于肾气不足型遗尿。

方七

【组成】 刺猬皮 60 g、益智仁 30 g。

【用法】 先将刺猬皮烘焦,再与益智仁同研细末,水泛为丸(如红小豆大小)。每次服 3～10 g,每日早晚各服 1 次。

【功用】 温肾暖脾,固精缩尿。适用于肾气不足型遗尿。

方八(《常见病验方选编》)

【组成】 乌药、益智仁各等份。

【用法】 上药共研细末,每次服 6 g,每日 2 次,白开水送服。

【功用】 温补脾肾,固精缩尿。适用于肾气不足、肺脾气虚型遗尿。

方九(《常见病验方选编》)

【组成】 鸡肠 1 具。

【用法】 上药剖开洗净,焙干,研细末,每日 2 次,每次 3～6 g,温开水送下。

【功用】 益肾,固精,止遗。适用于肾气不足型遗尿。

方十(《中医杂志》,1981 年第 12 期)

【组成】 生硫黄末 45 g、鲜葱白 7 个。

【用法】 将葱白捣烂如泥,与硫黄末和匀,于每晚睡前敷于脐部,外用绷带轻扎,天明取下,次日晚继用 1 次。一般敷药 5～7 次可愈。

【功用】 散寒通阳。

方十一(《中医杂志》,1986 年第 7 期)

【组成】 黑胡椒粉适量。

【用法】 每晚睡前将适量黑胡椒粉放在脐窝内,以填满为度,用胶布贴盖。24 小时更换 1 次,7 次为 1 个疗程。

【功用】 温肾止遗。

方十二 夜尿散(《中华儿科杂志》,1985 年第 5 期)

【组成】 麻黄 10 g、生黄芪 10 g、鹿角霜 8 g、桑螵蛸 8 g、乌药 8 g、益智仁 8 g。

【用法】 水煎服,每日 1 剂,早晚各服 1 次。同时取夜尿点(掌面小指第 2 关节横纹中点处),用胶布将王不留行籽固定于其上,可由患儿自己指压,以产生酸胀感为度,每次 5 分钟,早、中、晚各按压 1 次。

【功用】 益气温阳,固精缩尿。

方十三(云南省白族民间验方)

【组成】 白果 50 g、糯米 500 g、地骨皮 15 g、猪大肠 1 节。

【用法】 将上药及糯米塞入猪大肠内煮熟,每日 1 剂,睡前嘱患儿尽量食之。

【功用】 补脾散寒,滋肾缩尿。适用于肾气不足、肺脾气虚型小儿遗尿及成人小便失禁。

方十四(龚志贤方)

【组成】 小麦 60 g、生甘草 12 g、大枣 12 g、天花粉 12 g、瞿麦 18 g。

【用法】 水煎服,每日 1 剂,中午、晚上各服 1 次。小儿酌减用量。

【功用】 健脾,除湿,安神。适用于肺脾气虚型小儿遗尿及成人小便失禁。

方十五(龚志贤方)

【组成】 鹿角霜适量。

【用法】 上药研为细末,备用。10 岁以下者,每晚服 3 g,白开水冲服(亦可伴白砂糖少许调味);10 岁以上者,每晚服 6 g,白开水或淡盐水冲服。可连续服半月。

【功用】 温补肾阳。适用于肾气不足型遗尿。

【备注】 服药期间忌食萝卜。

方十六(陈树森方)

【组成】 五味子 10 g、益智仁 10 g、炙麻黄 10 g。

【用法】 每剂煎 2 遍,和匀,中午、晚上各服 1 次,连服 2～3 周。5 岁以下者,每日服半剂;5～8 岁者,每日服 2/3 剂;9 岁以上者,每日服 1 剂。

【功用】 温肾,固精,缩尿。适用于肾气不足型遗尿。

方十七(徐小洲方)

【组成】 补骨脂 10 g、金樱子 10 g、防风 10 g、藁本 10 g、浮萍 10 g、石菖蒲 10 g、生甘草 5 g。

【用法】 水煎服,每日 1 剂,早晚各服 1 次。7 剂为 1 个疗程,一般 4 个疗程可愈。小儿酌减用量。

【功用】 温肾固摄,宣发肺气。适用于肾气不足、肺脾气虚型小儿遗尿及成人小便失禁。

方十八(杨志一方)

【组成】 党参 270 g、熟地黄 270 g、生黄芪 270 g、桑螵蛸 240 g、益智仁 240 g、潼沙苑 180 g、菟丝子 180 g、金樱子 150 g、制首乌 150 g、五味子 150 g、仙茅 90 g、巴戟天 90 g、覆盆子 90 g、补骨脂 30 g。

【用法】 上药共研细末,炼蜜为丸,分为 180 包备用。每日服 2 次,上午、下午各服 1 包,白开水送服。

【功用】 补脾益肾,固精缩尿。适用于各型遗尿。

9. 水痘

水痘是由水痘带状疱疹病毒初次感染引起的急性传染病。以发热及成批出现周身性红色斑丘疹、疱疹、痂疹为主要特征。其在中医学中亦称为水痘,分为邪伤肺卫、邪炽气营等型。治疗上以清热、解毒、利湿为基本原则。

方一

【组成】 蚕蛾棉茧、生明矾各适量。

【用法】 将生明矾捣碎纳入茧内,放在炭火上烧,矾汁烧尽后,取出研末撒布患处。

【功用】 解毒疗疮。适用于各型水痘见疱疹抓破、赤痒湿烂者。

方二

【组成】 金银花 6 g、连翘 6 g、菊花 6 g、板蓝根 6 g、蝉蜕 3 g、赤芍 6 g、川黄连 2 g、紫花地丁 6 g、麦冬 3 g、生甘草 2 g。

【用法】 水煎服,每日 1 剂,早晚各服 1 次。

【功用】 疏风清热,利湿解毒。适用于邪伤肺卫、邪炽气营型水痘重症见痘形大、分布密、疱浆混浊、破溃感染,发热,烦躁,苔黄,脉数者。

方三(《中医儿科学》)

【组成】 青黛 30 g。

【用法】 上药研末,用消毒棉球蘸药末扑敷患处,每日 3～4 次,3～5 日为 1 个疗程。

【功用】　清热解毒,凉血消斑。

方四(《中国民间疗法》)

【组成】　朱砂 10 g、雄黄 10 g、没药 10 g、血竭 10 g、麝香 1.5 g。

【用法】　将前 4 味药研末,加入麝香,用绵纸卷成铅笔粗细,蘸芝麻油用火点燃,持之灸患处,每日 2～3 次,3 日为 1 个疗程。

【功用】　化瘀解毒,消肿生肌。

方五(《新医学》,1987 年第 3 期)

【组成】　板蓝根 30～50 g。

【用法】　每日 1 剂,水煎代茶,频频饮服。

【功用】　清热解毒,凉血消肿。适用于邪伤肺卫型水痘。

方六(《中医杂志》,1989 年第 3 期)

【组成】　金银花 10 g、连翘 10 g、六一散 10 g、车前子^{包煎} 10 g、紫花地丁 15 g、黄花地丁 15 g。

【用法】　上药共煎汤取汁 100 ml,兑入温水(最好用烧开后放温的水)中,外洗患部,

每日 1～2 次,3 日为 1 个疗程。

【功用】　清热解毒,燥湿敛疮。

方七(藏族民间验方)

【组成】　山杨树皮 50 g。

【用法】　将上药研为细末,过筛,备用。每日 1～2 次,每次 3～5 g,白开水送服。外用则直接洒敷于创面,无菌纱布覆盖,以胶布固定,隔日换药 1 次。

【功用】　清热解毒,消肿敛疮。适用于各型水痘。

方八　荆翘散(刘弼臣方)

【组成】　荆芥穗 5 g、防风 10 g、连翘 10 g、蝉蜕 10 g、白蒺藜 10 g、牛蒡子 10 g、薄荷^{后下} 3 g、木通 3 g、竹叶 10 g、芦根 15 g、灯心草 1 g。

【用法】　水煎服,每日 1 剂,早晚各服 1 次。

【功用】　疏风清热,利湿解毒。适用于邪伤肺卫型水痘。

10.百日咳

百日咳是由百日咳杆菌引起的急性呼吸道传染病。以阵发性痉挛性咳嗽并伴有较长的鸡鸣样吸气性吼声为主要特征。其在中医学中属于顿咳、疫咳、天哮呛范畴,分为邪犯肺卫、痰火阻肺、气阴耗伤等型。治疗以涤痰清火、泻肺降逆为法则。

方一

【组成】　猪胆 1 个、白糖 15 g。

【用法】　取猪胆调白糖,置饭锅上蒸熟,分 3～5 日服完(鸡胆亦可)。

【功用】　清肺润燥,止咳解毒。适用于痰火阻肺型百日咳见阵发性剧咳,尤其夜间严重者。

【备注】　服药期间忌荤腥,避风寒。

方二

【组成】　西瓜子仁适量。

【用法】　将上药用芝麻油炸熟,尽量食之。

【功用】　清肺润肠,和中止渴。适用于气阴耗伤型百日咳。

方三

【组成】　百部 30 g、蜂蜜 60 ml、芝麻油

60 ml。

【用法】 先把芝麻油炼好,将百部放油内熬好去渣,加入蜂蜜拌匀成膏,每日 3 次,每次服 6～15 g。

【功用】 润肺止咳,补中解毒。适用于气阴耗伤型百日咳。

方四

【组成】 猪胆 1 个、川贝母 6 g。

【用法】 将川贝母装入猪胆内焙干研细面,每日 3 次,每次服 1.5 g,温开水送服。

【功用】 清热润肺,化痰止咳。适用于痰火阻肺型。

方五

【组成】 百部 500 g、白前 500 g、蜂蜜 1 kg。

【用法】 将百部、白前同放砂锅内加水 4 L,用中火煎 1 小时,把药渣滤净,再加入蜂蜜煎至 2 L,装瓶内备用。每日 3 次,每次服 10 ml,温开水送服。

【功用】 润肺降逆,化痰止咳。适用于气阴耗伤型百日咳。

方六(《常见病验方选编》)

【组成】 大梨 1 个、橘红 6 g。

【用法】 将梨挖去心,装入橘红,水煮,连梨带汤一同服下。

【功用】 行气化痰,润肺止咳。适用于各型顿咳。

【备注】 又方:用大梨 1 个,挖去心,装入川贝母 3 g,烧(或蒸)熟,用白茅根 10 g 煎汤送下;或用大梨 1 个,切开,挖去心,放入麻黄 0.3～0.6 g,用线扎紧蒸熟,去麻黄,吃梨喝汤。

方七(《常见病验方选编》)

【组成】 百部 15 g、鲜桑叶 15 g、枇杷叶 6～9 g。

【用法】 上药浓煎加白糖 10 g,每日 1 剂,早晚各服 1 次。

【功用】 疏风清肺,润肺止咳。适用于邪犯肺卫型百日咳。

方八(《中医验方汇编 第一辑》)

【组成】 白及末 10 g、冰糖 6 g。

【用法】 上药用水 150 ml 一同蒸熟,分 3 次服。

【功用】 润肺止咳。适用于各型顿咳。

方九(《中医验方汇编 第一辑》)

【组成】 北沙参 12 g、百部 5 g、枇杷叶 10 g。

【用法】 水煎服,每日 1 剂,每剂加冰糖 30 g,早晚各服 1 次,连服 3～5 剂。

【功用】 养阴,润肺,止咳。适用于气阴耗伤型百日咳。

【备注】 忌生冷、黏米及刺激性食物。

方十(《安徽中医学院学报》,1988 年第 1 期)

【组成】 侧柏叶适量。

【用法】 加水 200～400 ml,煎成 90～300 ml。每日服 6 次,每次 15～50 ml。7 日为 1 个疗程,服 1～2 个疗程。

【功用】 凉血止血,化痰止咳。适用于痰火阻肺型百日咳。

方十一(《江苏中医》,1988 年第 7 期)

【组成】 吴茱萸 10 g、生大蒜 10 g、细辛 10 g、葶苈子 10 g、檀香 10 g、百部 10 g、甘遂 5 g、麝香 1 g。

【用法】 上药共研细末,混匀,用时取药末 10 g,用猪胆汁或鸡蛋汁调成稠膏,分别贴于涌泉、神阙、身柱、膏肓等穴,每日 1 次,每次贴 8～12 小时。

【功用】 润肺止咳,化痰消积。

方十二(《实用中医内科杂志》,1990 年第 2 期)

【组成】 阿魏 9 份、甜葶苈 1 份。

【用法】 上药捣碎混匀研末,每 10 g 为

1 次量。敷于患儿膻中穴,外用伤湿止痛膏固定,每日换药 1 次,连治 3 日为 1 个疗程,若不止再行第 2 疗程。

【功用】 泻肺平喘,利水消积。

方十三(王伯岳方)

【组成】 鲜芦根 30 g、鲜茅根 30 g、冬瓜仁 5 g。

【用法】 水煎,每日 1 剂,代茶饮,可连服 5～7 日。

【功用】 清肺,化痰,止咳。适用于痰火阻肺型百日咳。

方十四 蜒蚰散(来春茂方)

【组成】 蜒蚰 60 g、生麻黄 30 g、百部 30 g、生代赭石 30 g、硼砂 30 g、虎杖 30 g。

【用法】 将蜒蚰在砂锅内焙炒干脆研末,其余 5 味药共研细末,和蜒蚰混匀,瓶贮密封。1～6 个月小儿每次服 1～1.5 g,6～12 个月小儿每次服 1.5～2 g,1～3 岁小儿每次服 2～3 g,3～6 岁小儿每次服 3～5 g。

【功用】 清热润肺,化痰止咳。适用于痰火阻肺型百日咳。

方十五 顿咳方(王烈方)

【组成】 白屈菜 10 g、百部 10 g、天冬 8 g、北沙参 8 g、白前 6 g、川贝母 5 g。

【用法】 水煎服,每日 1 剂,早、中、晚饭前 30 分钟各服 1 次。

【功用】 清热,润燥,止咳。适用于气阴耗伤型百日咳。

方十六 百日咳病方(沈自尹方)

【组成】 黄精 10 g、百部 10 g、射干 6 g、天冬 10 g、麦冬 10 g、枳实 6 g、紫菀 6 g、百合 12 g、生甘草 5 g。

【用法】 水煎服,每日 1 剂,早晚各服 1 次。

【功用】 润肺解痉,化痰止咳。适用于气阴耗伤型百日咳。

方十七 麻杏三子汤(施今墨方)

【组成】 炙麻黄 1 g、白杏仁 6 g、生石膏^{先煎} 6 g、白芥子 3 g、莱菔子 6 g、炙紫菀 5 g、南沙参 5 g、炙前胡 5 g、炙苏子 5 g、北沙参 5 g、炙白前 5 g、紫苏叶 5 g、桔梗 3 g、炙甘草 3 g。

【用法】 水煎服,每日 1 剂,早晚各服 1 次。

【功用】 清肺,化痰,止咳。适用于痰火阻肺、气阴耗伤型百日咳。

11. 麻疹

麻疹是由感染麻疹病毒引起的急性呼吸道传染病。以恶寒、发热、咳嗽、咽痛、鼻塞、流涕、流泪、怕光、口腔两颊近白齿处可见麻疹黏膜斑为主要临床表现。其在中医学中属于痧疹范畴,分为顺证(包括邪犯肺卫、邪入肺胃、阴津耗伤等型)、逆证(包括邪毒闭肺、邪毒攻喉、邪陷心肝等型)两类。治疗上以麻不厌透、麻喜清凉为基本法则,顺证治疗要以清泄邪毒、驱邪透达于外为法则,逆证治疗宜用透疹、解毒、扶正之法。

方一

【组成】 鲜芦根 1 kg、鲜白茅根 1 kg、红小豆 750 g、绿豆 750 g、黑大豆 750 g。(此为 150 人用量)

【用法】 加水 10 L 煎煮,待豆烂后,取出豆及药渣喝汤。每日 1 次,每次 25～

30 ml,连服 7 日。

【功用】 清热解毒,凉血透疹。适用于麻疹顺证之邪入肺胃型、逆证之邪毒闭肺型及麻疹预防。

方二

【组成】 丝瓜络 30 g(或用紫草根 30 g)。

【用法】 水煎服,每日 1 次,早晚各服 1 次,连服 7 日。

【功用】 凉血通络,解毒透疹。适用于麻疹顺证之邪犯肺卫型及麻疹预防。

方三

【组成】 西河柳(又名观音柳、水杨柳) 60～90 g。

【用法】 煎水,趁热擦洗全身,每日 1 剂。亦可用西河柳 10～15 g,煎水代茶,每日 1 剂,频频饮服。

【功用】 祛风解表,宣肺透疹。作洗剂时适用于各型麻疹,作代茶饮时适用于麻疹顺证之邪犯肺卫型。

方四

【组成】 海蜇 30 g,荸荠 6～7 个。

【用法】 上药切碎煎水代茶,每日 1 剂,频频饮服,连服 3～5 日。

【功用】 清热平肝,化痰消积。适用于麻疹逆证之邪陷心肝型之辅助治疗。

【备注】 又方:荸荠 6～7 个、芦根 30 g,依上法煎服亦可。

方五

【组成】 芫荽 60～120 g、西河柳 60～120 g。

【用法】 上药水煎,加酒 200 ml,待温擦拭皮肤,令患儿微微出汗,每日 2 次。

【功用】 散风,解表,透疹。适用于各型麻疹及疹出不畅者。

【备注】 注意避风寒,勿使患儿着凉。

方六

【组成】 连翘 10 g、桔梗 3 g、薄荷[后下] 3 g、升麻 2 g、杏仁 2 g、生甘草 2 g。

【用法】 水煎(宜轻煎)服,每日 1 剂,分 3 次服。

【功用】 清热解毒,利咽透疹。适用于麻疹逆证之邪毒攻喉型。

方七

【组成】 麻黄 2.5 g、杏仁 10 g、石膏(打碎先煎)10 g、生甘草 3 g。

【用法】 水煎服,每日 1 剂,早晚各服 1 次。

【功用】 宣肺开闭,清热解毒。适用于麻疹逆证之邪毒闭肺型及麻疹并发肺炎见高热不退、痰鸣、鼻扇气喘者。

【备注】 咳嗽者加川贝母 6 g、桔梗 6 g、牛蒡子 6 g;痰多者加陈胆星 3 g、法半夏 5 g、麦冬 6 g;气喘者加射干 5 g、天竺黄 10 g;高热者加连翘 10 g、竹叶 10 g(或用鲜竹沥 10 ml),兑入药汁内服下。

方八

【组成】 北沙参 10 g、大麦冬 6 g、地骨皮 6 g、白薇 5 g、青蒿 5 g、肥玉竹 10 g、糯米根须 30 g。

【用法】 水煎服,每日 1 剂,早晚各服 1 次。

【功用】 养阴益气,清解余邪。适用于麻疹顺证之阴津耗伤型及麻疹后长期低热不退、体质虚弱者。

【备注】 夜卧盗汗者加龙骨[先煎] 10 g、牡蛎[先煎] 12 g;频咳不止者加川贝母 10 g、杏仁 10 g;食欲不振者加炒谷芽 10 g、炒麦芽 10 g、鸡内金 10 g;大便溏泄者加炒白术 6 g、怀山药 10 g。

方九(《常见病验方选编》)

【组成】 紫背浮萍 100 g。

【用法】 上药加水 600 ml,煮开,待稍温后,浸入毛巾拧干,趁热把毛巾敷在患儿前胸、后背及手足等处,连续温敷2~3次,温敷时应注意室内保温,勿使患儿受风寒。

【功用】　辛凉解表,透疹止痒。适用于麻疹顺证之邪犯肺卫、邪入肺胃型见麻疹隐隐不出或疹出不透而无合并症者。

【备注】　亦可用浮萍煎水让患儿代茶饮用。2岁患儿每日用量为3~6g,随年龄大小增减。

方十(《赤脚医生杂志》,1974年第2期)

【组成】　生麻黄10g、桂枝10g、浮萍15g、西河柳15g、樱桃核15g、芫荽子15g。

【用法】　上药水煎1L,煎好后用毛巾趁热蘸湿,轻轻擦熨头面、心胸部,稍冷即换,反复5~10分钟,每日4~5次,每剂药使用2~3次后更换,2~3日为1个疗程。

【功用】　宣肺解表,透疹止痒。

方十一(秦伯未方)

【组成】　荆芥3g、牛蒡子5g、桔梗3g、蝉蜕3g、大贝母10g。

【用法】　水煎服,每日1剂,早晚各服1次。

【功用】　解表透疹。适用于麻疹预防。

方十二(赵绍琴方)

【组成】　蝉蜕3g、芦根20g、钩藤6g、

僵蚕3g、片姜黄3g。

【用法】　水煎代茶,频频饮服,每日1剂。

【功用】　清宣解表,凉营透疹。适用于麻疹顺证之邪入肺胃型。

方十三　透疹汤(李聪甫方)

【组成】　粉葛根6g、蝉蜕3g、浙贝母3g、荆芥穗3g、南杏仁3g、枳壳3g、前胡3g、炒牛蒡子3g、连翘3g、北防风3g、淮木通3g、薄荷叶[后下]3g、紫苏叶3g、香葱白2根。

【用法】　水煎服,每日1剂,早晚各服1次。

【功用】　宣毒发表,透疹泻热。适用于麻疹顺证之邪入肺胃型。

方十四　升葛银翘散(蒲辅周方)

【组成】　金银花连叶(花叶各半)6g、连翘5g、桔梗3g、荆芥3g、炒牛蒡子5g、豆豉10g、芦根12g、竹叶5g、僵蚕5g、葛根5g、升麻3g、葱白[后下]6cm。

【用法】　水煎服,每日1剂,早晚各服1次。

【功用】　解肌透疹,清热解毒。适用于麻疹逆证之邪毒闭肺型。

12.白喉

白喉是由感染白喉杆菌引起的急性呼吸道传染病。以发热,气短憋闷,声音嘶哑,犬吠样咳嗽,咽部、扁桃体及其周围组织出现白色伪膜为主要特征。其在中医学中属于喉痹、阴毒、缠喉风等范畴,分为风热、热毒、阴虚、痰热型等证。治疗上以清热化痰、养阴润燥为基本原则。

方一

【组成】　生地黄10g、麦冬10g、玄参12g、牡丹皮10g、大贝母10g、薄荷[后下]2g、白芍8g、金银花12~30g、连翘12~30g、生甘草5g。

【用法】 水煎服,每日 1 剂,连服 3～5 剂。

【功用】 清热凉血,化痰解毒。适用于风热型、热毒型及痰热型白喉。

方二

【组成】 生石膏^{先煎}15 g、金银花 15 g、连翘 15 g、黄芩 15 g、生地黄 15 g、栀子 10 g、赤芍 10 g、土牛膝 10 g。

【用法】 水煎服,每日 1 剂,连服 2～3 剂。

【功用】 清热养阴,凉血解毒。适用于阴虚型白喉。

方三

【组成】 土牛膝 10 g、板蓝根 8 g、玉米叶 5 g。

【用法】 水煎服,每日 1 剂,连服 3～5 日。

【功用】 清热解毒,泻火化湿。适用于痰热型白喉。

方四

【组成】 西瓜霜 12 g、朱砂 1 g、雄黄 1 g、冰片 0.8 g。

【用法】 上药共研细末,混匀,取少许吹入喉中,每隔 1 小时吹 1 次,吹后有痰涎流出,白膜即可逐渐消退。亦可单用西瓜霜加冰片作吹药用。

【功用】 清热解毒,消肿止痛。

方五

【组成】 朱砂^{研末}0.6 g、巴豆(去皮不去油)0.6 g。

【用法】 将上药共捣如泥,制成膏药贴于印堂穴,8～10 小时把膏药揭掉,局部见起水疱,待疱满,用注射器把疱内水抽出,外涂龙胆紫,白喉症状即逐渐消失,一般 7 日内可恢复健康。

【功用】 清热解毒,逐痰利咽。

方六(《常见病验方选编》)

【组成】 玄参 10 g、生地黄 12 g、麦冬 10 g、金果榄^{打碎}3 g、生甘草 6 g。

【用法】 水煎服,每日 1 剂,早晚各服 1 次。

【功用】 养阴润燥,清热解毒。适用于阴虚型白喉。

方七(《常见病验方选编》)

【组成】 黄柏 20 g。

【用法】 上药加水煎成 100 ml,每日 3 次,作喉头喷雾。

【功用】 清热燥湿,泻火解毒。

方八(《常见病验方选编》)

【组成】 青鱼胆 3 个、生甘草末 15 g。

【用法】 上药晒干和匀,共研细末,每日 3 次,吹入喉中。

【功用】 清热解毒,止咳化痰。

【备注】 亦可用青鱼胆阴干,研末吹喉;或用新鲜青鱼胆汁滴入喉中。

方九(《常见病验方选编》)

【组成】 斑蝥 2 个、乌梅 2 个。

【用法】 将斑蝥去头足,研成细末,再加入乌梅肉共捣烂,取如豌豆大 2 粒,敷于颈部两侧人迎穴,3～4 小时后,起疱,去药,用消毒针将疱刺破,放出液体,涂以红汞,外加无菌纱布,用胶布固定。

【功用】 攻毒散结,敛肺止咳。

【备注】 又方:斑蝥 1 个研粉,稍加凉开水调匀成粒状,外敷起疱也可。

方十(《新中医》,1982 年第 2 期)

【组成】 鲜瓜子金 30～50 g(干品加倍)、鲜奶(人奶或牛奶)10～20 ml。

【用法】 鲜瓜子金先用开水浸泡 5～10 分钟,捞出,加鲜奶捣烂榨汁,将此液滴入患儿咽喉或频频含咽,每日 3～4 次。

【功用】 清热解毒,凉血利咽。适用于

各型白喉。

方十一（《山西中医》，1990 年第 7 期）

【组成】　鲜马鞭草 200 g。

【用法】　上药取全草，加水 1 L，煎至 400 ml，每次服 100～150 ml，早晚各服 1 次，连服 5～7 日。

【功用】　清热解毒，凉血利咽。适用于各型白喉。

方十二（《湖北中医杂志》，1994 年第 6 期）

【组成】　生巴豆 1.5 g、朱砂 1.5 g。

【用法】　上药分研细末，和匀，取胶布几小块，将适量药末撒于胶布上，分别贴于大椎、印堂、定喘、廉泉、天突等穴位，贴 8～12 小时撕下。

【功用】　祛痰利咽。

【备注】　本品有毒，忌内服。

方十三　清波吹喉散（马清波方）

【组成】　五倍子（选完整而大者）5 个、鼠妇（潮湿虫）30 个。

【用法】　上药用清水洗净，每 1 个五倍子装入鼠妇 6 个，用白面作薄饼包裹，放火上烧至黄黑，去面皮，将鼠妇研为细粉。每次取药粉 2～3 g，吹入喉中烂处，咽下亦无妨，每日 3～4 次。

【功用】　清热解毒，收敛止痛。

13.流行性腮腺炎

流行性腮腺炎是由感染腮腺炎病毒引起的一种急性传染病，一年四季均可发生，冬春两季多发。以发热、耳下腮局部肿胀疼痛为主要表现。其在中医学中称为痄腮，分为常证（包括邪犯少阳、热毒壅盛等型）、变证（包括邪陷心肝、毒窜睾腹等型）两类。治疗上以清热解毒、软坚散结为基本法则。

方一

【组成】　蛇蜕 6 g、鸡蛋 2 个。

【用法】　将蛇蜕洗净切碎和鸡蛋放在一起，用油煎炒，一次性吃下，也可以加盐，成人的蛇蜕用量加倍。

【功用】　祛风，定惊，解毒。适用于痄腮变证之邪陷心肝型。

方二

【组成】　蝌蚪（俗名癞蛤蟆乌子）500 g、冰片 3 g。

【用法】　二药同放瓶内，密封 3～4 日，蝌蚪即化为水，用纱布过滤，以此水搽患处，每日 3～4 次，连涂 2～3 日。

【功用】　清热解毒，开窍醒神。

方三

【组成】　蚯蚓若干条、白糖适量。

【用法】　将蚯蚓去泥（不用水洗），放在小盘内，均匀地撒上白糖，蚯蚓即分泌出黄色的液体，用纱布或消毒棉球蘸此药液涂于患处，每日 2～3 次。

【功用】　清热，息风，通络。

方四

【组成】　全蝎 6 条、蜈蚣 3 条。

【用法】　焙干研粗末，分为 6 包，早、中、晚各用 1 包同鸡蛋炒熟吃，此量适用于 4～6 岁小儿。

【功用】　息风镇痉，攻毒散结，通络止痛。适用于痄腮变证之邪陷心肝型。

方五

【组成】 芝麻油 7 份、醋 3 份,共 100 ml。

【用法】 上药煎开待凉后涂于患处,每日 2～3 次。

【功用】 散瘀消积,解毒生肌。

方六

【组成】 鲜蒲公英 120 g(若无鲜品,可用干品 60 g 代替)、大青根 60 g。

【用法】 水煎服,每日 1 剂,早晚各服 1 次。

【功用】 疏风清热,消肿解毒。适用于痄腮常证之邪犯少阳、热毒壅盛型。

【备注】 上 2 味药用量适用于 10 岁儿童,其余酌量增减。

方七

【组成】 生南星 15 g、生半夏 15 g、吴茱萸 15 g。

【用法】 上药共研细末,用鸡蛋清调敷双足心涌泉穴。

【功用】 消肿,散结,止痛。

方八

【组成】 巴豆仁 6 个、鸡蛋 1 个。

【用法】 将巴豆仁装入鸡蛋内,用面包裹,煮熟,去巴豆仁吃鸡蛋,每日 1 剂。

【功用】 祛痰消积。适用于痄腮常证之热毒壅盛型。

方九(《常见病验方选编》)

【组成】 板蓝根 10 g、夏枯草 10 g。

【用法】 水煎服,每日 1 剂,分 3～4 次服。亦可煎水代茶饮。

【功用】 清热解毒,凉血消肿。适用于痄腮常证之热毒壅盛型。

【备注】 亦可单用板蓝根 15 g,水煎服或煎水代茶。

方十(《常见病验方选编》)

【组成】 生大黄 10 g。

【用法】 上药研末,用醋调敷患部,每日 2 次。

【功用】 清热解毒,凉血逐瘀。适用于各型痄腮见两腮肿痛、张口不便、咀嚼痛甚者。

方十一(《行箧检秘》)

【组成】 蟾蜍 1 只。

【用法】 将蟾蜍用水洗净,去头及耳后腮,将皮剥下,表皮向外,直接贴于患处,8 小时左右自然干燥脱落,可浸水后重贴或更换新皮敷贴,直至肿消。

【功用】 清热解毒,消肿敛疮。

方十二(《上海中医药杂志》,1994 年第 4 期)

【组成】 仙人掌 250 g。

【用法】 上药洗净去刺,剖开捣烂,加鸡蛋清调匀。视腮部肿大范围,将药摊在消毒纱布上(纱布厚约 0.5 mm),敷贴患处。每日换药 1 次,贴敷 1～3 次即可见效。

【功用】 清热解毒,软坚散结。

方十三(《山东中医杂志》,1995 年第 6 期)

【组成】 茜草根 100 g。

【用法】 每日 1 剂,煎水代茶,频频饮服。

【功用】 凉血清热,消肿止痛。适用于各型痄腮的辅助治疗。

方十四(王伯岳方)

【组成】 贯众 6 g、板蓝根 10 g、生甘草 3 g。

【用法】 水煎服,每日 1 剂,早晚各服 1 次。在流行季节,连服 3 日。

【功用】 清热解毒。适用于痄腮的预防。

方十五(龚志贤方)

【组成】 连翘 15 g、升麻 12 g、夏枯草

30 g、柴胡 25 g、黄芩 12 g、蒲公英 30 g、大青叶 30 g、薄荷^{后下} 10 g、金银花藤 30 g、车前草^{包煎} 30 g、牛蒡子 10 g。

【用法】 水煎服,每日 1 剂,早晚各服 1 次。

【功用】 清热解毒,疏风散结。适用于痄腮常证之邪犯少阳型。

方十六(龚志贤方)

【组成】 龙胆草 10 g、黄芩 10 g、柴胡

15 g、木通 12 g、蒲公英 30 g、金银花藤 30 g、车前草^{包煎} 30 g、萆草 30 g、橘核 12 g、荔枝核 12 g、台乌药 10 g。

【用法】 水煎服,每日 1 剂,早晚各服 1 次。

【功用】 清热泻火,散结止痛。适用于痄腮逆证之毒窜睾腹型。

14. 流行性脑脊髓膜炎

流行性脑脊髓膜炎(简称"流脑")是由脑膜炎奈瑟菌引起的急性化脓性脑膜炎。以发热、头痛、频繁呕吐、皮肤瘀点及颈项强直等脑膜刺激征为主要表现。其在中医学中属于春温、风温等范畴,分为邪犯肺卫、卫气同病、气营两燔、热陷营血、内闭外脱、气阴两虚等型。治疗上以清热解毒、清营凉血为基本法则。

方一

【组成】 石膏^{先煎} 25 g、龙胆草 10 g、生甘草 3 g。

【用法】 水煎服,每次不拘量,可连服 3～4 次。

【功用】 清热燥湿,泻火除烦。适用于卫气同病、气营两燔型流脑。

方二

【组成】 山豆根 30 g、大青叶 30 g、板蓝根 30 g。

【用法】 水煎服,每日 1 剂,分 4～5 次服完。

【功用】 清热解毒,凉血消肿。适用于气营两燔、热陷营血型流脑。

方三

【组成】 石膏 30～90 g、鸡蛋(或鸭蛋) 1 个。

【用法】 将石膏研成细末,以鸡蛋清调

和如糨糊状,敷于患者头部。

【功用】 清热止痛,泻火除烦。

【备注】 又方:生石膏 60 g、生葛根 90 g,捣碎混合,用水调匀,敷额上及两太阳穴,以头不痛为度。

方四

【组成】 绛矾(皂矾煅透)适量。

【用法】 上药研细面,取少许吹入鼻孔,鼻流清涕或血水,连吹数次。

【功用】 清热化痰。

方五(《全国中草药汇编》)

【组成】 三叉苦 20 g、野菊花 15 g、金银花 15 g。

【用法】 上药用水 500 ml,煎至 300 ml,每日 1 剂,分 2 次服,连服 3～5 日。

【功用】 清热解毒,散瘀止痛。适用于流脑预防。

方六(《全国中草药汇编》)

【组成】 大蒜^{去皮} 5 g。

【用法】 每日 1 次,在进餐时同服,连服 3 日,15 岁以下儿童减半。

【功用】 解毒杀虫。适用于流脑预防。

【备注】 又方:大蒜 15 g,捣烂后加水 40 ml,泡后取液,加入 10% 的白糖,分 2 次服,连服 5 日。

方七(《中药大辞典》)

【组成】 鸭儿芹 15 g、瓜子金 10 g、金银花藤 60 g。

【用法】 水煎服,每日 1 剂,早晚各服 1 次。

【功用】 清热解毒,疏风解表。适用于邪犯肺卫型流脑。

方八(《剑川县白族经验方》)

【组成】 僵蚕 6 g、蝉蜕 3 g、栀子 5 g、生大黄^{后下} 3 g、连翘 5 g、苏叶 3 g、莱菔子 3 g、薄荷^{后下} 3 g、赤芍 3 g。

【用法】 水煎后分 3 次服,平均 2 小时服 1 次。当日服完后,用胆矾煅成赤色,研为细末,吹入鼻孔 3 次,平均 2 小时吹 1 次。每日重复此法,一般 6～7 日可见效。

【功用】 清热解毒,凉血止痉。适用于气营两燔、热陷营血型流脑。

方九　云母清瘟汤(程爵棠方)

【组成】 云母石^{先煎} 15 g、贯众 30 g、连翘 30 g。

【用法】 上药水煎,煎取药汁 120 ml,每日 1 剂,早晚各服 1 次。5 岁以下小儿每日服 2/3 剂。服至体温降至正常,体征消失后 3～4 日为止。

【功用】 清热解毒,豁痰定惊。适用于热陷营血型流脑。

【备注】 高热者加生石膏^{先煎} 30 g;项强者加钩藤 18 g、当归 25 g;剧吐者加法半夏 15 g;大便燥结者加生大黄^{后下} 10 g、玄明粉 10 g。

方十　龙胆清瘟败毒饮(汪受传方)

【组成】 龙胆草 3～12 g、生地黄 10～15 g、生石膏^{先煎} 20～60 g、金银花 10～15 g、生石决明^{先煎} 15～30 g、川黄连 3 g、连翘 10 g、黄芩 10 g、牡丹皮 10 g、赤芍 10 g、知母 10 g、生甘草 5 g。

【用法】 水煎服,每日 1～2 剂(极期一般每日 2 剂),每剂煎 2 次,每隔 4～6 小时服药 1 次,昏迷者可从鼻饲灌入。

【功用】 清气凉营,泻肝解毒。适用于气营两燔型流脑。

15. 流行性乙型脑炎

　　流行性乙型脑炎(简称"乙脑")是感染流行性乙型脑炎病毒引起的以高热、抽搐、昏迷为特征的小儿急性传染性疾病。其在中医学中属于暑温范畴,分为急性期(包括邪犯卫气、邪炽气营、邪入营血等型)、恢复期(包括阴虚内热、营卫不和、痰蒙清窍、痰火内扰、气虚血瘀、风邪留络等型)两类。治疗以清热、豁痰、开窍、息风为法则,急性期以解热为先,佐以化湿之法,恢复期以扶正祛邪为主。

方一

【组成】 西瓜适量。

【用法】 将西瓜切开,榨汁,尽量饮之,昏迷患者可用鼻饲。

【功用】 清热解暑。适用于乙脑急性期之邪犯卫气型。

方二

【组成】 大青叶 60 g、板蓝根 120 g、生石膏^{先煎}120 g、山豆根 30 g、生地黄 30 g、连翘 30 g、黄芩 18 g。

【用法】 水煎浓缩成 200 ml。1～5 岁患者,每次服 50 ml;5 岁以上者,每次服 100 ml,每 4～6 小时服 1 次。昏迷患者可用鼻饲。

【功用】 清热解毒,凉血祛湿。适用于乙脑急性期之邪炽气营型。

方三

【组成】 全蝎 15 g、蜈蚣 15 g。

【用法】 上药共研细末,每次服 1.5～3 g,4～6 小时 1 次,开水送服。

【功用】 清热息风,通络散结。适用于乙脑恢复期之风邪留络型及见痉厥者。

方四

【组成】 生石膏^{先煎}30 g、金银花 25 g、连翘 15 g、大青叶 10 g、玄参 12 g、石菖蒲 10 g、黄连 6 g。

【用法】 水煎服,每日 1 剂,每日服 2～3 次。

【功用】 清热解毒,化痰开窍。适用于乙脑恢复期之痰蒙清窍、痰火内扰型。

【备注】 喉中有痰鸣者加天竺黄 3 g、竹沥 6 g,大便干燥者加大黄^{后下}6 g,昏迷者可加服牛黄清心丸。

方五(《国医论坛》,1993 年第 2 期)

【组成】 石膏^{先煎}50～100 g、金银花 20 g、白菊花 20 g、连翘 30 g、板蓝根 30 g、滑石^{先煎}30 g、通草 3 g、青黛^{包煎}3 g、川贝母 6 g、生甘草 6 g。

【用法】 水煎服,每日 1 剂,将安宫牛黄丸或紫雪丹化入药汁,早晚各服 1 次,昏迷者可行鼻饲。

【功用】 清热解毒,凉血开窍。适用于乙脑恢复期之痰蒙清窍型。

方六(《湖南中医药导报》,2002 年第 5 期)

【组成】 生石膏 40 g、生地黄 10 g、犀角 6 g(可用水牛角 30 g 代替)、黄连 5 g、竹叶 5 g、栀子 8 g、桔梗 8 g、生甘草 5 g。

【用法】 先将生石膏打碎煮沸约 10 分钟,后下诸药,再将犀角研末冲服,每日 3 次。

【功用】 清热泻火,凉血解毒。适用于乙脑急性期之邪入营血型。

方七(王伯岳方)

【组成】 生石膏^{先煎}15 g、知母 10 g、粳米 15 g、连翘 10 g、金银花 10 g、野菊花 10 g、鲜藿香 10 g、鲜佩兰 10 g、生甘草 5 g。

【用法】 水煎服,每日 1 剂,早晚各服 1 次。

【功用】 清热解毒,芳香化湿。适用于乙脑急性期之邪犯卫气型。

方八(王伯岳方)

【组成】 生石膏^{先煎}15 g、知母 10 g、大青叶 10 g、连翘 10 g、金银花 10 g、黄芩 10 g、鲜藿香 10 g、石菖蒲 6 g、粳米 15 g、钩藤 10 g、生甘草 5 g。

【用法】 水煎服,每日 1 剂,早晚各服 1 次。

【功用】 清热解毒,祛痰开窍。适用于乙脑急性期之邪炽气营型及恢复期之营卫不和、痰蒙清窍、痰火内扰型。

方九(王伯岳方)

【组成】 水牛角(另煎兑服)15 g、黄连 6 g、栀子 6 g、太子参 10 g、生石膏^{先煎}30 g、鲜生地黄 12 g、连翘 15 g、知母 10 g、石决明 12 g、生牡蛎^{先煎} 12 g、天麻 10 g、钩藤 10 g、生甘草 6 g。

【用法】 水煎服,每日 1 剂,早晚各服

1 次。

【功用】 清热息风,益气养阴。适用于乙脑急性期之邪入营血型及恢复期之阴虚内热型。

16. 脊髓灰质炎

脊髓灰质炎是由感染脊髓灰质炎病毒引起的急性传染性疾病。其感染后可无症状,有症状者以发热、呕吐、全身不适、肢体疼痛、迟缓性瘫痪等为主要表现。其在中医学中属于湿温、痿证范畴,分为邪犯肺胃、邪窜经络、气虚血瘀、肝肾俱亏等型。治疗上在发病初期以解表清热、化湿通络为主,病久入里以益气养血、祛风通络为法则。

方一

【组成】 金银花 10 g、葛根 10 g、连翘 10 g、地龙 3 g、全蝎 2 g、钩藤 3 g、生石膏^{先煎} 12 g、生甘草 3 g。

【用法】 水煎服,每日 1 剂,早晚各服 1 次。

【功用】 清热解表,息风通络。适用于邪犯肺胃、邪窜经络型脊髓灰质炎见初起高热、肢体疼痛者。

方二

【组成】 忍冬藤 15 g、木瓜 10 g、川牛膝 2 g。

【用法】 水煎服,每日 1 剂,早晚各服 1 次。

【功用】 补益肝肾,祛风通络。适用于肝肾俱亏型脊髓灰质炎见高热退后下肢瘫痪不能行走者。

方三

【组成】 乌梢蛇肉 60 g。

【用法】 将砂子放入锅内炒乌梢蛇肉,炒干研成细面,1～3 岁小儿每次服 1～1.5 g,早晚各服 1 次,黄酒送服。

【功用】 祛风,通络,止痉。适用于邪窜经络型脊髓灰质炎。

方四

【组成】 生黄芪 15 g、当归 6 g、赤芍 3 g、桃仁 2.5 g、红花 2.5 g、地龙 3 g、桂枝 3 g、川牛膝 3 g。

【用法】 水煎服,每日 1 剂,早晚各服 1 次。

【功用】 补气活血,祛风通络。适用于气虚血瘀型脊髓灰质炎见体弱多汗,四肢发凉的肢体瘫痪。

方五 治痿 I 号汤(纪松珊方)

【组成】 石膏^{先煎} 15 g、威灵仙 6 g、桃仁 5 g、羚羊角^{研末} 2 g、赤芍 6 g、羌活 6 g、全蝎 3 g、僵蚕 6 g、青风藤 6 g。

【用法】 水煎诸药(除羚羊角),用药汁冲服羚羊角末。每日 1 剂,早晚各服 1 次。

【功用】 清热活络。适用于邪窜经络型脊髓灰质炎。

方六 治痿 II 号汤(纪松珊方)

【组成】 地骨皮 10 g、五加皮 6 g、牡丹皮 6 g、千年健 10 g、川续断 6 g、狗脊 5 g、枸杞 5 g、僵蚕 6 g、钩藤 6 g。

【用法】 水煎服,每日 1 剂,早晚各服 1 次。

【功用】 活血通络。适用于气虚血瘀型

脊髓灰质炎。

方七　治痿Ⅲ号汤(纪松珊方)

【组成】　生黄芪 15 g、当归 10 g、山茱萸 8 g、杜仲 10 g、虎骨(可用猫骨 20 g 代替)、千年健 10 g、五加皮 6 g。

【用法】　水煎服,每日 1 剂,早晚各服 1 次。

【功用】　补益肝肾,活血通络。适用于肝肾俱亏型脊髓灰质炎。

方八(赵锡武方)

【组成】　草薢 30 g、杜仲 30 g、肉苁蓉 30 g、巴戟天 30 g、天麻 30 g、僵蚕 30 g、全蝎 30 g、木瓜 30 g、怀牛膝 30 g、海螵蛸 30 g、菟丝子 15 g、蜈蚣 50 条、精制马钱子(必须严格

炮制,以解其毒)60 g。

【用法】　上药研细末,混匀,炼蜜为丸,每丸重 3 g,每次 1~2 粒,每日 1~3 次,白开水化服。

【功用】　舒筋活络,温补肾阳。适用于肝肾俱亏型脊髓灰质炎。

方九(赵心波方)

【组成】　乌梢蛇 6 g、川续断 6 g、威灵仙 6 g、天麻 6 g、松节 6 g、南红花 3 g、桃仁 3 g、桂枝 3 g、木瓜 10 g、生侧柏 10 g、川牛膝 10 g。

【用法】　水煎服,每日 1 剂,早晚各服 1 次。

【功用】　舒筋活络,补肾强骨。适用于气虚血瘀及肝肾俱亏型脊髓灰质炎。

---

17. 手足口病

手足口病是由感染肠道病毒引起的发疹性传染性疾病。以手足肌肤、口咽部发生疱疹为特征。其在中医学中属于湿温范畴,分为邪犯肺脾、湿热蒸盛等型。治疗以清热祛湿解毒为原则。

方一

【组成】　黄连 30 g、枯矾 15 g。

【用法】　上药共研细末,加凡士林配成软膏,外涂患处。

【功用】　清热解毒,燥湿敛疮。

【备注】　亦可单用黄连 30 g,研成细末,加凡士林 240 g,调和涂搽患处。或用川黄连 15 g 研成细末,以蓖麻油 50 ml,调匀搽患处。

方二(刘弼臣方)

【组成】　荆芥穗 5 g、连翘 10 g、露蜂房 10 g、刺猬皮 10 g、白蒺藜 10 g、防风 10 g、苦参 10 g、半枝莲 15 g、蝉蜕 5 g。

【用法】　水煎服,每日 1 剂,早晚各服 1 次。

【功用】　清肺解表,化湿透疹。适用于邪犯肺脾型手足口病。

方三　小苦辛汤(刘弼臣方)

【组成】　黄连 3 g、黄芩 10 g、干姜 1 g、姜半夏 3 g。

【用法】　水煎服,每日 1 剂,早晚各服 1 次。

【功用】　清热解毒,燥湿降逆。适用于湿热蒸盛型手足口病。

方四(孙宝琴方)

【组成】　紫草根 10 g、植物油 100 ml。

【用法】　将紫草根放入植物油(纯菜籽油最好)内浸泡 7 日,制成 10%的紫草油,涂搽疱疹处。

【功用】　清热凉血。

第六章 皮肤科疾病

1.神经性皮炎

神经性皮炎又称慢性单纯性皮肤炎,是一种以皮肤苔藓样变及剧烈瘙痒为特征的慢性炎症性皮肤病。其在中医学中属于牛皮癣、顽癣、摄领疮范畴,分为肝郁化火、风湿蕴肤、血虚风燥等型。治疗以疏风清热、养血润燥为原则。

方一

【组成】 斑蝥 1.5 g、生南星 2 g、95％酒精 30 ml、醋酸适量。

【用法】 斑蝥加 10％醋酸适量,泡 3 日后,加生南星、酒精浸泡 7 日,过滤后涂患处,每日 3 次。

【功用】 破血逐瘀,散结消肿,攻毒蚀疮。

【备注】 此方毒性极大,不可内服,不可涂在正常皮肤上,涂后局部起水疱,待吸收后自愈。

方二

【组成】 巴豆^{去壳} 30 g、雄黄 3 g。

【组成】 巴豆^去壳 30 g、雄黄 3 g。

【用法】 上药共捣如泥,用消毒纱布包裹,外搽患处,每日 3～4 次。

【功用】 蚀疮解毒。

方三

【组成】 鸡蛋 1～2 个、老醋 250 ml。

【用法】 将鸡蛋浸泡于老醋内 4 昼夜(装瓶密封),用鸡蛋清涂擦患处 3～5 分钟,每日 2～3 次。

【功用】 散瘀解毒,滋阴润燥。

方四

【组成】 蜈蚣 5 条、斑蝥 20 个、海桐皮

75 g、冰片 5 g、土槿皮 8 g、95％酒精 1 L。

【用法】 将上药浸泡于酒精中,2 日后,过滤取药液擦患处,每日 2 次。

【功用】 攻毒散结,止痛止痒。

方五(《常见病验方选编》)

【组成】 雄黄 8 g、硫黄 10 g、海螵蛸 10 g。

【用法】 上药共研细末,加凡士林 72 g(连同上药共 100 g),调匀成膏外用,重搽数遍,厚涂,然后包扎,每日 1 次。

【功用】 解毒,收湿,敛疮。

方六(《常见病验方选编》)

【组成】 葱白 21 cm、紫皮蒜 21 g、白糖 15 g、冰片 1.5 g、蓖麻子仁 15 g。

【用法】 将葱白、紫皮蒜(微炙),同另 3 味药共捣如泥状,涂于患处,每日 2～3 次。

【功用】 解毒散结,敛疮生肌。

方七(《中医验方汇编 第一辑》)

【组成】 五倍子 30 g、米醋 120 ml。

【用法】 用米醋将五倍子煮沸,去药渣,用药汁涂抹患处,每日 3 次。

【功用】 收湿敛疮,散瘀消积。

方八(《中医杂志》,1961 年第 3 期)

【组成】 鲜丝瓜叶适量。

【用法】　将上药洗净,研细后在患处摩擦,直到局部发红甚至见隐血为止,每 7 日 1 次,2 次为 1 个疗程。一般 1～2 个疗程即可见效。

【功用】　清热解毒,止血疗疮。

方九(《中西医结合杂志》,1984 年第 8 期)

【组成】　生半夏、斑蝥、白狼毒各等份。

【用法】　上药共研成极细末,用适量米醋调成糊状涂擦患处,敷药后局部有刺激感,逐渐起水疱,24 小时左右水疱消失,继而结痂,痂掉后皮损痊愈。

【功用】　化痰散结,解毒止痛。

方十(《中医外治杂志》,1995 年第 1 期)

【组成】　黄柏 50 g、食用醋精 200 ml。

【用法】　把黄柏放入醋精中浸泡 6～7 日,纱布过滤,滤液分装在 50 ml 瓶中备用。用时将患处用温水洗净,用消毒棉签蘸药液点搽患处,每日 1 次,直至痊愈。

【功用】　清热燥湿,散瘀解毒。

方十一(龚志贤方)

【组成】　细辛 3 g、马钱子(生用不去毛)3 g、生草乌 3 g、硫黄 3 g、雄黄 6 g、生白矾 6 g、冰片 3 g。

【用法】　上药共研细末,用 75% 酒精 100 ml 浸泡 7 日即可。用消毒棉签蘸药汁外搽患处,每日 1～2 次,至愈为度。

【功用】　解毒,杀虫,除湿。

方十二(赵炳南方)

【组成】　栀子 50 g、雄黄 20 g、朱砂 20 g、轻粉 20 g。

【用法】　上药共研细末,贮瓶备用。用时用黄瓜尾部、茄子皮或生姜皮蘸药外搽患处,或配成 10% 的软膏外用,每日 2 次。

【功用】　清热、解毒、敛疮。

【备注】　溃疡面勿用。

方十三　加减白疕方(赵炳南方)

【组成】　紫草 10 g、茜草 10 g、南红花 10 g、鲜生地 15 g、生栀子仁 6 g、酒黄芩 10 g、生槐花 30 g、土茯苓 30 g、泽泻 10 g、茵陈蒿 10 g、车前子(包煎) 10 g、生甘草 10 g。

【用法】　水煎服,每日 1 剂,早晚各服 1 次。

【功用】　清热利湿,凉血活血。适用于肝郁化火、风湿蕴肤型神经性皮炎。

方十四(赵炳南方)

【组成】　白降丹 3 g、巴豆油 5 ml、青黛面适量、羊毛脂 30 g、凡士林 120 g。

【用法】　上药调匀成膏,外用薄敷患处,每日 1～2 次。

【功用】　软坚化结,润肤止痒。适用于各型神经性皮炎见癣疮肥厚者。

方十五　麻桂石膏汤(赵锡武方)

【组成】　桂枝 10 g、麻黄 8 g、葛根 18 g、生石膏(先煎) 18 g、薏苡仁 18 g、杏仁 10 g、白芍 10 g、当归尾 12 g、大黄(后下) 5 g、生姜 10 g、大枣 7 枚、生甘草 10 g。

【用法】　水煎服,每日 1 剂,早晚各服 1 次。

【功用】　解表清里,宣肺化湿。适用于风湿蕴肤型神经性皮炎。

方十六　皮癣方(朱仁康方)

【组成】　生地黄 30 g、当归 10 g、赤芍 10 g、黄芩 10 g、苦参 10 g、苍耳子 10 g、白鲜皮 10 g、地肤子 10 g、生甘草 6 g。

【用法】　水煎服,每日 1 剂,早晚各服 1 次。

【功用】　凉血润燥,祛风止痒。适用于血虚风燥型神经性皮炎。

2.头癣

头癣是指感染头皮及毛发的致病性真菌所致的头部皮肤疾病。以头上见片状灰白色鳞屑或黄痂、瘙痒、毛发脱落为主要表现。其在中医学中属于秃疮、蜡梨疮范畴,分为风湿毒聚、湿热蕴结等型。治疗以杀虫止痒为主,宜内治、外治相结合。

方一

【组成】 陈烟叶 30 g、枯矾 3 g、冰片 0.3 g、棉籽油 120 ml。

【用法】 上药用棉籽油炸成黑色,研碎用油调匀,涂抹患处,每日 2 次。

【功用】 消肿解毒,燥湿止痒。

方二

【组成】 甘蔗渣适量。

【用法】 上药烧存性,研末,以芝麻油调敷患处,每日 2 次。

【功用】 清热,解毒,止痒。

方三

【组成】 川楝子 60 g、明矾 60 g、猪板油适量。

【用法】 将川楝子焙黄研面,另将猪板油熬化去渣,待稍凉后兑入川楝子面,调成糊状备用。涂药前将头发剃光或剪短,先用 5%～10%明矾水洗头,洗去脓痂,然后将药搽敷患处。每日 1 次,10 次为 1 个疗程,一般需用 2～3 个疗程。

【功用】 燥湿止痒,解毒杀虫。

【备注】 又方:将鲜苦楝子捣碎,放在植物油内熬煎,凉后取上面浮油搽患处。每日或隔日 1 次。

方四

【组成】 川黄柏 8 g、苍术 8 g、白芷 8 g、雄黄 3 g、红信 3 g。

【用法】 上药共研极细面,用猪板油砸成泥状,用纱布包药搽患处,搽前用碱水将头部洗至出汗,每晚 1 次。

【功用】 清热燥湿,攻毒蚀疮。

【备注】 此方有毒,搽至局部疼时即停止,次日起水疱勿惧。

方五

【组成】 烟梗、黑矾、碱各适量。

【用法】 水煎,洗患处。

【功用】 燥湿解毒,杀虫止痒。

方六(《常见病验方选编》)

【组成】 土槿皮末 30 g、地榆末 12 g。

【用法】 用烧酒 500 ml,浸泡 7 日,蘸酒搽患处,每日 4～6 次。

【功用】 杀虫止痒,解毒敛疮。

方七(《浙江中医杂志》,1959 年第 5 期)

【组成】 芝麻油 120 ml、全当归 15 g、老紫草 5 g、黄蜡 15 g。

【用法】 将前 3 味药同放锅内,加水适量煎熬,至药枯后去渣,入黄蜡,待溶化后离火待冷而成。用时取药搽敷患处,每日早晚各 1 次。

【功用】 凉血散瘀,解毒透疹。

方八(《上海中医药》,1966 年第 5 期)

【组成】 煅白矾 30 g、生青矾 30 g、生硫黄 15 g、生石膏 15 g。

【用法】 上药共研细末,以食油脚(芝麻油、豆油、菜油的沉淀物)120 g 调匀,然后放锅中蒸熟即可。用时用消毒棉签蘸药涂擦患处,每日 2 次,至愈为度。

【功用】 燥湿止痒,敛疮生肌。

方九(《河南中医》,1983 年第 2 期)

【组成】 艾叶 10 g、菊花 10 g、藁本

10 g、荆芥 10 g、防风 10 g、薄荷^{后下} 10 g、藿香 10 g、甘松 10 g、蔓荆子 10 g。

【用法】 上药加水煎成药液,趁热熏洗患处,每日 1 次,连用 2～3 日,以后每隔半个月左右重复熏洗患处。

【功用】 疏风清热,祛湿止痒。

方十 秃疮膏(朱仁康方)

【组成】 紫草 60 g、百部 125 g、芝麻油 370 ml、朴硝 50 g、硫黄末 15 g、樟脑 6 g、黄蜡 60 g。

【用法】 先将芝麻油放入铜锅内,加入百部、紫草熬至半枯去渣,离火,逐渐加入朴硝(起泡沫时应慢慢加),后加入硫黄、樟脑调搅,最后加入黄蜡熔化调和成膏,备用。使用前先剃光头,每日 1 次,涂药于患处。几天后头发长上时,再剃光,再上药,至愈为度。

【功用】 解毒杀虫,凉血止痒。

方十一 月黄膏(朱仁康方)

【组成】 川椒 10 g、藤黄末 25 g、黄蜡 6 g、白蜡 6 g、芝麻油 30 ml。

【用法】 芝麻油放入铜锅内熬热,加川椒熬焦去渣,加入黄蜡、白蜡熔化,倒瓷器内加入藤黄末,调成膏,备用。用前剃光头发,用肥皂水清洗,将药直接涂上。

【功用】 杀虫止痒,解毒消肿。

3.体癣

体癣是由致病性浅部真菌所引起的除手足、头皮、毛发、爪甲以外的躯干和四肢皮肤的感染性疾病。以皮肤环形丘疹、鳞屑、脓疱痂,并伴瘙痒等为主要表现。其在中医学中属于金钱癣、阴癣、圆癣、紫白癜风范畴,分为风湿毒聚、湿热蕴结等型。治疗以凉血消风、祛风胜湿、杀虫止痒为主要法则。

方一

【组成】 旱烟油适量。

【用法】 用盐水洗净患处,涂搽烟油,每日 2 次。

【功用】 消肿解毒,杀虫止痒。

方二

【组成】 黑火药 90 g、烟梗 90 g。

【用法】 烟梗水煎,调火药成糊状,涂搽患处,每日 1 次。

【功用】 解毒消肿,燥湿杀虫。

方三

【组成】 小鲫鱼 1 条、黑矾数小块。

【用法】 将黑矾装入鱼肚内,在瓦上焙干,研细面,用芝麻油调敷局部,每日 1 次。

【功用】 燥湿解毒,消肿止痒。

方四

【组成】 松脂 30 g、龙脑 1.5 g。

【用法】 上药共研细末,用 75% 的酒精(无酒精时用高浓度白酒代替)调成糊状,涂于患处,盖上消毒纱布,用绷带包扎好,3 日换药 1 次。

【功用】 祛风燥湿,生肌止痛。

方五

【组成】 蜈蚣 10 条、斑蝥 20 只、土槿皮 30 g。

【用法】 上药共研粗末,放入瓶内,兑入烧酒 120 ml,浸泡 7 日,涂搽患处。每日 1 次,连用 20～30 日。

【功用】 攻毒散结,杀虫止痒。适用于

多年不愈之顽固性体癣。

方六

【组成】 五倍子 30 g、米醋 120 ml。

【用法】 烧瓶中放入米醋煮五倍子数沸,滤渣取汁,用药汁涂患处,每日 3 次。

【功用】 收湿敛疮,散瘀解毒。

方七

【组成】 闹羊花 60 g、百部 120 g、75% 酒精 500 ml。

【用法】 将前 2 味药浸入酒精,7 日后取酒精涂患处,每日 2 次。

【功用】 祛风除湿,散瘀止痛。

方八

【组成】 硫黄 10 g、胡椒 6 g、生川乌 3 g、生半夏 3 g。

【用法】 上药共研细面,用醋调匀外搽患处,每日 2 次。

【功用】 化痰消肿,止痒解毒。

方九(《常见病验方选编》)

【组成】 丁香 15 g、75% 酒精 100 ml。

【用法】 将丁香放入酒精内浸泡 7 日,用浸泡液外搽患处,每日 3 次。

【功用】 温阳止痛。

方十(《常见病验方选编》)

【组成】 硫黄 12 g、枯矾 6 g、花椒 1.5 g、大黄 1.5 g、密陀僧 1.5 g。

【用法】 上药共研细末,米醋调搽患处,每日 3 次。

【功用】 解毒杀虫,燥湿止痒。

方十一(《中医杂志》,1964 年第 9 期)

【组成】 川黄连 50 g、花椒 25 g。

【用法】 将上药加 75% 酒精适量,浸泡3 日后备用。用时将药液涂擦于患处,每日 3～4 次,连续 10 日为 1 个疗程。

【功用】 清热燥湿,解毒止痒。

方十二(《江苏医药》,1977 年第 10 期)

【组成】 鲜土大黄根 90 g、食醋 500 ml。

【用法】 将鲜土大黄根(若无鲜品,可用干品 50 g 泡软代替,但疗效略差)洗净捣烂,放入醋内浸泡 7 日后备用。使用时用消毒棉签蘸药液外涂患处,每日 2～3 次。

【功用】 清热解毒,散瘀止痒。

方十三 普癣水(朱仁康方)

【组成】 生地榆 50 g、苦楝子 50 g、川槿皮 95 g、斑蝥^{布包} 1.5 g。

【用法】 将前 3 味药研成粗末,装入瓶中,加入 75% 酒精 1 L 和斑蝥,密封浸泡 2 周后,去渣备用。用时外搽患处,每日 1～2 次。

【功用】 解毒,杀虫,止痒。适用于各型体癣,亦可用于治疗神经性皮炎。

方十四 羊蹄根酒(朱仁康方)

【组成】 羊蹄根(土大黄)180 g、土槿皮 180 g、制川乌 30 g、槟榔 30 g、百部 30 g、海桐皮 30 g、白鲜皮 30 g、苦参 30 g、蛇床子 15 g、千金子 15 g、地肤子 15 g、番木鳖 15 g、蛇蜕 15 g、大枫子 15 g、蜈蚣末 10 g、白信 6 g、斑蝥^{布包} 6 g。

【用法】 将上药放入 2.5 L 高粱酒中,密封瓶贮,浸泡 15～30 日后,去渣备用。使用时用毛笔蘸药水涂患处,每日 1～2 次。

【功用】 杀虫止痒,燥湿疗疮。适用于各型体癣,亦可用于治疗神经性皮炎。

4.足癣

足癣是指发生在足跖部及趾间皮肤的丝状真菌感染性疾病。以足部皮肤见红斑、鳞屑、皲裂、脓疱疹并伴瘙痒为主要表现。其在中医学中属于臭田螺、脚湿气范畴,分为风湿毒聚、湿热下注、血虚生风等型。治疗以清热利湿、养血祛风为法则。

方一

【组成】 斑蝥 2 个、白酒 30 ml。

【用法】 将斑蝥泡入酒内,7 日后取药酒擦于患处,每日 2 次,起疱后停用。

【功用】 化瘀散结,攻毒蚀疮。

方二

【组成】 土槿皮 6 g、木鳖子 6 g、梅片 0.3 g。

【用法】 将诸药放入 75% 酒精 100 ml 中,浸泡 7 日后取药液搽患处,每日 1 次。

【功用】 攻毒疗疮,消肿止痒。

方三

【组成】 地肤子 30 g、蛇床子 30 g、紫荆皮 30 g、大黄 10 g、黄柏 10 g、丁香 10 g。

【用法】 水煎熏洗,待温后浸泡 15~20 分钟。此煎剂可于第 2 日温热后再用,一般持续用 5~7 日再换新药。

【功用】 清热燥湿,止痒解毒。

方四

【组成】 飞滑石 15 g、海螵蛸(刮去背皮一层灰白色硬壳)15 g、制炉甘石 15 g、蛤粉 10 g、赤石脂 10 g、轻粉 6 g、黄丹 8 g、冰片 3 g。

【用法】 上药共研细末,过筛和匀,瓶贮备用。用时先将脚洗干净擦干,将药粉撒布于趾缝间糜烂作痒处,每日 2 次。

【功用】 收湿敛疮,拔毒生肌,杀虫止痒。

方五(《常见病验方选编》)

【组成】 枯矾 5 g、黄柏 5 g、五倍子 5 g、海螵蛸 5 g。

【用法】 上药共研细末备用。脚部洗净后,撒于患处,每日 2 次。

【功用】 燥湿止痒,敛疮解毒。

方六(《中医验方汇编 第一辑》)

【组成】 石膏 10 g、明雄黄 3 g、硼砂 2 g。

【用法】 上药共研细末,先用硼砂泡水洗净患处,然后将药末撒布患处,每日 2 次。

【功用】 敛疮生肌,解毒止痒。

方七(《中医杂志》,1963 年第 8 期)

【组成】 鲜黄荆叶 250 g(若无鲜品,可用干品 120 g 代替)。

【用法】 每晚临睡前,将药置盆中,加开水至浸没药为度,浸泡至水现淡绿色时,加温水到半盆,然后将足浸泡水中 5~6 分钟,用干布把脚趾擦干,一般浸泡 5~6 日后即可见效。亦可挤药汁涂擦于趾间,每日 1~2 次,亦有同效,但有轻微疼痛,涂药处皮肤略现灰黑色,几分钟后自行褪色,勿惧。

【功用】 清热祛湿,杀虫止痒。

方八(《中医杂志》,1984 年第 9 期)

【组成】 生黄精 50 g、生首乌 50 g、陈醋 30 ml。

【用法】 将前 2 味药碾碎,放入陈醋中,连同容器置入 60~80℃ 热水中,恒温加热 6~8 小时取出备用。用时先以淡盐水洗脚,早、中、晚各用消毒棉球蘸药醋涂搽患处 1 次,15 日为 1 个疗程,未愈可进行第 2、第 3 疗程。

【功用】 消痈敛疮,散瘀止痒。

方九(《湖南中医杂志》,1987 年第 4 期)

【组成】 白鲜皮 40 g、苍术 30 g、川黄柏 30 g、苦参 30 g、防风 20 g、荆芥 20 g、黄精 50 g、地肤子 50 g、藿香 50 g、蛇床子 50 g、白矾 10 g、葱白 4 枚。

【用法】 上药加水 3 L 煮沸,待药液降至温热时将双脚浸泡其中,每次浸泡 10～15 分钟,每日 2 次,一般用药 4～5 日即可见效。

【功用】 清热解毒,祛风除湿,杀虫止痒。

方十(《中医外治杂志》,1996 年第 6 期)

【组成】 新鲜紫根韭菜 500 g。

【用法】 将韭菜用清水洗净,放于盆中,加沸水 4.5 L 浸泡,待水温不烫手,将韭菜捞出用纱布包好,然后用双手挤压,将其汁挤入浸泡韭菜的水内,患脚放入盆内浸泡 10 分钟,每日 1 次,5 日为 1 个疗程。

【功用】 敛疮消痈,散瘀解毒。

方十一 醋泡方(朱仁康方)

【组成】 荆芥 18 g、防风 18 g、红花 18 g、地骨皮 18 g、皂角刺 30 g、大枫子 30 g、明矾 18 g。

【用法】 上药用米醋 1.5 L,放盆中泡 3～5 日备用。每晚将脚浸泡半小时,每剂药连续泡 2 周为 1 个疗程,若有效继续泡 2～3 个疗程。

【功用】 祛风除湿,解毒止痒。

方十二 仁豆汤(章次公方)

【组成】 炮附块 6 g、生苍术 8 g、生薏苡仁 30 g、全当归 10 g、北细辛 3 g、葫芦瓢 30 g、秦艽 10 g、带皮茯苓 12 g、杜赤豆 30 g。

【用法】 水煎服,每日 1 剂,早晚各服 1 次。

【功用】 散寒化湿,祛风止痒。适用于风湿毒聚型足癣。

方十三 脚气汤(程门雪方)

【组成】 带叶苏梗 8 g、广陈皮 10 g、大腹皮 10 g、带皮茯苓 6 g、五加皮 6 g、淡姜皮 25 g、淡吴茱萸 25 g、酒炒陈木瓜 6 g、生薏苡仁 10 g、熟薏苡仁 10 g、冬瓜皮 12 g、建泽泻 45 g。

【用法】 水煎服,每日 1 剂,早晚各服 1 次。

【功用】 行气祛风,利湿通络。适用于风湿毒聚型足癣。

5. 手癣

手癣是发生在手掌和指间皮肤的丝状真菌感染性疾病。以手部皮肤皲裂、脱屑、红斑、脓疱疹并伴瘙痒为主要表现。其在中医学中属于鹅掌风范畴,分为风湿毒聚、湿热蕴结、血虚生风等型。治疗以清热利湿、祛风养血为法则。

方一

【组成】 瓦松 7 枚。

【用法】 用高粱酒 500 ml,浸泡 7 日后炖热外涂患处,每日 3 次。

【功用】 活血,止血,敛疮。

方二

【组成】 白矾 30 g、儿茶 15 g、皂矾 30 g、侧柏叶 30 g、桐油适量。

【用法】 上药水煎趁热熏洗患处约 1 小时,再用桐油涂搽 1 遍。

【功用】 燥湿止痒,解毒生肌。

方三

【组成】 苍耳子 15 g、蛇床子 15 g、黄柏 15 g、苦参 15 g、白矾 15 g。

【用法】 上药加水 1.5 L 煎至 1 L,每晚浸泡 1 小时,每服药可用 2 日。

【功用】 清热燥湿,祛风止痒。

方四

【组成】 生姜 250 g、白酒 500 ml。

【用法】 将生姜放白酒内浸泡 24 小时,用开水洗净患部,然后用药酒搓洗,每日 3 次。

【功用】 祛风解毒。

方五

【组成】 生草乌 1.5 g、生川乌 1.5 g、明雄黄 1.5 g、巴豆^{去壳} 7 枚、蓖麻子^{去壳} 7 枚。

【用法】 先将前 3 味药研细末,再将后 2 味药捣烂如泥,备用。晚上睡前用温开水洗净患手,再以芝麻油适量调药如糊状涂患处,戴手套入睡,次晨洗净药物,涂药时勿沾健康皮肤。

【功用】 祛风除湿,攻毒蚀疮。

方六

【组成】 土槿皮 15 g、西茜草 15 g、生半夏 15 g、木鳖子 15 g、生百部 15 g、鸭胆子 15 g、生黄柏 15 g、花槟榔 15 g、大枫子 30 g、斑蝥 12 只、好醋适量。

【用法】 上药共研细末,用好醋调成稀糊状,放入盆内,每日将手放在制好的药内浸泡 1~2 小时后,用肥皂水将手洗净。将盆内的药盖好,勿令其泄气以备再用,每日 1~2 次。

【功用】 消肿散结,化湿清热,解毒止痒。

方七(《常见病验方选编》)

【组成】 白凤仙花(连根)2 大棵、明矾 120 g。

【用法】 上药加醋 250 ml,共捣烂搽患处,每晚临睡前搽敷 1 次,尤以三伏天治疗效果最佳。

【功用】 祛风活血,利湿消肿。

方八(《中医验方汇编 第一辑》)

【组成】 豨莶草 18 g、苦参子 18 g、生半夏 18 g、生百部 18 g、土槿皮 18 g、花槟榔 18 g、木鳖子 18 g、黄柏 18 g、大枫子 30 g、斑蝥 14 只。

【用法】 上药共研细末,加米醋调和如稀粥状,盛在有盖容器内,密封贮存。夏季,将患手完全浸入其中,每日需连续浸泡 3~4 个小时(不浸泡时将盖盖好),浸后可用肥皂洗净,4~5 日即可见效。

【功用】 清热化湿,解毒敛疮。

方九(《中华医学杂志》,1958 年第 11 期)

【组成】 密陀僧 120 g、赤石脂 120 g、生桐油 150 ml。

【用法】 将前 2 味药研细末,用桐油搅拌均匀备用。用时将药涂擦患处,每日 3 次。或每日 1 次,敷药于患处,晨起洗去。

【功用】 燥湿解毒,敛疮生肌。

【备注】 敷药时,患处不可下水。

方十(《新中医》,1978 年第 12 期)

【组成】 新鲜仙人掌适量。

【用法】 将上药洗净,捣烂,用白布拧汁,取汁涂于患处,每日 2~3 次。一般使用 5~7 日即可见效。

【功用】 凉血止血,解毒消肿。

方十一(《广西中医药》,1982 年第 2 期)

【组成】 藿香 25 g、生大黄 5 g、黄精 10 g、明矾 10 g、白醋 500 ml。

【用法】 将上药置于醋中浸泡 24 小时,经煮沸冷却后,将患处浸泡 3~4 小时,一般 1~2 剂即可见效。

【功用】 祛湿敛疮。

方十二（《四川中医》，1986 年第 6 期）

【组成】 轻粉 1 份、冰片 2 份、硫黄 3 份、龙骨 4 份、炉甘石 5 份。

【用法】 先将轻粉、冰片、龙骨研极细末，过 120 目筛，再与硫黄、炉甘石混匀，用凡士林（或醋）调成膏状备用。用时将患处用生理盐水擦洗干净，外涂上药，每日 3 次，15 日为 1 个疗程。

【功用】 燥湿解毒，疗疮生肌。

方十三 大黄灭癣液（《陕西中医》，1991 年第 11 期）

【组成】 大黄 100 g、米醋 100 ml。

【用法】 将大黄放入醋中浸泡 10 日。将患手在药液中浸泡，每次 20 分钟（儿童 10～15 分钟），每日 2 次。7 日为 1 个疗程。

【功用】 凉血散瘀，燥湿解毒。

方十四（朱仁康方）

【组成】 生地黄 125 g、熟地黄 125 g、川牛膝 90 g、白蒺藜 90 g、知母 60 g、黄柏 60 g、枸杞 60 g、菟丝子 30 g、独活 30 g。

【用法】 上药共研细末，炼蜜为丸，如梧桐子大，每次 3 g，每日分 3 次服。

【功用】 养血祛风，滋阴润燥。适用于鹅掌风病久不愈见血虚风燥者。

方十五 浸泡方（朱仁康方）

【组成】 王不留行 30 g、明矾 10 g。

【用法】 每日 1 剂，上药熬水 2 L，趁半温时将患手泡 15 分钟，每日泡 2 次，再泡时需加温。

【功用】 燥湿敛疮，解毒止痒。

6.荨麻疹

荨麻疹是由多种病因引起的皮肤、黏膜小血管扩张及渗透性增强而出现的局限性水肿反应性疾病。以大小不等、时隐时现的风团样皮肤包块并伴有奇痒难忍为主要表现。其在中医学中属于风疹、瘾疹范畴，分为风寒束表、风热犯表、胃肠湿热、血虚风燥等型。治疗上在皮疹初发时以疏风散寒、清热利湿等祛邪之法为主，日久不愈者以养血祛风、健脾化湿等扶正祛邪之法为主。

方一

【组成】 桃树叶 1 把、艾叶 1 把、枯矾 15 g、食盐少许。

【用法】 上药加水烧开后洗患处，每日 1 剂，每日 3 次。

【功用】 祛风清热，燥湿解毒，杀虫止痒。

方二

【组成】 苍耳子 25 g、苍术 25 g。

【用法】 上药水煎洗患处，每日 1 剂，每日 3 次。

【功用】 祛风散寒，燥湿止痛。

方三

【组成】 荆芥 15 g、防风 15 g、苦参 10 g、白矾 10 g、川黄柏 15 g、蛇床子 15 g。

【用法】 上药水煎熏洗患处，每日 2 次。

【功用】 清热燥湿，祛风止痒。

方四

【组成】 全蝎 1.5 g、地龙 10 g、生甘草 6 g。

【用法】 水煎服,每日1剂,早晚各服1次。

【功用】 息风通络,攻毒散结。适用于风热犯表型荨麻疹。

方五

【组成】 苦参8 g、白鲜皮10 g、蛇床子10 g、地肤子10 g。

【用法】 于发作期时,水煎上药,每日1剂,分2～3次服下。

【功用】 清热燥湿,祛风止痒。适用于胃肠湿热型荨麻疹。

【备注】 疹发时,自觉形寒发热、汗出怕风者加桂枝、白芍、生黄芪、防风;伴有腹痛、便溏的脾虚者加党参、白术;腹痛甚、舌淡者加桂心;大便检查有蛔虫卵者加苦楝根皮、使君子;心火旺盛或血热甚者加黄连、黄芩、牡丹皮、生地黄;阴血虚者加当归、京赤芍、生地黄、知母。

方六(《常见病验方选编》)

【组成】 莴苣叶15 g、芝麻梗15 g、食盐15 g、白矾15 g。

【用法】 取上药之1种,水煎,趁热搽洗患处,每日3次。

【功用】 清热解毒,燥湿止痒。

方七(《常见病验方选编》)

【组成】 地肤子30 g、浮萍草30 g、蝉蜕10 g。

【用法】 水煎服,每日1剂,早晚各服1次。

【功用】 疏风清热,利湿止痒。适用于风热犯表型荨麻疹。

方八(《赤脚医生杂志》,1979年第1期)

【组成】 鲜白茄根(干品30 g)60 g。

【用法】 将上药先用清水洗净泥沙,然后用刀切成碎片,放入60度白酒300 ml内浸泡7日后即可使用,用时以消毒棉签蘸药液涂擦患处。每日3次。

【功用】 祛风利湿,散瘀消肿。

方九(《中医杂志》,1985年第7期)

【组成】 淡附片10 g、川桂枝10 g、白芍10 g、羌活10 g、潞党参10 g、生姜10 g、北细辛3 g、青防风5 g、大川芎5 g、生黄芪15 g、红枣5枚、炙甘草5 g。

【用法】 水煎服,每日1剂,早晚各服1次。

【功用】 助阳益气,发汗解表。适用于风寒束表型荨麻疹。

方十(彝族民间验方)

【组成】 乌梢蛇骨10 g。

【用法】 取上药加少量羊血煎水服,每日1次。

【功用】 疏风清热,透疹解毒,凉血祛斑。适用于风热犯表型荨麻疹。

方十一(王秉钦方)

【组成】 蟾蜍心及残端血管的血。

【用法】 将活蟾蜍剖腹摘心,与血一同放入杵臼中捣成糊浆,加生理盐水30～40 ml,搅拌均匀,然后抽吸于100 ml注射器内,接鼻导管备用。令患者取右侧卧位,在肛门口涂适量润滑油,将导管轻柔地插入肛门内约25 cm,缓慢将药液推进。嘱患者深呼吸,小腹放松,尽量推迟排便,以便药液在肠管内得到充分吸收。

【功用】 解毒散结,消肿祛湿。

方十二(何任方)

【组成】 麻黄6 g、连翘10 g、赤小豆15 g、黑芝麻30 g、制首乌10 g、苦参8 g、石菖蒲8 g、生甘草5 g。

【用法】 水煎服,每日1剂,早晚各服1次。饮酒者可加黄酒50～100 ml同煎。

【功用】 疏风清热,利湿解毒。适用于风热犯表、胃肠湿热型荨麻疹。

方十三 枳术赤豆饮(徐宜厚方)

【组成】 枳壳8 g、砂仁^{后下} 8 g、益母草

15 g、蝉蜕 6 g、白术 10 g、荆芥 10 g、赤小豆 12 g、防风 10 g、赤芍 10 g。

【用法】 水煎服,每日 1 剂,早、中、晚各服 1 次。

【功用】 健脾利湿,消风止痒。适用于胃肠湿热型荨麻疹。

方十四 自拟疏风消疹汤(孟澍江方)

【组成】 麻黄 5 g、连翘 12 g、大黄炭 6 g、蝉蜕 10 g、赤芍 10 g、威灵仙 10 g、蛇蜕 6 g、生甘草 5 g。

【用法】 水煎服,每日 1 剂,早晚各服 1 次。7 日为 1 个疗程,如病未痊愈,可再进行第 2 个疗程。

【功用】 散风宣肺,清肠泄热。适用于风热犯表、胃肠湿热型荨麻疹。

方十五 百部洗方(赵炳南方)

【组成】 百部 120 g、苦参 120 g、蛇床子

60 g、雄黄 15 g、狼毒 75 g。

【用法】 上药共研粗末,装纱布袋内,用水 2.5~3 L 煮沸 30 分钟。待稍凉后用软毛巾擦洗;或擦洗后再加热水浸浴。每日 1~2 次。

【功用】 疏风止痒,祛湿杀虫。

方十六 风疹汤(龚志贤方)

【组成】 丹参 25 g、当归 10 g、生地黄 10 g、玄参 10 g、赤芍 10 g、防风 8 g、麻黄 6 g、荆芥 8 g、泽泻 12 g、连翘 12 g、土茯苓 25 g、益母草 15 g、茵陈 10 g。

【用法】 水煎服,每日 1 剂,早晚各服 1 次。

【功用】 凉血解毒,祛风胜湿,养血润燥。适用于血虚风燥型荨麻疹。

7.带状疱疹

带状疱疹是由水痘-带状疱疹病毒所引起的,以沿单侧周围神经分布的簇集性小水疱为特征,常伴有明显神经痛表现的急性感染性皮肤病。常见低热、乏力,局部见疱疹伴疼痛、烧灼感。其在中医学中属于蛇串疮、缠腰火丹范畴,分为肝经郁热、脾虚湿蕴、气滞血瘀等型。治疗上以清热利湿、行气止痛为主要治法,体虚者应以扶正祛邪与通络止痛并用。

方一

【组成】 鲜马齿苋 60 g、冰片 3 g。

【用法】 将鲜马齿苋捣汁与冰片和匀抹患处,每日 3~4 次。

【功用】 清热解毒,凉血止血。

方二

【组成】 鲜柏叶 60 g、活地龙 30 条、冰片少许。

【用法】 上药共捣如泥,敷于患处,每日 2 次。

【功用】 清热凉血,通络止痛。

方三

【组成】 雄黄、栀子、醋各适量。

【用法】 将前 2 味药研面,用醋调成糊状敷于患处,干后再换药。

【功用】 清热利湿,凉血解毒。

方四

【组成】 雄黄、烟油、芝麻油适量。

【用法】 将雄黄研面,用烟油、芝麻油调敷患处,每日 3 次。

【功用】 解毒止痒。

方五

【组成】 寒水石 10 g、川黄连 10 g、煅石膏 6 g、梅片 0.3 g。

【用法】 上药共研极细末,用鸡蛋清调敷患处,每日 3 次。

【功用】 清热泻火,燥湿解毒,敛疮生肌。

方六(《常见病验方选编》)

【组成】 石灰粉 40 g、50%酒精 70 ml、甘油 20 ml。

【用法】 上药混合摇匀,涂抹患处,每日多次,涂后干燥成痂,痂厚除掉再涂抹,至愈为度。

【功用】 清热,燥湿,敛疮。

方七(《医林漫步》)

【组成】 鲜重楼适量。

【用法】 上药切开外涂患处,每日数次,一般 2 日即可见效。

【功用】 清热解毒,消肿止痛。

方八(《辽宁中医杂志》,1981 年第 6 期)

【组成】 陈醋 10 份、生半夏 2 份。

【用法】 将上药按比例浸泡 12 小时后,取消毒棉签蘸药汁涂患处,每日 3 次。一般搽药 1~2 次后疼痛减轻,多在 3~4 日后疱疹瘪缩而愈。

【功用】 消肿散瘀。

方九(《河南中医》,1982 年第 1 期)

【组成】 灯心草适量。

【用法】 将灯心草蘸芝麻油点燃后,炙灼疱疹顶端,见疱疹顶部结痂即停止,炙 1 次即可。

【功用】 清热利湿。

方十(《中医杂志》,1983 年第 3 期)

【组成】 鲜半边莲 1 大把。

【用法】 将上药洗净,捣烂如泥,敷于患处,用消毒纱布覆盖,胶布固定。若药干时,用冷开水润湿,每日换药 1~2 次。

【功用】 清热解毒,利湿消肿。

方十一(《中医杂志》,1988 年第 8 期)

【组成】 生大黄 2 份、黄柏 2 份、五倍子 1 份、芒硝 1 份。

【用法】 上药共研细末,加凡士林配成 30%的软膏,外敷患处,隔日换药 1 次。

【功用】 清热,燥湿,消肿。

方十二(《中医杂志》,1995 年第 7 期)

【组成】 活地龙 10 条、白糖 60 g。

【用法】 将地龙用清水洗净后置杯中,加白糖轻轻搅拌,放置 24 小时后制取黄色地龙浸出液备用。用时以消毒棉签将制取液涂于疱疹表面,每日 5~6 次,5 日为 1 个疗程。

【功用】 清热解毒,通络止痛。

方十三(《浙江中医杂志》,1991 年第 6 期)

【组成】 头发(以天然粗黑者为佳)10 g。

【用法】 将头发点燃,使其充分燃烧至通赤,研细末备用。用时以芝麻油适量调糊状涂患处,无须包扎,每日 1 次,一般 1 次即痛止,2~3 次可愈。

【功用】 化瘀敛疮。

方十四(《北京中医学院学报》,1992 年第 1 期)

【组成】 贯众 25 g、白芍 25 g、木瓜 30 g、生甘草 12 g。

【用法】 水煎服,每日 1 剂,早晚各服 1 次。

【功用】 清热解毒,缓急止痛。适用于肝经郁热型带状疱疹。

方十五(黄治功方)

【组成】 赤练蛇炭(蝮蛇亦可)、雄黄、炒王不留行按 2∶2∶1 的比例。

【用法】 上药共研细粉,加冰片少许再

研,至无声为度。用时以芝麻油调糊涂患处。每日 3~4 次,一般 3~4 日即可见效。

【功用】 消肿,祛湿,敛疮。

方十六(梁静玉方)

【组成】 新鲜生牛肉适量。

【用法】 取新鲜生牛肉,带血为佳,洗净切片,厚 2~3 mm,外敷患处,每日更换 2 次,3~7 日即可见效。

【功用】 敛疮生肌。

方十七 带状疱疹方(王敏淑方)

【组成】 金银花 20 g、连翘 12 g、板蓝根 15 g、蒲公英 15 g、灵磁石^{先煎} 15 g、生龙骨^{先煎} 15 g、生牡蛎^{先煎} 15 g、延胡索 15 g、米壳 5 g、白鲜皮 10 g、蛇床子 10 g、地肤子 10 g。

【用法】 水煎服,每日 1 剂,早晚各服 1 次。

【功用】 清热解毒,重镇止痛。适用于肝经郁热型带状疱疹。

方十八 增液逐瘀汤(段行武方)

【组成】 秦艽 10 g、桃仁 10 g、红花 10 g、鸡血藤 15 g、没药 6 g、五灵脂^{包煎} 6 g、地龙 10 g、生地黄 20 g、玄参 15 g、天冬 10 g、麦冬 10 g。

【用法】 水煎服,每日 1 剂,早晚各服 1 次。

【功用】 养阴清热,理气活血。适用于气滞血瘀型带状疱疹。

方十九 紫花公英汤(董建华方)

【组成】 金银花 10 g、连翘 10 g、车前子^{包煎} 10 g、蒲公英 10 g、萆薢 10 g、晚蚕沙^{包煎} 10 g、紫花地丁 10 g、瓦楞子 10 g、丹参 10 g、炒枣仁 10 g、生甘草 5 g。

【用法】 水煎服,每日 1 剂,早晚各服 1 次。

【功用】 清热化湿,解毒通络。

方二十 玉露膏(朱仁康方)

【组成】 秋芙蓉叶 60 g、凡士林 310 g。

【用法】 将芙蓉叶晒干后研细末,加入凡士林调成油膏备用。用时涂抹患处,每日数次。

【功用】 清热消肿。

8.湿疹

湿疹是由多种内外因素引起剧烈瘙痒的皮肤过敏性炎症反应。以皮损分布对称、形态多样、瘙痒剧烈、有湿润倾向、容易复发为特征。其在中医学中属于湿疮、浸淫疮、血风疮范畴,分为湿热蕴肤、湿热浸淫、脾虚湿蕴、血虚风燥等型。治疗以清热利湿为法则。

方一

【组成】 鲜马齿苋^{洗净} 120 g。

【用法】 上药加水 500 ml,煎 15 分钟,待冷后洗患处或将鲜马齿苋(若无鲜品,可用干品 60 g 泡软代替,但疗效略差)捣如泥作湿敷,每日 2~3 次,每次半小时。

【功用】 清热解毒,凉血消肿。适用于各型湿疹。洗法用于有炎症的湿疹,湿敷法可治各种渗出液较多的湿疹。

方二

【组成】 黄柏 15 g、青黛 6 g、枯矾 1.5 g。

【用法】 上药共研细末,干撒或用芝麻油调敷患处,每日 3 次。

【功用】 清热燥湿,凉血消斑。

方三

【组成】 羊胡须(烧灰存性)适量。

【用法】 上药研细面,若患面有渗出液,可撒干药面,若无渗出液可用芝麻油调匀涂抹患处,每日2~3次。

【功用】 收湿敛疮。适用于渗出液较多的湿疹。

方四

【组成】 陈葫芦瓢适量。

【用法】 焙炭存性,研末,以芝麻油调敷患处,每日3次。

【功用】 祛湿,消肿,散结。适用于渗出液较少的湿疹。

方五

【组成】 露蜂房适量。

【用法】 将上药放瓦上焙干,研面,以芝麻油调敷患处,每日2次。

【功用】 祛风止痛,攻毒破积。适用于渗出液较少的湿疹或疱疹日久难溃者。

方六

【组成】 马齿苋15 g、五倍子10 g、苦参10 g、桃仁10 g、木鳖子10 g、金银花10 g。

【用法】 水煎外洗,每日1剂,每日3~4次。

【功用】 清热燥湿,化瘀敛疮。

【备注】 有渗出液者加苍术10 g,痒甚者加白矾15 g。

方七

【组成】 蛇蜕6 g、小鸡蛋壳15 g、蜂窝1个、蚕茧壳5个、冰片1.5 g、车前子60 g、芝麻油适量。

【用法】 前4味药各焙焦存性后,加冰片共研细末,以芝麻油调敷患处。用药前先用车前子煎水洗患处。

【功用】 祛风解毒,利湿止痒。

方八

【组成】 活蟾蜍1个、芝麻油120 ml。

【用法】 芝麻油置罐中,放入活蟾蜍,盖好,使蟾蜍饥食油尽,然后加水用火煨死,去蟾蜍,用药液洗患部,每日2次。

【功用】 解毒散结,利湿消肿。适用于各型湿疹,尤宜于阴囊湿疹。

方九

【组成】 马钱子3 g、苍术3 g、冰片0.15 g。

【用法】 前2味药烧炭存性,共研细粉,再加入冰片,研极细末,先以温水洗患处,后用消毒棉签蘸药末擦患处。早晚各用1次。

【功用】 祛风燥湿,散结消肿。适用于各型湿疹,尤宜于阴囊湿疹。

方十

【组成】 生百部30 g、高良姜30 g。

【用法】 上药加水2 L,煎至1.5 L,外洗患处,每日1次。

【功用】 祛风止痒。适用于各型湿疹,尤宜于阴囊湿疹。

方十一(《常见病验方选编》)

【组成】 黄柏、五倍子各等份。

【用法】 上药共研细末,用芝麻油调敷患处,每日3次。

【功用】 清热燥湿,解毒敛疮。适用于急性湿疹见水疱湿烂者。

【备注】 此方亦可研细末外敷,用于治疗阴囊湿疹见渗出糜烂者。

方十二(《浙江省中医临床经验选辑》)

【组成】 大黄、苍术各等份。

【用法】 将苍术炒至微焦,大黄略炒,各研细末,过百目筛,和匀即成。用时取菜油适量调成糊状,用竹片涂敷患处,外贴棉纸,每日换药1次,换药时不必刮净药末,不可水洗患处。

【功用】 清热解毒,燥湿止痒。适用于湿疹初起见瘙痒明显、稠水较多者。

方十三(《中医杂志》,1959 年第 5 期)

【组成】 新鲜槐树叶适量。

【用法】 将上药置于沸水中洗净,然后捣烂如泥状。使用前先用温开水洗净患处,再将药泥均匀地敷在患处,最后用消毒纱布敷料覆盖并包扎。每日换药 1 次。

【功用】 清热燥湿,敛疮消肿。

【备注】 由于槐叶泥一般在 24 小时内即干燥,因此,要随制随用。

方十四(《中医外治杂志》,1995 年第 4 期)

【组成】 乳香 1 份、没药 1 份、熟猪油^{去渣} 4 份。

【用法】 先将熟猪油熬沸,将乳香、没药碾碎慢慢放入沸油中,使之完全融化,然后自然冷却即可。涂敷患处,每日 2 次。

【功用】 活血止痛,消肿生肌。

方十五(龚志贤方)

【组成】 青藤香 30 g、山慈姑 30 g、樟脑 10 g。

【用法】 上药共研细末,用干酒 500 ml 浸泡 1 日。用药汁搽患处,每日 2～3 次。

【功用】 清热解毒,消肿止痛。

方十六 利湿清热汤(朱仁康方)

【组成】 生地黄 30 g、黄芩 10 g、赤苓 10 g、泽泻 10 g、车前子^{包煎}10 g、木通 5 g、六一散^{包煎}10 g。

【用法】 水煎服,每日 1 剂,早晚各服 1 次。

【功用】 利湿清热。适用于湿热蕴肤、湿热浸淫型湿疹。

方十七 健脾除湿汤(朱仁康方)

【组成】 苍术 10 g、炒白术 10 g、厚朴 10 g、陈皮 10 g、茯苓 10 g、猪苓 10 g、泽泻 10 g、六一散^{包煎}10 g、桂枝 10 g。

【用法】 水煎服,每日 1 剂,早晚各服 1 次。

【功用】 健脾化湿。适用于脾虚湿蕴型湿疹。

方十八 滋阴除湿汤(朱仁康方)

【组成】 生地黄 30 g、玄参 12 g、当归 12 g、丹参 15 g、茯苓 10 g、泽泻 10 g、白鲜皮 10 g、蛇床子 10 g。

【用法】 水煎服,每日 1 剂,早晚各服 1 次。

【功用】 滋阴养血,祛湿止痒。适用于血虚风燥型湿疹。

方十九 全虫方(赵炳南方)

【组成】 全蝎^打 8 g、皂刺 12 g、猪牙皂角 8 g、刺蒺藜 15～30 g、炒槐花 15～30 g、威灵仙 12～30 g、苦参 8 g、白鲜皮 15 g、黄柏 15 g。

【用法】 水煎服,每日 1 剂,早晚各服 1 次。

【功用】 息风止痒,祛湿解毒。适用于脾虚湿蕴型湿疹。

方二十 消疹散(程门雪方)

【组成】 鲜生地黄 15 g、粉丹皮 8 g、京赤芍 8 g、西河柳 8 g、浮萍草 10 g、地肤子 10 g、白鲜皮 10 g、净蝉蜕 5 g。

【用法】 水煎服,每日 1 剂,早晚各服 1 次。

【功用】 祛风清热,凉血止痒。适用于湿热蕴肤、湿热浸淫型湿疹。

9.酒渣鼻

酒渣鼻是发生于面部的以红斑和毛细血管扩张为特征的慢性皮肤病。以颜面部中央持续性红斑和毛细血管扩张,伴丘疹、脓疱、鼻赘为主要表现。其在中医学称为酒齄鼻、酒糟鼻,分为肺胃热盛、热毒蕴肤、气滞血瘀等型。治疗以清泄肺胃、理气活血为主要法则。

方一

【组成】　蛤粉 15 g、轻粉 8 g、青黛 5 g、川雄黄 8 g、黄柏 8 g、煅石膏 15 g。

【用法】　上药共研细面,用凡士林调成药膏。涂药前用温开水洗面部,涂膏于患处,早晚各用 1 次,治疗时间为 1~3 个月。

【功用】　清热解毒,燥湿敛疮。

方二

【组成】　红粉 5 g、冰片 4.3 g、薄荷脑 3.7 g、香脂 100 g。

【用法】　将红粉分为两等份,分别加入冰片和薄荷脑中,分别研细末,先把红粉、冰片组加入香脂中调匀,再把红粉、薄荷脑组加入拌匀即成。用时先洗净患部,薄薄涂上一层药膏,每日早晚各用 1 次。

【功用】　清热祛风,拔毒生肌。

方三(《奇效良方》)

【组成】　生白矾、生硫黄、乳香各等份。

【用法】　上药共研细末,涂敷患处,每日 2~3 次。

【功用】　除湿散风,通络行气。

方四　颠倒散(《医宗金鉴》)

【组成】　大黄、硫黄各等份。

【用法】　上药共研细末,以茶水调糊状,晚睡前涂敷患处,晨起洗去。

【功用】　清热化毒,凉血散瘀。

方五(《中华皮肤杂志》,1963 年第 3 期)

【组成】　密陀僧 60 g、玄参 30 g、硫黄 30 g、轻粉 25 g、白蜜适量。

【用法】　将上药研细末,用蜜调成糊状,每日早晚各搽 1 次,每次在患部搓擦 5 分钟。

【功用】　解毒疗疮,清热燥湿。

方六(《新中医》,1975 年第 3 期)

【组成】　绿豆 750 g、干荷花瓣 60 g、滑石 15 g、白芷 15 g、白附子 15 g、密陀僧 6 g、冰片 6 g。

【用法】　上药共研极细末,用时先将患处洗净,白天以此药末擦之,每晚睡前用温水将药末调糊状封涂患处,晨起洗去,至愈为度。

【功用】　清热解毒,燥湿排脓,通络敛疮。

方七(《山东医药》,1979 年第 2 期)

【组成】　桃仁 10 g、珍珠 1~1.5 g、麻仁 6~10 g、轻粉 0.15 g、红花 0.15 g。

【用法】　上药共研细末,加入熟猪油适量,搅拌调匀,瓶贮备用。使用时先用温水将鼻部洗净擦干,将药膏涂丁患处,每日 1~2 次,至愈为度。

【功用】　活血化瘀,解毒生肌。

方八(《浙江中医杂志》,1981 年第 9 期)

【组成】　荸荠数枚。

【用法】　将荸荠洗净,取 1 枚用刀横切,以切面轻轻摩擦患处,使粉浆层层堆积,次数越多越好;荸荠的切面擦后可用小刀刮去一层再用。擦后切勿马上洗去,15 日为 1 个疗程。如未愈,可继续用 1 个疗程。

【功用】　清热消积。

方九　去斑膏（朱仁康方）

【组成】　大枫子仁 30 g、杏仁 30 g、核桃仁 30 g、红粉 30 g、樟脑 30 g。

【用法】　先将前 3 味药同捣极细，再加后 2 味药，一同研细如泥；若太干，可加芝麻油少许调匀备用。每日搽擦 1 次（可先涂小片，观察有无过敏反应）。

【功用】　润肌消斑。

方十　加味养阴清热汤（顾伯华方）

【组成】　玄参 12 g、生地黄 15 g、白花蛇舌草 30 g、黄芩 10 g、生石膏 12 g、制大黄 10 g、侧柏叶 12 g、生山楂 12 g、桑白皮 10 g。

【用法】　水煎服，每日 1 剂，早晚各服 1 次。

【功用】　通腑泄热，凉血解毒。适用于肺胃热盛、热毒蕴肤型酒渣鼻。

10. 鸡眼

鸡眼是足部长期受挤压或摩擦而发生的圆锥形角质增生物。以局限性、角化性、圆锥形的增厚物，形如鸡眼，根陷肉里为主要表现。其在中医学中称为鸡眼、肉刺。内治以行气活血为法则，外治以蚀疮、生肌、润肤为原则。

方一

【组成】　碱、石灰各等份。

【用法】　上药加冷水稀释调匀成糊状。消毒患处后，将鸡眼处硬组织剔去，再取大小适宜的胶布 1 块，按鸡眼大小在胶布中间剪一小孔，贴于鸡眼上，然后将药糊涂于患处。上面再贴一层胶布，经 5～7 日，鸡眼可坏死脱落。

【功用】　燥湿蚀疮，软坚消积。

方二

【组成】　鸦胆子 5 粒。

【用法】　将患处用温开水浸洗，用刀刮去表面角质层，然后将鸦胆子捣烂敷鸡眼上，外用胶布固定，每 2～3 日换药 1 次，注意保护患处周围健康皮肤。

【功用】　清热解毒，腐蚀赘疣。

方三

【组成】　乌梅 1 个、元醋适量。

【用法】　把乌梅浸泡于元醋内 24 小时后，将乌梅肉贴在鸡眼上，外用胶布固定，次日取下，用小刀除去鸡眼白皮，连用 5 次。

【功用】　敛疮软坚。

方四

【组成】　蜈蚣 1 条。

【用法】　焙焦研末，用芝麻油调成糊状，外敷，5 日换药 1 次。

【功用】　攻毒散结。

方五（《中医验方汇编　第一辑》）

【组成】　紫皮蒜 10 薄片、艾绒（揉成）10 小团。

【用法】　患者把脚洗净，将蒜片放鸡眼上，把艾团放在蒜片上，用香头点燃，艾燃完再续，蒜片发干再换，经 2～3 个小时，感到鸡眼不痛为止。如鸡眼见肿发白红色，表明肉刺已烧断。用镊子夹住往外拔，如还痛可继续烧，拔净为止。休息 3～5 日即愈，断根后不复发。

【功用】　消肿解毒。

方六（《中华皮肤杂志》，1959 年第 4 期）

【组成】　蜂胶适量。

【用法】　先将患处用热水浸泡，并以刀削去表层角化组织，然后将 1 块稍大于患部的小饼状蜂胶贴于患处,用胶布固定。6~7日后鸡眼自行脱落。鸡眼脱落后还需再贴药6~7日,待患处皮肤长好为止。

【功用】　润肤,生肌,蚀疮。

方七(《中级医刊》,1965 年第 7 期)

【组成】　半夏(生熟均可)适量。

【用法】　上药研细末备用。用时先洗净患处,局部消毒,并用手术刀削去鸡眼的角化组织,呈一个凹面,放入药末,外贴胶布,经5~7 日,鸡眼坏死脱落,生出新生肉芽组织,数日即愈。

【功用】　消肿止痛。

方八(《新中医》,1974 年第 4 期)

【组成】　红花 3 g、地骨皮 6 g。

【用法】　上药共研细末,加适量芝麻油和少许面粉调成糊状,密封备用。用时先将患部老皮削去,然后把药摊于患部,用纱布包扎,2 日换药 1 次。

【功用】　化瘀止痛。

方九(《四川中医》,1989 年第 3 期)

【组成】　活蝼蛄若干只。

【用法】　先清洗患处,割除鸡眼表面的粗糙角质层,以不出血或稍见血为度,接着取蝼蛄剪去其嘴,以其吐出的涎汁浸润鸡眼,然后用香烟熏患处,待烘干后包扎。每日 1 次,3 次为 1 个疗程;轻者 1 个疗程,重者 2~3个疗程可愈或明显好转。

【功用】　消肿解毒。

方十(《河南中医》,1992 年第 5 期)

【组成】　蓖麻子 1 枚。

【用法】　上药去壳,灰火内埋烧,以暴胀为度。患处以热水泡洗,刮去老皮,将蓖麻子用手捏软,趁热敷于患处,外以胶布固定,3~5 日换药 1 次。

【功用】　祛腐拔疮。

方十一(龚志贤方)

【组成】　绿壳鸭蛋 1 枚、硫黄 0.6 g。

【用法】　将鸭蛋打 1 个小孔,加硫黄于内,搅拌均匀,放在饭锅上蒸熟后服。连服5~7 枚即可见效。

【功用】　清肺助阳。适用于各型鸡眼。

11. 传染性软疣

传染性软疣是由传染性软疣病毒引起的皮肤传染性疾病。以特异性有蜡样光泽的丘疹或结节,顶端凹陷,能挤出乳酪状软疣小体为主要皮损表现。其在中医学中属于赘疣、鼠乳、枯筋箭、水瘊范畴,分为风热、湿热、血瘀等型。治疗以清热、解毒、散结为主要法则。

方一

【组成】　猪肉皮 1 块。

【用法】　用猪肉皮频频摩擦,数日后即可见效。

【功用】　止血敛疮。

方二

【组成】　新石灰适量。

【用法】　用手将石灰捏住,在疣上轻轻按摩数分钟。

【功用】　燥湿止痒,蚀腐敛疮。

方三

【组成】　鲜芝麻花适量。

【用法】　用鲜芝麻花揉搓患处,数次则疣自落。

【功用】 消肿敛疣。

【备注】 此方亦可用于治疗胼胝、鸡眼，用时把芝麻花捣碎外敷患处，数日后自行脱落。

方四

【组成】 鸦胆子仁适量。

【用法】 上药剖开擦赘疣，连用数日。

【功用】 清热解毒，蚀腐敛疣。

方五

【组成】 新鲜油桐子适量。

【用法】 上药劈开揉搓患处，不拘时次。

【功用】 消肿解毒，敛疣生肌。

方六

【组成】 鸡蛋数枚、醋 1.5 L。

【用法】 取鸡蛋 3 枚浸泡于醋中，7 日后取出备用，再放 3 枚鸡蛋同样浸泡 7 日后取出，这样连续几次至浸泡 7 日后的鸡蛋够服 4 周即可，每次浸泡 7 日后的 3 枚鸡蛋 1 周内服完，早晨空腹时服，连服 4 个星期。

【功用】 滋阴养血，散瘀解毒。适用于风热型、血瘀型传染性软疣见有阴虚表现者。

【备注】 每周服鸡蛋的个数可根据患者的年龄大小调整，一般为 2～4 个。

方七(《浙江中医杂志》,1980 年第 6 期)

【组成】 新鲜茄子（以秋茄为佳）若干只。

【用法】 将茄子剖开，外擦疣部表面，直至有微热感为度，每日早晚各用 1 次，每次4～5 分钟，连续坚持擦至疣落为止。一般 1 周即可见效。

【功用】 清热，活血，消肿。

方八(《湖北中医杂志》,1987 年第 3 期)

【组成】 补骨脂 15 g、75% 酒精 100 ml。

【用法】 上药打碎成块后放入酒精中浸泡，密封 7 日后备用。

使用时用消毒棉球蘸药液涂患处。每日

早、中、晚 3 次，7 日为 1 个疗程。

【功用】 敛疣。

方九(《广西中医药》,1988 年第 6 期)

【组成】 五倍子 5 份、乌梅 1 份、枯矾 1 份、雄黄 2 份、大黄 1 份。

【用法】 上药共研细末，取适量香醋调成软膏备用。取少许药膏，涂疣表面 2～3 mm 厚，以胶布覆盖。每 3 日换药 1 次，换药 3 次即可见效。

【功用】 燥湿敛疣，散瘀解毒。

方十(《新中医》,1992 年第 5 期)

【组成】 苍耳子 10 g、75% 酒精 500 ml。

【用法】 上药放入酒精内，密封浸泡 7 日，滤渣取液备用。用消毒棉球蘸药液涂抹患处，每日数次，连用 7 日，停药 15～20 日后，疣可自行脱落。

【功用】 散风，除湿，止痒。

方十一(《中医外治杂志》,1993 年第 3 期)

【组成】 板蓝根 30 g、生牡蛎 30 g、木贼草 20 g、败酱草 20 g、狼毒 15 g、僵蚕 15 g、制香附 15 g、桃仁 10 g。

【用法】 上药水煎，每次煎汁约 1 L，将患病手足浸于药汁中，以小毛巾或纱布擦洗患处疣体，每次温洗 20～30 分钟，每日煎洗 2 次，每剂药可煎洗 3 次。

【功用】 清热解毒，化瘀散结，消痈排脓。

方十二(《中医杂志》,1994 年第 3 期)

【组成】 三七粉 16 g。

【用法】 每日 2 次，每次 2 g，白开水送服。

【功用】 活血祛瘀。适用于血瘀型传染性软疣。

方十三(邓铁涛方)

【组成】 生薏苡仁 1 kg。

【用法】　上药磨粉,每次 10～15 g,每日 3 次,白开水冲服,连续服用 20～30 日即可见效。

【功用】　利水消肿,清热排脓。适用于湿热型传染性软疣。

方十四　清热祛风散结汤(胡建华方)

【组成】　夏枯草 10 g、紫花地丁草 15 g、苦参片 10 g、地肤子 10 g、白鲜皮 12 g、京玄参 12 g、青防风 6 g、生薏苡仁 15 g、生甘草 6 g。

【用法】　水煎服,每日 1 剂,早晚各服 1 次。

【功用】　清热利湿,祛风散结。适用于湿热型传染性软疣。

方十五　治疣方(朱仁康方)

【组成】　马齿苋 60 g、败酱草 15 g、紫草 10 g、大青叶 15 g。

【用法】　水煎服,每日 1 剂,早晚各服 1 次。7 剂为 1 个疗程,至多服 3 个疗程,不效宜停服。

【功用】　清热解毒,凉血祛瘀。适用于风热型传染性软疣。

12.臭汗症

臭汗症是指分泌的汗液有特殊的臭味或汗液经分解后产生臭味的一类病证。以多汗、汗液不易蒸发和大汗腺所在的部位出汗后可闻及特殊的臭味为主要表现,尤以足部和腋窝臭汗最常见。其在中医学中属于狐臭范畴。中医治疗以清热利湿、开郁散结为法则。

方一

【组成】　枯矾 30 g、蛤蜊粉 15 g、樟脑 15 g。

【用法】　上药共研细粉,撒患处,每日 2 次。

【功用】　燥湿解毒。

方二

【组成】　密陀僧 60 g、滑石粉 30 g。

【用法】　上药共研细面,剃净腋毛,加强运动,在腋下出汗时,将热馒头剥开撒上药面,置腋窝夹紧,待凉后取下,每日 1 次,连用 3 日。

【功用】　燥湿清热,止痒敛疮。

方三

【组成】　桂圆核 12 枚、胡椒 54 粒。

【用法】　上药共研细粉,在腋下有汗时,用消毒棉球蘸药粉撒扑,每日 2 次。

【功用】　化湿止痛。

方四

【组成】　陈石灰 120 g、枯矾 30 g。

【用法】　上药共研细末,将药末扑两腋窝,每日 1 次。

【功用】　清热燥湿,敛疮解毒。

方五

【组成】　大蜘蛛 1 只、轻粉 1.5 g。

【用法】　将蜘蛛用黄泥外裹,放在炭火中烤红,去泥团取出蜘蛛,加入轻粉共研细末,外搽腋下。每日 2 次。

【功用】　攻毒敛疮,消肿散结。

方六(《上海中医药》,1959 年第 6 期)

【组成】　广木香 5 g、公丁香 5 g、川芎 5 g、胆矾 10 g、密陀僧 6 g、生香附 6 g、梅片 1 g。

【用法】　上药共研细末,密封瓶贮备用。用时取少许药粉,每日 3 次,扑擦两腋,至愈为度。

【功用】 燥湿敛汗,芳香除臭。

方七(《新中医》,1977 年第 1 期)

【组成】 辣椒 2～3 个、2%～2.5% 碘酊 10 ml。

【用法】 将辣椒切成小段放入瓶内,加入碘酊,摇动后密封备用。用时将药液充分搽涂患处,每日 1～3 次。

【功用】 祛风除湿,解毒敛疮。

方八(《中医杂志》,1982 年第 7 期)

【组成】 滑石 70 g、冰片 5 g、炉甘石 15 g、密陀僧 10 g。

【用法】 上药共研极细末,拌匀,密封瓶贮备用。每日洗浴后擦干腋窝,随即将药粉搽上,每日 1～3 次。

【功用】 燥湿,敛汗,止痒。

方九 复方陀僧散(陈树森方)

【组成】 密陀僧 30 g、冰片 6 g、枯矾 30 g。

【用法】 上药共研细末,用有色玻璃瓶收储备用。先洗净腋窝,拭干,将药粉涂于局部,揉擦片刻,每日 2～3 次。秋冬不出汗时,每日涂 2 次。20 日为 1 个疗程,间隔 5～6 日再行下个疗程。

【功用】 燥湿解毒,敛汗止痒。

13. 脱发

脱发是指头发异常或过度脱落的一类病证。其在中医学中属于鬼剃头、油风、斑秃、落发范畴,分为血热生风、湿热蕴结、血虚风燥、瘀血阻络等型。治疗以养血生发为原则,佐以清热利湿、化瘀通络之法。

方一

【组成】 芝麻秸 60 g、杨柳叶 60 g。

【用法】 水煎汤洗头,每日 1 次。

【功用】 清热解毒,利湿透疹。

方二

【组成】 鲜瓦松 7 枚、白糖少许。

【用法】 将瓦松先捣烂加白糖拌匀,每日涂 2 次。

【功用】 活血敛疮。适用于片状脱发。

【备注】 又方:用生姜切厚片外搽,亦可治片状脱发。

方三

【组成】 当归 500 g、柏子仁 500 g。

【用法】 上药共研细末,炼蜜为丸,饭后服,每日 3 次,每次 6～9 g。

【功用】 补血养心,活血生发。适用于血虚风燥型脱发。

方四

【组成】 黑芝麻 1.5 kg、红糖 1.5 kg、鸡蛋若干枚。

【用法】 将黑芝麻炒熟碾粉,加红糖拌匀,每日用 30 g,加 3 枚鸡蛋煮熟服之。

【功用】 补肝肾,益精血,生发乌发。适用于血虚风燥型脱发见须发早白者。

方五(《中医外治求新》)

【组成】 闹羊花 60 g、骨碎补 30 g、墨旱莲 30 g。

【用法】 上药共研粗末,以 75% 酒精 600 ml 浸泡 7 日后,滤渣取汁,瓶贮备用。用时先用生姜切片擦患处,然后以消毒棉签蘸药液涂脱发处,每日 3 次,1 个月为 1 个疗程。

【功用】 补肾养血,散瘀生发。

方六(《辽宁中医杂志》,1980 年第 5 期)

【组成】　诃子肉 10 g、青果 15 g、山柰 3 g、官桂 3 g、樟脑 3 g、芝麻油 60 ml。

【用法】　上药共捣碎,放入玻璃瓶内,用芝麻油浸泡 3 日后备用。每早用手蘸药油搽脱发处 36 次,脱发处可逐渐生长新发。

【功用】　温里开窍,行气生发。

方七(《内蒙古中医药》,1993 年第 1 期)

【组成】　斑蝥 5 g、侧柏叶 10 g、辣椒 10 g、干姜 5 g、白僵蚕 10 g。

【用法】　上药共研末,用 75% 酒精浸泡 7 日即可,用消毒棉签蘸药液涂擦患处,直至出现微热或轻微刺激痛,3 个月为 1 个疗程。

【功用】　破血散结,生发乌发。

方八(《中医外治杂志》,1998 年第 6 期)

【组成】　当归 30 g、红花 30 g、鲜红辣椒 30 g(如无鲜品可用干品 15 g 代替)、鲜侧柏叶 50 g、75％酒精 500 ml。

【用法】　将上药放入酒精中密封浸泡 7 日即可。用时用消毒棉球蘸药液,在患处擦拭,每日早、中、晚及临睡前各 1 次,坚持使用。

【功用】　养血,活血,生发。

方九　一麻二至丸(董建华方)

【组成】　黑芝麻 30 g、女贞子 10 g、旱莲草 10 g、制首乌 10 g、侧柏叶 10 g、枸杞 10 g、生地黄 15 g、熟地黄 15 g、黄精 20 g。

【用法】　先用适量清水将药物浸泡 30 分钟,再煎 30 分钟,每剂水煎 2 次。混匀后,分 2 次温服。

【功用】　补肾,养血,生发。适用于血虚风燥型脱发。

方十　芪乌生发汤(邓铁涛方)

【组成】　生黄芪 15 g、太子参 12 g、茯苓 15 g、熟地黄 10 g、生地黄 15 g、黑豆 30 g、黄精 10 g、当归 6 g、桑椹子 12 g、制首乌 15 g。

【用法】　水煎服,每日 1 剂,早晚各服 1 次。

【功用】　滋补肝肾,益气养血。适用于血虚风燥型脱发。

方十一　生发汤(孔伯华方)

【组成】　大生地黄 10 g、玄参心 10 g、升麻 5 g、柴胡 8 g、忍冬藤 15 g、稆豆衣 10 g、牡丹皮 5 g、黄柏 8 g、桑寄生 15 g、鸡血藤 10 g、知母 10 g、白芍 10 g、辛夷^{包煎} 5 g、鲜荷叶 1 个、当归 12 g、生侧柏叶 10 g、桑麻丸 6 g(分 2 次吞服)。

【用法】　水煎服,每日 1 剂,早晚各服 1 次。

【功用】　清热凉血,补肾养血。适用于血热生风型脱发。

方十二　茯苓饮(岳美中方)

【组成】　茯苓 0.5～1 kg。

【用法】　上药研细末,每服 6 g,白开水冲服,每日 2 次。

【功用】　渗湿利水,健脾化浊。适用于湿热蕴结型脱发。

方十三　虫草酒(赵炳南方)

【组成】　冬虫夏草 60 g、白酒 240 ml。

【用法】　将冬虫夏草浸入白酒中 7 昼夜备用。用时用消毒棉球蘸药酒外搽 3 分钟,早晚各用 1 次。

【功用】　补气养血,生发乌发。

方十四　生发丸(颜德馨方)

【组成】　当归 60 g、侧柏叶 120 g。

【用法】　上药焙干研末,水泛为丸,每日晨用淡盐汤送服 10 g,20 日为 1 个疗程。

【功用】　补血生发。适用于血虚风燥型脱发。

方十五　脱发方(俞长荣方)

【组成】　制首乌 25 g、熟地黄 15 g、黄精 15 g、侧柏叶 15 g、骨碎补 12 g、枸杞 12 g、当

归 10 g、白芍 10 g、红枣 5 枚。

【用法】 水煎服,每日 1 剂,早晚各服 1 次。30 剂为 1 个疗程。

【功用】 益肾,补血,生发。适用于血虚风燥型脱发。

方十六 生发煎(孟澍江方)

【组成】 桃仁 10 g、红花 10 g、赤芍

10 g、川芎 5 g、当归须 10 g、麝香 0.03 g、生姜 2 片、红枣 7 枚、葱白 5 根。

【用法】 水煎服,每日 1 剂,早晚各服 1 次。

【功用】 活血化瘀,通络生发。适用于瘀血阻络型脱发。

14. 花斑癣

花斑癣是由嗜脂酵母——圆形或卵圆形糠秕孢子菌所致的皮肤浅表慢性真菌感染性疾病。其皮损特征为点状或小片状淡褐色和灰白色鳞屑性斑疹,多发于胸、背、腋、肘等多汗或皱褶处,形似花斑。其在中医学中属于汗斑范畴,分为风湿毒聚、湿热蕴结等型。治疗以清热利湿、杀虫止痒为法则。

方一

【组成】 黄瓜 1 段、硼砂粉 3 g。

【用法】 将黄瓜去瓤,撒入硼砂粉,取其汁搽患处,每日 1 次。

【功用】 清热解毒,祛湿止痒。

方二

【组成】 密陀僧适量。

【用法】 上药研细面,用生姜汁调敷患处,每日 1 次。

【功用】 燥湿杀虫,敛疮收口。

方三(《常见病验方选编》)

【组成】 密陀僧 10 g、硫黄 6 g。

【用法】 上药研末,以黄瓜蒂蘸药末搽患处,每日 3~5 次。

【功用】 燥湿,敛疮,解毒。

方四(《中医杂志》,1984 年第 10 期)

【组成】 紫皮大蒜适量。

【用法】 上药去皮捣烂如泥,涂擦患处,每日 2~3 次。

【功用】 解毒,杀虫,消肿。

方五(《河南中医》,1987 年第 2 期)

【组成】 煅牡蛎 20 g、胆矾 20 g、冰片 4 g。

【用法】 上药共研极细末,以醋调成糊状,外涂患处,每日 1 次。连用 3 日即可见效。

【功用】 解毒敛疮,燥湿止痒。

方六(《新中医》,1988 年第 10 期)

【组成】 轻粉、海螵蛸各等份。

【用法】 先将海螵蛸置瓦片上焙干研粉,再加入轻粉和匀,装瓶备用。用时先洗患部,再扑擦适量药粉,每日 2~3 次。

【功用】 攻毒杀虫,收湿敛疮。

方七(《中医外治杂志》,1997 年第 2 期)

【组成】 黄连 30 g、龙胆草 30 g、土槿皮 30 g、白鲜皮 15 g、地肤子 15 g。

【用法】 上药水煎成 1 L,直接熏洗患部,每日 2 次,每次 30 分钟。

【功用】 清热燥湿,敛疮止痒。

方八　汗斑散(郭朝广方)

【组成】　密陀僧 30 g、海螵蛸 30 g、硫黄 15 g、川椒 15 g。

【用法】　上药共研极细末,过 120 目筛,装瓶备用。用时取生姜 1 块,斜行切断,以断面蘸药粉少许擦患处,擦至汗斑变成淡红色即可。每日早晚各擦 1 次,擦后勿水洗,洗澡后擦更好。

【功用】　疏风活血,燥湿敛疮。

方九　汗斑擦剂(朱仁康方)

【组成】　密陀僧 30 g、硫黄 30 g、白附子 15 g。

【用法】　上药共研细末,用醋调如糊,每日用黄瓜蒂(若无,可改用纱布中填棉花,扎成帚),蘸药摩擦患处,每日 2 次。

【功用】　燥湿敛疮,解毒散结。

方十　二号癣药水(朱仁康方)

【组成】　土槿皮 1.25 kg、千金子 6 g、斑蝥^{布包} 40 只。

【用法】　用白酒(或高粱酒)5 L,加入上药装入大口瓶内,密封,浸泡 15～30 日,去渣备用。每日用毛笔刷涂患处 1～2 次。

【功用】　杀虫止痒,散结消癥。

15.乳头皲裂

乳头皲裂是指因哺乳、外伤等多种原因引起的以乳头表面出现裂口甚至渗液渗血、日久可形成溃疡为主要表现的一类病证。其在中医学中属于乳头风、乳衄范畴。治疗以外治法为主,内治法以疏肝健脾为原则。

方一

【组成】　生甘草面 6 g、鸡蛋油适量。

【用法】　用甘草面调鸡蛋油外搽患处,每日 1～2 次。

【功用】　清热解毒。

方二

【组成】　白芷 15 g。

【用法】　上药研细面用乳汁调匀敷患处,每日 2～3 次。

【功用】　消肿排脓,祛湿止痛。适用于哺乳期乳头皲裂见渗血渗液、形成溃疡者。

方三

【组成】　鸡蛋油、鹿角霜各适量。

【用法】　将鹿角霜研成细粉,调鸡蛋油外搽患处。每日 2～3 次。

【功用】　止血敛疮,润肤生肌。

方四

【组成】　炉甘石、花蕊石、寒水石、梅片各少许。

【用法】　上药共研细末,装瓶贮存,勿受潮湿,用时以芝麻油调敷患处。

【功用】　收湿敛疮,化瘀止血,解毒生肌。

【备注】　喂奶时用消毒棉球将药擦去,哺乳后再涂药。

方五(《上海中医药》,1958 年第 11 期)

【组成】　川黄连 10 g、黄柏 10 g、全当归 10 g、黄芩 10 g、生地黄 30 g、芝麻油 500 ml。

【用法】　将上药在芝麻油中浸 3 日,文火煎煮至药焦枯,去渣,稍出火,纳入黄蜡 150 g,调匀,封存至阴凉处,3 个月后即可。用时取药适量涂敷患处,每日 1～2 次。

【功用】　清热泻火,养血生肌。

方六(《中医杂志》,1966 年第 6 期)

【组成】 公丁香 10～20 粒。

【用法】 上药研极细末,先用淡盐水洗净患部,疮口干者用芝麻油调搽,疮口湿者则撒上粉剂,每日上药 2～3 次,在哺乳后涂药,哺乳前洗去。

【功用】 温阳止痛。

【备注】 乳房局部红肿热痛或伴有体温升高者不宜使用。

方七(《中医杂志》,1980 年第 11 期)

【组成】 制乳香 15 g、煨乌梅 15 g、制马勃 15 g、汉三七 6 g、浙贝母 12 g、蜈蚣 3 条。

【用法】 先将马勃用文火烘干,乌梅烧炭存性,乳香研至极细末,再将上药共研细末,和匀备用。用时将药粉扑于患处,每日 1～2 次,哺乳期妇女每日 3 次,每次约用药末 1 g。

【功用】 清热解毒,散结通络,收敛生肌。

【备注】 痒甚者加霜茄(将霜茄烧灰存性,研末)2 g,脓多者加炉甘石 5 g。

方八(《中医杂志》,1983 年第 6 期)

【组成】 白及适量。

【用法】 上药捣烂研细末,过百目筛,装瓶备用。用时取白及粉和猪油(用微火化开)各适量调成膏状,涂于患处,每日 3～4 次;流血、渗液多者可撒干白及粉,待渗出减少后再涂膏。

【功用】 收敛止血,消肿生肌。

方九(庞纯如方)

【组成】 纯芝麻酱适量。

【用法】 将芝麻酱调匀后敷于乳头上,每日 3 次。

【功用】 清热,解毒,生肌。

方十 清热解毒饮(李景顺方)

【组成】 方①:大青叶 30 g、金银花 20 g、蒲公英 20 g、半枝莲 30 g、菊花 20 g、连翘 10 g、大贝母 10 g、桔梗 15 g、天花粉 15 g、生甘草 5 g。

方②:猪乳头 20 个。

【用法】 一方水煎服,每日 1 剂,早晚各服 1 次。方②中猪乳头切成薄片放瓦片上焙干,研成细面,加冰片少许调匀;若疮口湿者,可用此干粉撒患处;若疮口干者,可加芝麻油调成糊状敷患处,每日 3 次。

【功用】 清肝火,解郁毒。适用于肝火偏旺型乳头皲裂。

方十一 乳裂膏(邵宗鉴方)

【组成】 当归 10 g、生地黄 10 g、大贝母 10 g、白芷 10 g、制没药 10 g、制乳香 10 g、紫草 8 g、芝麻油 50 ml、黄蜡 12 g。

【用法】 先将芝麻油熬开,后下药。下药时须一味一味进行,每下一味药待其炸至焦黑而捞出弃之,后再下另一味,仅留芝麻油而不要药渣,最后将黄蜡倒入热芝麻油内,倒出冷凉成膏备用。每日 3～5 次,外涂患处。

【功用】 清肝,凉血,止痛。

16.白癜风

白癜风是指以大小不同、形态各异的皮肤变白为主要临床表现的局限性色素脱失性皮肤病。其在中医学中属于白驳、白癜范畴,分为肝郁气滞、肝肾不足、气血瘀滞等型。治疗上应分清虚实,实者以行气活血、祛风通络为主,虚者以滋补肝肾、养血祛风为主。

方一

【组成】 补骨脂 60 g、75％酒精适量。

【用法】 将补骨脂浸泡于酒精内,7 日后搽于患处,每日 3 次。

【功用】 补肾暖脾,祛风活络。

方二

【组成】 炒沙苑蒺藜 1 kg。

【用法】 上药研细末拌熟猪肝 30 g,内服,每日 2 次,连续服。

【功用】 补益肝肾。适用于肝肾不足型白癜风。

方三

【组成】 雄鸡肾 1 具、白果仁 3 枚。

【用法】 上药共捣烂,敷患处,每日1 剂。

【功用】 补肾养血。

方四

【组成】 密陀僧 12 g、枯矾 15 g、烟叶粉 10 g、冰片 1.5 g。

【用法】 上药共研细末,以凡士林或芝麻油或酒精调搽患处,每日 1 剂。

【功用】 燥湿敛疮,消肿止痒。

方五

【组成】 紫草 50 g、重楼 50 g、白薇 50 g、海螵蛸 50 g、桃仁 50 g、龙胆草 20 g、白蒺藜 665 g、降香 50 g、白芥子 50 g、苍术 20 g、红花 30 g、制首乌 50 g、粉甘草 36 g。

【用法】 上药共研细末,炼蜜为丸,如梧桐子大。每次 10 g,早晚各服 1 次,白开水送服,小儿酌减。

【功用】 清热凉血,化瘀通络。适用于肝郁气滞、气血瘀滞型白癜风。

方六(《中医秘方验方汇编 第一集》)

【组成】 白芷 6 g、雄黄 6 g。

【用法】 上药共研细末,用白茄子蒂蘸药末擦患处,每日 3 次。

【功用】 祛风解毒,消肿排脓。

方七(《中医外治杂志》,1998 年第 3 期)

【组成】 乌梅 30 g、当归 30 g、75％酒精 150 ml。

【用法】 将上药浸泡于酒精中,2 周后过滤去渣即得。用时以消毒棉签蘸药液搽患处,每日 3～4 次,2 个月为 1 个疗程,连续用 2～3 个疗程。

【功用】 活血通络,消疮解毒。

【备注】 本方须坚持用药,取效常在 3 个月后。同时要防止感冒,因感冒常会加重病情。

方八(维吾尔族民间验方)

【组成】 斑鸠菊籽 222 g、罗马除虫菊根 44 g、干姜 4.4 g、吐尔布特(盒果藤)4.4 g。

【用法】 先将斑鸠菊籽浸于醋中泡 3 日后晾干,再与其他药共研细末,再加总药量 3 倍的蜂蜜制丸。每日 3 次,每次 6～9 g。

【功用】 祛风消斑。适用于各型白癜风。

【备注】 服药期间忌食凉性或刺激性食物。

方九 三黄粉(赵炳南方)

【组成】 雄黄 6 g、硫黄 6 g、雌黄 1.5 g、白附子 15 g、密陀僧 6 g、白及 10 g、麝香 1 g、冰片 1 g、朱砂 6 g。

【用法】 上药共研细末,用茄蒂或茄皮蘸药末外擦患处,每日 3 次。

【功用】 和营血,消斑痣。

【备注】 亦可用于治疗脱发及面部色素沉着。

方十 蓼花膏(赵炳南方)

【组成】 鲜白蓼花(纯花)5 kg。

【用法】 上药洗净,加净水 40 L,煎煮 3 小时后,滤汁,再煎煮浓缩至 2.5 L,加入蜂蜜 2.5 kg 成膏,贮存备用。用时每次 6 g,每日服 2 次。

【功用】 祛风,活血,消斑。适用于肝郁气滞型白癜风。

方十一 如意黑白散(来春茂方)

【组成】 旱莲草 90 g、白芷 60 g、制首乌 60 g、沙苑蒺藜 60 g、刺蒺藜 60 g、紫草 45 g、重楼 30 g、紫丹参 30 g、苦参 30 g、苍术 25 g。

【用法】 上药共研细末,密封瓶贮,每日服 3 次,每次 6 g,白开水送服。

【功用】 祛风活血,清热除湿,补益肝肾。适用于肝郁气滞、肝肾不足型白癜风。

方十二 双调祛风汤(来春茂方)

【组成】 当归 15 g、川芎 10 g、生黄芪 20 g、白术 12 g、茯苓 12 g、女贞子 15 g、旱莲草 20 g、黑芝麻 20 g、制首乌 15 g、补骨脂 10 g、生甘草 5 g。

【用法】 水煎服,每日 1 剂,早晚各服 1 次。

【功用】 益气养血,滋补肝肾,祛风消斑。适用于肝肾不足型白癜风。

方十三(朱良春方)

【组成】 蛇蜕 50 g。

【用法】 上药加水 150 ml 煎汁,瓶贮备用。用时以消毒棉球蘸药汁外搽患处,每日 3~4 次,坚持搽涂 2~3 月即可见效。

【功用】 祛风,通络,解毒。

17. 痤疮

痤疮是毛囊与皮脂腺的慢性炎症性皮肤病,以颜面、胸、背等处生丘疹如刺,可挤出白色碎米样粉汁为主要临床表现,好发于青少年。其在中医学中属于粉刺、面皶等范畴,分为肺经风热、胃肠湿热、痰湿瘀滞等型。治疗上以清利湿热为基本原则。

方一(《新中医》,1982 年第 1 期)

【组成】 白果若干粒。

【用法】 每晚睡前用温水洗患部(不可用香皂等物),将白果去壳取仁切平面,频搽患部,边搽边削去用过部分。次日晨洗脸后,可照常用护肤品。一般用药 7~14 次即可见效。

【功用】 化痰敛疮。

方二(《临床皮肤科杂志》,1990 年第 4 期)

【组成】 黄芩 15 g、黄连 15 g、黄柏 15 g、苦参 15 g。

【用法】 上药水煎成 150 ml 药汁,滤渣,待凉至 40℃左右,加入 300 g 特级石膏粉,搅拌成糊状即可。用时先用洗面奶清洁皮肤,然后把药糊均匀地覆盖在整个面部,仅留鼻孔,20 分钟后揭去,用温水洗净面部。每周 2 次,5 次为 1 个疗程。

【功用】 清热解毒,燥湿止痒。

方三(《中医外治杂志》,1995 年第 4 期)

【组成】 生甘草 60 g、黄柏 20 g、连翘 20 g、龙脑 5 g、香桂少许。

【用法】 先将前 3 味药研成粗粉,用 75%酒精浸泡 4 小时后渗漏成 500 ml 酊剂,再加龙脑和香桂即可。用时先摇匀,每日 3 次搽患处。若痤疮带黑头,可先用酒精棉球局部消毒后,用三棱针挑破黑头,挤出白色脂栓,再外搽药液。

【功用】 清热解毒,燥湿敛疮。

方四(《中医外治杂志》,1995 年第 6 期)

【组成】 白芷、白附子按照 6:4 的比例调配。

【用法】　上药焙至极干,共研细末,过百目筛,每晚用新鲜绿茶茶水调成糊状,均匀涂在患处,晨起洗去。7日为1个疗程。

【功用】　祛风燥湿,消肿排脓。

方五(许履和方)

【组成】　生杏仁60 g。

【用法】　将杏仁去皮捣泥,用鸡蛋清调成糊状。临睡前涂于患处,清晨洗去。至愈为度。

【功用】　清热解毒,润肤止痒。

方六　清热消痤饮(刘复兴方)

【组成】　黄芩15 g、云黄连10 g、生枇杷叶15 g、生桑白皮30 g、蒲公英30 g、滇重楼30 g、生地黄30 g、牡丹皮15 g、皂角刺30 g。

【用法】　水煎服,每2日1剂,早晚各服1次。

【功用】　清热解毒,凉血泻火。适用于肺经风热、胃肠湿热型痤疮。

方七　痤愈方(夏少农方)

【组成】　夏枯草10 g、桑叶10 g、野菊花10 g、重楼10 g、蒲公英15 g、生山楂10 g、大黄[后下]6 g、白花蛇舌草15 g、淫羊藿12 g、丹参12 g。

【用法】　每日1剂,水煎服,头煎沸后文火熬15分钟取汁;二煎沸后文火熬10分钟取汁;二汁混匀,早晚各服1次。

【功用】　祛风清热,活血排脓。适用于肺经风热、痰湿瘀滞型痤疮。

方八　凉血清肺饮(顾伯华方)

【组成】　生地黄15 g、玄参12 g、川石斛12 g、生石膏[先煎]30 g、寒水石[先煎]12 g、白花蛇舌草30 g、桑白皮12 g、黄芩10 g、生山楂15 g、虎杖15 g、生甘草5 g。

【用法】　水煎服,每日1剂,早晚各服1次。2周为1个疗程,可连用3～4个疗程。

【功用】　清热泻肺,凉血解毒。适用于肺经风热型痤疮。

方九　加味化瘀消坚汤(朱仁康方)

【组成】　生地30 g、牡丹皮10 g、赤芍10 g、蒲公英15 g、重楼10 g、夏枯草10 g、昆布10 g、海藻10 g、炒三棱10 g、炒莪术10 g。

【用法】　水煎服,每日1剂,早晚各服1次。

【功用】　清热凉血,祛痰化瘀。适用于痰湿瘀滞型痤疮。

方十　去斑膏(朱仁康方)

【组成】　大枫子仁30 g、杏仁30 g、核桃仁30 g、红粉30 g、樟脑30 g。

【用法】　先将前3味药共研极细末,再加红粉、樟脑,后一同研细如泥;若药太干,可加少许芝麻油调匀。用时每日搽擦1次(先涂小片,观察有无过敏反应)。

【功用】　润肌消疮。

18.淋病

淋病是由淋病奈瑟菌引起的以泌尿生殖系统化脓性感染为主要表现的性传播疾病。以尿道刺痛、尿道口排出脓性分泌物为主要特征。其在中医学中属于白浊、花柳、毒淋等范畴,分为湿热毒蕴、肾虚毒恋等型。治疗上以解毒、清热、利湿为基本原则,并配合外用洗剂。

方一(《中国中医秘方大全》)

【组成】　土茯苓180 g、金钱草60 g、生甘草30 g。

【用法】　水煎服,以上为1剂药量,分5

日服完,连服 5 剂为 1 个疗程。

【功用】 清热利湿,解毒化浊。适用于湿热毒蕴型淋病。

方二(《医方守约》)

【组成】 槐花 1 kg。

【用法】 上药用陈酒浸泡,隔水蒸 30 分钟,密封瓶贮备用,每次服 20～30 ml,每日 2 次。

【功用】 清热凉血,解毒化浊。适用于湿热毒蕴型淋病。

方三(《中医外科学》)

【组成】 土茯苓 30 g、地肤子 30 g、苦参 30 g、芒硝 30 g。

【用法】 上药水煎,局部外洗,每日 3 次。

【功用】 清热解毒,燥湿止痒。

方四(哈尼族民间验方)

【组成】 鲜大仙茅根 100 g。

【用法】 上药洗净切碎,水煎服,每日 1 剂,分 3 次服。

【功用】 温肾壮阳,祛寒除湿。适用于肾虚毒恋型淋病。

方五(回族民间验方)

【组成】 海金沙^{包煎} 35 g、大黄^{后下} 5 g、鳖甲珠 7 g、假地豆 50 g。

【用法】 水煎服,每日 1 剂,每日分 3 次服,兑白酒少许饮下。

【功用】 清热解毒,利尿通淋。适用于湿热毒蕴型。

方六(刘欢祖方)

【组成】 土茯苓 30 g、败酱草 20 g、蜈蚣 2 条。

【用法】 水煎服,每日 1 剂,早晚各服 1 次。

【功用】 清热解毒,消痈排脓,通络散结。适用于湿热毒蕴型淋病。

第七章　五官科疾病

1.急性结膜炎

急性结膜炎是指由结膜防御能力减弱或外界致病因素增加引起的结膜组织的急性感染性疾病。以眼部异物感、烧灼感,伴瘙痒、流泪、结膜充血和水肿、分泌物增多、结膜下出血等为主要表现。其在中医学中属于暴风客热、暴发火眼范畴,分为风重于热、热重于风、风热并重等型。治疗以祛风清热为基本治疗原则,配合滴用清热解毒类眼药水,并注意用眼卫生。

方一

【组成】　生杏仁 2 粒、人乳少许。

【用法】　将生杏仁去皮,砸碎加入人乳浸泡 24 小时,用乳汁滴眼,每日 3～5 次。

【功用】　解毒润燥。

方二

【组成】　鲤鱼胆汁适量。

【用法】　滴眼,每日 1～2 次。

【功用】　清热泻火。

方三

【组成】　活水蛭 3～5 条、生蜂蜜 5 ml。

【用法】　将水蛭置蜂蜜中,6 小时后将浸液装瓶备用。用时滴眼,每日 1 次,每次 1 滴。

【功用】　化瘀,润燥,解毒。

方四

【组成】　鲜蒲公英 60 g(干品 30 g)。

【用法】　上药水煎,头汁内服,二汁洗眼,每日 2 次。

【功用】　清热解毒,消痈散结。适用于热重于风型急性结膜炎。

方五

【组成】　金银花 30 g、蒲公英 30 g、当归尾 10 g、川芎 6 g、防风 10 g、条黄芩 10 g、赤芍 12 g、粉丹皮 10 g、川黄连 6 g。

【用法】　水煎服,每日 1 剂,早晚各服 1 次。

【功用】　疏风清热,化瘀解毒。适用于风重于热、风热并重型急性结膜炎。

方六(《常见病验方选编》)

【组成】　生荸荠 5 个。

【用法】　洗净捣烂,用无菌纱布数层滤汁点眼,每日 3～4 次,每次 1～2 滴。

【功用】　清热化痰,消积开翳。适用于急性结膜炎初发,眼红,有分泌物,轻度肿痛,自觉干涩者。

方七(《常见病验方选编》)

【组成】　黄连 5 g、桑叶 10 g、菊花 10 g。

【用法】　上药煎浓汁 100 ml,过滤点眼,每日 3～4 次,每次 1～2 滴。或煎淡汤 600 ml,过滤洗眼,每次 200 ml,每日 3 次。

【功用】　清热解毒,疏风退翳。

方八(《常见病验方选编》)

【组成】 大黄 12 g、黄连 10 g、黄芩 10 g、玄明粉^{冲服} 10 g。

【用法】 水煎服,每日 1 剂,早晚各服 1 次。

【功用】 清热泻火,燥湿解毒。适用于热重于风型急性结膜炎。

方九(《广西中医药》,1981 年增刊)

【组成】 千里光 10 g、木贼 10 g、金银花 8 g、陈艾叶 8 g、花椒 10 粒。

【用法】 加水 800 ml 煎后去渣,趁热倒入暖水瓶内,患眼对准瓶口熏蒸,待温度不高时,用消毒棉球或纱布蘸药液洗眼,每次 10 分钟,每日 2 次,直至病愈。

【功用】 疏风清热,明目退翳。

方十(《中医杂志》,1983 年第 7 期)

【组成】 朴硝(无朴硝可用芒硝、玄明粉代)20 g。

【用法】 将药放入已消毒的瓷碗内,加 200 ml 的开水沏开(脓毒为 10%)。待凉后用消毒棉签蘸药液洗眼。每日 3 次,冲洗后休息半小时。

【功用】 消肿清热。

方十一(《中医杂志》,1987 年第 7 期)

【方名】 柴胡麻芍汤。

【组成】 柴胡 15 g、麻黄 10 g、白蒺藜 10 g、吴茱萸 5 g、赤芍 20 g。

【用法】 水煎服,每日 1 剂,早晚各服 1 次。

【功用】 清肝明目,凉血行血。适用于热重于风型急性结膜炎。

方十二(《福建中医药》,1989 年第 4 期)

【组成】 春茶叶(干品)20 g、黄连^{研末} 5 g。

【用法】 上药加开水 200 ml,于砂锅内煮沸 10 分钟,用消毒纱布过滤后静置于消毒

过的玻璃杯中,沉淀后取澄清液装入无菌注射器内备用。每日 4 次,每只眼点 2 滴,直至病愈。用于预防时,每只眼点 1 滴,每日点 4 次,连点 3 日。

【功用】 清热解毒,燥湿明目。

【备注】 配制药液应在 3 日内用完,过期勿用。

方十三(徐鸿纪方)

【组成】 蛋黄油适量、冰片 3 g。

【用法】 上药放入锅内,微火使冰片溶化,冷却后密封瓶贮备用。用时将药液向内外眼角各滴 1 滴,每日 3～4 次。

【功用】 清热明目。

方十四(沈仲圭方)

【组成】 黄连 6 g、人乳适量。

【用法】 将黄连捣碎,置干净杯中,加入人乳漫过药,盖好,放蒸锅内蒸透取汁点眼,每日 3～4 次。

【功用】 清热解毒,燥湿泻火。

方十五(龚志贤方)

【组成】 荆芥穗 10 g、防风 10 g、刺蒺藜 12 g、竹柴胡 20 g、黄芩 10 g、赤芍 10 g、蝉蜕 12 g、木通 12 g、金银花藤 30 g、夏枯草 30 g、车前草^{包煎} 30 g、生甘草 6 g。

【用法】 水煎服,每日 1 剂,早晚各服 1 次。

【功用】 疏风解表,清热解毒。适用于风重于热型急性结膜炎。

方十六 木贼草汤(施今墨方)

【组成】 木贼草 10 g、龙胆草 6 g、鲜生地黄 10 g、密蒙花 10 g、酒川芎 6 g、鲜苇根 15 g、赤茯苓 8 g、冬桑叶 8 g、黄菊花 10 g、赤芍 8 g、蝉蜕 5 g、白蒺藜 10 g、白薇 8 g。

【用法】 水煎服,每日 1 剂,早晚各服 1 次。

【功用】 清肝解郁,疏风清热。适用于风热并重型急性结膜炎。

2.睑缘炎

睑缘炎是睑缘皮肤、睫毛毛囊及其腺体的亚急性、慢性炎症。以睑缘红赤、溃烂、刺痒为临床特征。其在中医学中属于睑弦赤烂、烂眼圈范畴,分为风热偏盛、湿热偏盛、心火上炎等型。治疗上内治以清热解毒为法则,并配合熏洗、滴眼等外治法。

方一

【组成】　好陈醋 250 ml、铜钱 7 枚。

【用法】　将上药装入瓶内密封,晒一伏天即成。用时将药液抹眼圈,每日 2 次。

【功用】　散瘀,止痛,敛疮。

方二

【组成】　生南星 0.6 g,醋 30 ml。

【用法】　上药浸泡 1 夜后,用醋涂患处,勿入眼内。

【功用】　消肿止痛,散瘀敛疮。

方三

【组成】　鸡蛋黄 1 个、胆矾 0.3 g、冰片 0.06 g。

【用法】　将鸡蛋黄熬油,胆矾、冰片研末,调匀,点患处,每日 2~3 次。

【功用】　祛风解毒,润肤止痒。

方四

【组成】　苦参 121 g、五倍子 10 g、荆芥穗 10 g、黄连 10 g、防风 10 g、玉米须 10 g、铜绿 1.5 g、樟丹 1.5 g。

【用法】　水煎熏洗患处,每日数次。

【功用】　清热解毒,燥湿敛疮。

方五(《世医得效方》)

【组成】　防风 15 g、龙胆草 15 g、铜绿 10 g、五倍子 6 g、淡竹叶(去枝根)1 握。

【用法】　上药共研细末,混匀。每次用 1.5 g,用沸水 60 ml 泡,待冷凉澄清后,滤渣,洗眼。每日 2 次。

【功用】　祛风,清热,止痒。

方六(《常见病验方选编》)

【组成】　白矾 3 g、白菊花 10 g。

【用法】　用水煎取汁约 300 ml,去渣,洗眼,每日 3 次,每次用 100 ml,以消毒棉球拭洗 3~5 分钟。若一眼症状较轻一眼症状较重,应先洗轻的,后洗重的。

【功用】　疏风清热,燥湿解毒,明目止痒。适用于睑缘潮红糜烂、痒而微痛者。

方七(《常见病验方选编》)

【组成】　蚕沙 15 g、米醋适量。

【用法】　将蚕沙置瓦片上,文火焙焦,研成极细末,用醋调成糊状,不使有粒,每日涂患处 2~3 次。

【功用】　祛风除湿,散瘀止痛。适用于睑缘皮肤潮红糜烂、痒痛甚重、经久不愈者。

方八(《常见病验方选编》)

【组成】　青黛 1.5 g、煅石膏 3 g。

【用法】　上药共研极细末,加芝麻油,调成糊状,不使有粒,每日涂患处 2~3 次。

【功用】　清热解毒,敛疮生肌。

方九(《中医验方汇编　第一辑》)

【组成】　鲜覆盆子适量。

【用法】　上药捣汁,涂敷烂眼边上,每日 2~3 次。

【功用】　明目敛疮。

方十　黄连泻心汤加减方(齐强方)

【组成】　黄连 10 g、当归 12 g、黄芩

10 g、黄柏 10 g、牡丹皮 12 g、生地黄 12 g。

【用法】 水煎服,每日 1 剂,早晚各服 1 次。

【功用】 清心泻火,凉血解毒。适用于心火上炎型睑缘炎。

3.睑腺炎

睑腺炎是睫毛毛囊附近的皮脂腺或睑板腺的急性化脓性炎症。以眼睑皮肤局限性红、肿、热、痛、痒为主要表现,可有黄色脓头,发生在外眦部可伴外侧球结膜水肿。其在中医学中属于麦粒肿、针眼、睑边疔等范畴,分为风热客睑、热毒壅盛、脾虚夹实等型。治疗上内治以疏风清热、健脾化湿为基本原则,配合外用清热解毒类的滴眼液,已成脓者应切开排脓。

方一

【组成】 蛇皮 1 个、醋适量。

【用法】 将蛇皮浸入醋中,使用前取出,挤出醋,摊于患处,每日换药 1 次。

【功用】 祛风止痒,散瘀敛疮。

方二

【组成】 鲜生地黄 30 g、天南星 30 g。

【用法】 上药捣烂,敷患侧太阳穴,每日 2 次。

【功用】 消肿止痛。

方三

【组成】 蒲公英 60 g、菊花 15 g。

【用法】 水煎,头汁内服;二汁熏洗患眼,每次 20 分钟,每日 2～3 次。

【功用】 清热解毒,疏风散结。适用于风热客睑、热毒壅盛型睑腺炎。

方四

【组成】 密蒙花 10 g、黄柏 10 g、谷精草 10 g、金银花 10 g、蒲公英 15 g、连翘 10 g、牡丹皮 8 g。

【用法】 水煎服,每日 1 剂,连服 2 剂。往往在服药后 2～3 日消失。

【功用】 清热燥湿,疏风明目,消痈解毒。适用于风热客睑、热毒壅盛型睑腺炎。

方五(《常见病验方选编》)

【组成】 枯矾 1.5 g、鸡蛋清 1 个。

【用法】 枯矾研细末,用鸡蛋清调匀,涂患处,每日 3 次。

【功用】 燥湿解毒,止痒润肤。适用于麦粒肿初发见眼睑痛痒而胀、红肿尚轻者。

【备注】 治疗前,最好先热敷眼部,每日 3 次,每次 10～15 分钟,疗效更佳。

方六(《常见病验方选编》)

【组成】 鲜生地黄、醋各适量。

【用法】 生地黄捣烂取汁,与醋同量和匀,涂于患处,每日 3～4 次。

【功用】 清热凉血,散瘀止痛。适用于疼痛较重并有明显睑肿者。

方七(《眼科临证录》)

【组成】 龙胆草、生大黄、黄柏、知母、黄芩、金银花、生甘草各等份。

【用法】 上药共研细末,加入 20％榆皮粉拌匀。用时以冷开水调成糊状,在纸上涂 1 层,贴在患处。7～8 小时换药 1 次。

【功用】 清热泻火,凉血散瘀,燥湿解毒。

方八(《新中医》,1977 年第 2 期)

【组成】 鲜鸭跖草全草若干。

【用法】　上药洗净,剥去叶片,取一节草茎,一端放在酒精灯上烘烤,或用指挤压,即有汁液从断端流出,将此液涂睑结膜面及皮肤表面红肿处,每日4～5次。

【功用】　清热泻火,消肿解毒。

方九(《四川中医》,1996 年第 2 期)

【组成】　公丁香7粒、去核大枣1枚。

【用法】　将丁香研细末,与大枣拌匀,制成花生般大小的药丸,装瓶备用。用时将药丸塞入患者鼻腔内(症在左眼塞右鼻腔,症在右眼塞左鼻腔),每日1粒。

【功用】　温中散寒,行气止痛。

方十(郭旭光方)

【组成】　蒲公英60 g、川牛膝15 g。

【用法】　水煎,每日1剂,头煎内服,二煎趁热先熏患处(30 分钟左右),后洗患眼。一般1～2剂即可见效。

【功用】　清热泻火,引火下行。适用于热毒壅盛型睑腺炎。

方十一　治麦粒肿自拟方(唐由之方)

【组成】　石膏^{先煎}10 g、生地黄10 g、牡丹皮10 g、栀子10 g、连翘20 g、黄芩10 g、荆芥10 g、防风10 g、桔梗10 g、赤芍10 g、陈皮10 g、穿山甲^{先煎}15 g、皂角刺10 g。

【用法】　水煎服,每日1剂,早晚各服1次。

【功用】　疏风清热,燥湿解毒,消肿排脓。适用于风热客睑、热毒壅盛型睑腺炎。

方十二　清解散(齐强方)

【组成】　全蝎 3 g、大黄 3 g、金银花10 g、生甘草 3 g。

【用法】　上药共研细末,每次 1 g,早晚各服1次,白开水送下。

【功用】　清热解毒,通络散结。适用于热毒壅盛型睑腺炎。

4.沙眼

沙眼是由沙眼衣原体感染引起的眼部慢性传染性疾病。以睑结膜表面形成粗糙不平粟粒状滤泡,伴眼痒、见风流泪、眼部异物感为特征。其在中医学中属于椒疮范畴,分为风热客睑、热毒壅盛、血热瘀滞等型。治疗上轻症者以局部点药为主,重症者宜配合以清热解毒为主之内治法,必要时应辅以手术。

方一

【组成】　海螵蛸数块、醋适量。

【用法】　将海螵蛸做成锭,浸醋后取出刮沙眼,每日2～3次。

【功用】　收湿敛疮。

方二

【组成】　全蝎 2 条、鸡蛋黄 4 个。

【用法】　先将鸡蛋黄炼成油,用油炸蝎子,待蝎子炸焦取出,用油抹沙眼。

【功用】　祛风散结,润肤止痒。

方三

【组成】　鲜猪胆 1 个、冰片 1.5 g、硼砂1.5 g、黄连 3 g。

【用法】　将后 3 味药研细末,装入猪胆内阴干,再研极细末,装瓶内勿令泄气,每用少许点眼,每日 2～3 次。

【功用】　清热解毒,燥湿敛疮。

方四(《常见病验方选编》)

【组成】 胆矾 1 g。

【用法】 加水 120 ml,煮沸 10 分钟,澄清滤渣,使成药液约 100 ml。每日点眼 3～4 次,每次 1～2 滴。

【功用】 杀虫解毒,燥湿止痒。

方五(《常见病验方选编》)

【组成】 黄柏 30 g。

【用法】 加水 500 ml,煮沸 30 分钟,滤渣,每日点眼 3～4 次,每次 1～2 滴。

【功用】 清热泻火,燥湿解毒。适用于沙眼自觉干涩不适者。

方六(《常见病验方选编》)

【组成】 黄连 10 g、西瓜霜 10 g、西月石(硼砂)1.5 g。

【用法】 加水 500 ml,煮沸,煎成一半,滤渣,洗眼,每日 3～4 次。

【功用】 清热解毒,祛湿消肿。适用于粟粒增生较多、有滤泡增生、自觉磨痛者。

方七(韦文贵方)

【组成】 霜桑叶 10 g、玄明粉 5 g。

【用法】 上药煮沸 5 分钟,去渣,澄清过滤,取汁备用,每日洗眼 2 次。

【功用】 疏风清热,消肿明目。

5.翼状胬肉

翼状胬肉是指变形增殖肥厚的球结膜及结膜下组织增生侵袭到角膜的一类眼部疾病。以眼部赤膜如肉,状如虫翼、横贯白睛、攀侵黑睛为特征,自觉眼感痒涩、流泪生眵。其在中医学中称为胬肉攀睛,分为心肺风热、脾胃实热、心火上炎、阴虚火旺等型。治疗上以外用眼药为主,配合以清热解毒为基本原则的内治法。

方一

【组成】 白丁香 3 g。

【用法】 上药研极细末,放舌上化开以无渣为度,用人乳或水调作糊状,每用少许,点胬肉所在眼角(胬肉根部)。每 2～3 日 1 次。

【功用】 化积,消翳,明目。

【备注】 上药点眼后有涩痛感、眼红、流泪,可闭目 20～30 分钟。点后之刺激症状有时可持续 1～2 日才消失,在刺激症状尚未消失之前,不可点第 2 次,须在刺激症状完全消失第 2 日,才可再次用药。

方二

【组成】 蛇蜕 1 条、芝麻油 10 ml。

【用法】 将上药放入锅里炒至蛇蜕呈黄色,再加入绿豆 10 g 同炒;用砂糖 30 g、水 300 ml 同煎,每日 1 剂,连服数剂可愈。

【功用】 祛风止痒,清热退翳。适用于心肺风热、心火上炎型翼状胬肉。

方三(《常见病验方选编》)

【组成】 白丁香 3 g、白及 10 g、白牵牛 10 g。

【用法】 白丁香用甘草水浸 1 夜,焙干,再加后 2 味药共研极细末,放舌上化开以无渣为度,用水调作糊状,每用少许,点胬肉所在眼角。每日 2～3 次。

【功用】 化积消翳,敛疮生肌。

方四　密蒙花汤(李斯炽方)

【组成】 蝉蜕 10 g、桑叶 12 g、菊花 10 g、青葙子 12 g、谷精草 15 g、密蒙花 10 g、

赤芍 10 g、木贼 12 g。

【用法】　水煎服,每日 1 次,早晚各服 1 次。

【功用】　疏风清热,凉血退翳。适用于心肺风热型翼状胬肉。

方五　退胬汤(赵经梅方)

【组成】　石决明 20 g、决明子 15 g、车前草^{包煎} 15 g、桑叶 10 g、菊花 10 g、生地黄 10 g、当归 10 g、白芷 10 g、薄荷 10 g、谷精草 10 g、白蒺藜 10 g、川芎 10 g、生甘草 5 g。

【用法】　水煎服,每日 1 剂,早晚各服 1 次。7 日为 1 个疗程。

【功用】　疏风清热,明目退翳。适用于心肺风热型翼状胬肉。

方六　栀子胜奇汤(秦伯未汤)

【组成】　白蒺藜 10 g、谷精草 10 g、黄芩 10 g、决明子 10 g、菊花 10 g、栀子 10 g、密蒙花 10 g、蔓荆子 10 g、木贼草 10 g、蝉蜕 6 g、荆芥 8 g、羌活 8 g。

【用法】　水煎服,每日 1 剂,早晚各服 1 次。

【功用】　疏散风热,清心凉肝,明目退翳。适用于心肺风热、心火上炎型翼状胬肉。

6. 倒睫

倒睫是指睫毛向后方生长以致触及眼球的不正常状况。以眼部异物感、疼痛、红肿、流泪、怕光为特征。其在中医学中称为倒眼毛。治疗上应针对原发病治疗,轻症者以局部点眼为主,重症者以手术矫正为主。

方一

【组成】　木鳖子(去壳)1 粒。

【用法】　上药研末,以丝棉包裹塞鼻,左眼倒睫塞右鼻孔,右眼倒睫塞左鼻孔,1～2 日换 1 次。

【功用】　散结消肿,攻毒疗疮。

方二

【组成】　没食子若干。

【用法】　上药研极细末,用蜂蜜调敷眼皮,每日换药 1 次,连敷数日。

【功用】　收敛固表。

方三　青黛散(《证治准绳》)

【组成】　枣树上黄直棘针刺皮(炒焦)、白芷、青黛各等份。

【用法】　上药共研细末,用水调成丸状。左眼倒睫塞左鼻孔,右眼倒睫塞右鼻孔。每日 1 次。

【功用】　清热凉血,消痈排脓。

方四　防风饮子(《审视瑶函》)

【组成】　蔓荆子 15 g、黄芩 15 g、蜜防风 8 g、北细辛 3 g、炙甘草 6 g、葛根 10 g。

【用法】　水煎服,每日 1 剂,趁热一次性服下。

【功用】　疏风清热,燥湿敛疮。

方五　五倍子适量(黄竹斋方)

【用法】　上药研末,加蜂蜜调糊状,敷眼皮上,至愈为度。

【功用】　收敛润肤。

7.夜盲症

夜盲症是指在夜间或光线昏暗的环境下视物不清,行动困难,天亮或光线明亮时则恢复正常的一类病证。其在中医学中称为雀目、鸡蒙眼,分为脾失健运、肾阳不足、肝阴亏虚等型。治疗上以温补肾阳、益气健脾为法则。

方一

【组成】 谷精草 30 g、羊肝 1 个。

【用法】 加水炖熟,吃肝喝汤,每日 1 剂。

【功用】 养血补肝,明目退翳。适用于肾阳不足型夜盲症。

【备注】 若无谷精草可单用羊肝 1 块,用其他动物肝脏也可。

方二

【组成】 猪肝 120 g、苍术 15 g。

【用法】 用刀将猪肝切成数片,和苍术同放砂锅内用米泔水煮熟,去苍术,在临睡时一次性吃完。

【功用】 养血补肝,燥湿健脾。适用于肝阴亏虚、脾失健运型夜盲症。

方三

【组成】 石决明 10 g、夜明砂 10 g、猪肝 120 g。

【用法】 将前 2 味研细粉,用竹片将猪肝切 1 个小口,将药粉装入肝内,加水煮熟,吃肝喝汤。

【功用】 养血,补肝,明目。适用于肝阴亏虚型夜盲症。

【备注】 如缺石决明,单味夜明砂亦可有效。

方四(《常见病验方选编》)

【组成】 鲜菠菜 500 g。

【用法】 上药捣烂,去渣取汁,每日 1 剂,早晚各服 1 次,须常服。

【功用】 解热毒,通血脉,利胃肠。适用于脾失健运型夜盲症。

方五(《常见病验方选编》)

【组成】 松针 500 g。

【用法】 水煎代茶,频频饮服,每日 1 剂。

【功用】 祛风燥湿,杀虫止痒。适用于脾失健运型夜盲症。

方六(《常见病验方选编》)

【组成】 胡萝卜 6 根。

【用法】 每日 2 次,每次取 3 根,洗净切碎,水煎服或生吃。可常服。

【功用】 健脾和中,滋肝明目。适用于脾失健运、肝阴亏虚型夜盲症。

方七(《常见病验方选编》)

【组成】 青苜蓿适量。

【用法】 煮熟食用,并喝汤。须常服。

【功用】 清热,利湿,明目。适用于脾失健运型夜盲症。

方八(《中华效方汇海》)

【组成】 羊肝 100 g、蛤粉 25 g、黄蜡 25 g。

【用法】 先将黄蜡于火上溶化,加入蛤粉搅匀;每取 10 g 掺入羊肝内,用麻线扎紧,加水 300 ml 入铜锅(铝锅亦可)内煮熟即可。趁热用羊肝熏眼,待温连肝食之,每日 2 次。

【功用】 健脾胃、补虚损、清湿热。适用于脾失健运、肾阳不足型夜盲症。

方九(《湖南医药杂志》,1975 年第 4 期)

【组成】 豨莶草适量、猪肝(或鸡肝)

15 g。

【用法】 将稀莶草焙干研细末,每日取 3 g 与猪肝共蒸熟后食之。

【功用】 清肝明目。适用于肝阴亏虚型夜盲症。

方十 猪肝散(黄竹斋方)

【组成】 石决明 10 g、夜明砂 10 g、青葙

子 10 g、五味子 10 g、猪肝 1 具。

【用法】 前 4 味药共研细末,将猪肝划开,掺入药末,用麻线扎紧,开水煮熟。早晚连汤趁热食之,大人每次服 60 g,小儿减半。

【功用】 清肝明目,养血补虚。适用于肝阴亏虚型夜盲症。

8.周围性面瘫

周围性面瘫是由面神经管内面神经的非特异性炎症引起的以周围性面肌瘫痪为临床特征的一类疾病。以初起耳部,下颌角疼痛,口眼歪斜、流涎,伴味觉、听觉异常为主要表现。其在中医学中属于耳面瘫、口喝斜僻、中风等范畴,分为风邪阻络、气虚血瘀等型。治疗上初起病者以祛风通络为主,久病者以益气活血为主,宜配合针灸等外治法。

方一

【组成】 冰片 0.3 g、鳝鱼血适量。

【用法】 将冰片放入鳝鱼血中混合,涂患处,每日 3～5 次。

【功用】 祛风,通络,解毒。

方二

【组成】 熟石膏、蜂蜜各等份。

【用法】 将熟石膏研细末,用蜂蜜调成乳状,每次 1 小滴(约 0.04 ml),滴患侧内眼角,每日 2～3 次。

【功用】 清热润肤,收敛解毒。

方三

【组成】 白砒 10 g、蓖麻子仁^{去壳} 12 g。

【用法】 将上药共捣如泥,面部左歪贴右面颊,面部右歪贴左面颊。注意观察面部变化,拉正后立即将敷药去除。

【功用】 拔毒通络,蚀疮祛腐。

【备注】 白砒有剧毒,切忌内服,外敷时间也不宜过长。

方四

【组成】 牙皂 30 g、樟脑 30 g、麝香 0.3 g、芝麻油适量。

【用法】 将牙皂研细末,与樟脑、麝香混匀,加芝麻油适量调成糊状,装瓶备用。每晚临睡前先用温肥皂水擦洗面部患侧,再将上药敷于地仓穴与下关穴之间,宽约 1.5 cm,用纱布固定,次日清晨取下,每日 1 次,连用 4～6 次。

【功用】 消肿息风,通窍止痛。

方五 口眼歪斜方(《朱守华从医心得》)

【组成】 苍耳子仁、苦丁香、猪牙皂、藜芦、川芎、火硝、广郁金各等份。

【用法】 将上药共研极细面,瓶储备用。用清水清洗鼻孔及面部后,取少许药粉吹鼻,面部右斜吹左鼻孔,面部左斜吹右鼻孔,每日 2 次。

【功用】 通络止痛,活血化瘀。

方六

【组成】 草乌 30 g、白蒺藜 30 g、姜虫

（白僵蚕）7 个。

【用法】 上药共研细面，炼蜜为丸（如梧桐子大），每次服 6～7 丸，日服 3 次，温开水送服。

【功用】 祛风化痰，止痉散结。适用于风邪阻络型周围性面瘫。

方七（《常见病验方选编》）

【组成】 僵蚕 10 g、全蝎 10 g、白附子 3 g。

【用法】 先将前 2 味药晒干焙黄，再加白附子共研细末，每次服 1.5～3 g，黄酒送下，每日 2～3 次。

【功用】 息风镇痉，攻毒散结，通络止痛。适用于风邪阻络型周围性面瘫。

方八（《常见病验方选编》）

【组成】 皂角（去皮）60 g。

【用法】 上药研细末，用陈醋少许，调成膏。口眼向右斜者贴在左脸，向左斜者贴在右脸。每日贴 2 次，连贴 5 日为 1 个疗程。

【功用】 祛风通络，消肿息风。

【备注】 注意膏药勿入眼内。

方九（《黑龙江中医药》，1981 年第 4 期）

【组成】 天麻 8 g、天南星 8 g、地龙 8 g、白僵蚕 8 g、白及 8 g、巴豆^{去皮} 5 粒。

【用法】 上药共研粗末，取鲜生姜 500 g，捣碎取汁，调药末敷面部，面部左歪敷右侧，面部右歪敷左侧，7～8 小时即可取下。服药期间禁食，敷药前使患者微发汗，避风 1 周。

【功用】 祛风通络，消肿散结，化痰止痉。

方十（《四川中医》，1985 年第 11 期）

【组成】 番木鳖 500 g。

【用法】 上药加水 3.6 L，煮沸 20 分钟，趁热刮去外皮，取净仁切片，置瓦上文火烘酥，研末，以白蜜调如稀糊状，文火煎熬 15 分钟，待温备用。用时将药膏涂患侧面部，厚约

0.2 cm，用纱布覆盖，每日换药 1 次。

【功用】 散结消肿，通络止痛。

【备注】 本品有大毒，若出现不适症状应立即停用，切勿入口、眼。

方十一（《北京中医》，1989 年第 2 期）

【组成】 枯矾、川乌、草乌各等份。

【用法】 上药共研细末，用绢布包如黄豆大小塞鼻腔内，面部左歪塞右鼻孔，面部右歪塞左鼻孔，2 小时取出，每日 3～4 次。

【功用】 祛风止痉，通络止痛。

方十二（《江苏中医》，1990 年第 7 期）

【组成】 白芷、番木鳖各等份，冰片为白芷 1/10 量。

【用法】 上药共研细末，混匀，取药末 0.3～0.6 g 撒于直径约 2cm 的胶布上，贴于患侧下关穴，4～6 日换药 1 次。

【功用】 散结消肿，祛风解毒，通络止痛。

【备注】 切勿入口、眼。

方十三 口眼正饮（李济春方）

【组成】 白附子^{先煎} 6～12 g、全蝎 6～10 g、僵蚕 10 g、防风 10 g、赤芍 12 g、橘络 12 g、川芎 10 g、丝瓜络 10 g。

【用法】 水煎服，每日 1 剂，早晚各服 1 次。

【功用】 祛风化痰，活血解痉。适用于风邪阻络型周围性面瘫。

方十四 乌附星香汤（李仲愚方）

【组成】 制川乌 10 g、制白附子 10 g、制南星 10 g、木香 10 g。

【用法】 水煎服，每日 3 次，饭后服。前 3 味药应先煎 1 小时，待药液不麻口后再加其他药物煎 10 分钟即可。

【功用】 祛风散寒，通经活络。适用于风邪阻络型周围性面瘫。

方十五 制豨莶至阴汤（任应秋方）

【组成】 制豨莶草 30 g、干地黄 10 g、盐

知母 12 g、当归 10 g、枸杞 10 g、炒赤芍 12 g、龟板^{先煎} 8 g、怀牛膝 10 g、甘菊花 10 g、郁金 10 g、丹参 10 g、黄柏 5 g。

【用法】　水煎服,每日 1 剂,早晚各服 1 次。

【功用】　滋肾平肝,通经活络。适用于气虚血瘀型周围性面瘫兼见阴虚者。

方十六　口眼歪斜方(秦伯未方)

【组成】　苦丁香、苍耳子仁、猪牙皂、藜芦、火硝、川芎、广郁金各等份。

【用法】　上药共研细末,瓶贮备用。用温水洗净鼻孔及面部后,取少许药末吹鼻孔取嚏。面部向右歪者吹左鼻孔,面部向左歪者吹右鼻孔。每日 1～2 次。

【功用】　祛风散邪,疏通气血。适用于风邪阻络型周围性面瘫。

【备注】　见鼻腔出血者应停用。用药时应避风寒。初病者应用此方最佳。

9. 外耳道炎

外耳道炎是由细菌感染引起的外耳道皮肤和皮下组织急性局限性化脓性病变。以耳部疼痛、溢脓、听力减退为特征。其在中医学中属于耳疮、耳疖范畴,分为风热湿邪、肝胆湿热、血虚化燥等型。治疗以泻火、解毒、止痛为原则。

方一

【组成】　川连 8 g、冰片 0.15 g。

【用法】　上药共研细末,有渗出液者干撒,无渗出液者用芝麻油调涂患处。

【功用】　清热燥湿,泻火解毒。

方二

【组成】　龙胆草 6 g、生栀子 10 g、柴胡 10 g、生地黄 10 g、车前子^{包煎} 12 g、泽泻 10 g、川木通 10 g、金银花 15 g、蒲公英 15 g、川黄柏 10 g、知母 10 g、生甘草 5 g。

【用法】　水煎服,每日 1 剂,早晚各服 1 次,连服 3 剂即可见效。

【功用】　清泻肝胆,利湿消肿。适用于肝胆湿热型外耳道炎。

方三(《常见病验方选编》)

【组成】　鲜菊花叶适量。

【用法】　上药捣汁,滴入耳内,隔 3 小时滴 1 次。或加冰片 0.15 g,和匀滴耳亦可。

【功用】　解毒消肿,见清肝明目。适用于耳疖初起见疼痛剧烈者或弥漫性外耳道炎红肿明显者。

方四(《常见病验方选编》)

【组成】　黄柏 15 g、马齿苋 30 g。

【用法】　上药共研细末,芝麻油调搽患处,每日 3～5 次。

【功用】　清热泻火,燥湿解毒,凉血疗疮。适用于外耳道炎见耳内外生疮者。

方五(《医宗金鉴》)

【组成】　儿茶 10 g、制乳香 10 g、制没药 10 g、冰片 3 g、麝香 0.6 g、血竭 10 g、三七粉 10 g。

【用法】　上药共研细末,和匀,用猪板油(去渣)250 g,加黄蜡 30 g,溶化后,加上药末调成膏,摊贴疖肿溃破处。每日换药 1 次,用至腐肉尽消、新肉生长时停药。

【功用】　收湿敛疮,活血生肌,消肿止痛。适用于耳疮已溃者。

方六(《疡科荟萃》)

【组成】　曾青 15 g、雄黄 21 g、黄芩 8 g。

【用法】　将上药共研细末,和匀,每用

0.5～1g纳入耳中,每日1次,至愈为度。

【功用】 清热解毒,收湿敛疮。

方七(《当代中医实用临床效验方》)

【组成】 虎杖500g、蒲公英150g、紫花地丁100g、冰片50g。

【用法】 上药共研细末,装瓶备用。使用时用凡士林适量调成软膏,外敷患处。每日换药1次,至愈为度。

【功用】 清热解毒,利湿消肿,散瘀止痛。

方八(《中西医结合杂志》,1986年第1期)

【组成】 苍耳子虫100条、芝麻油250ml、冰片5g。

【用法】 于每年8—10月采集活苍耳子虫,放入芝麻油内,加冰片,一同浸泡7日即可。用时将苍耳子虫捞出研成糊状,涂于疖肿表面,外敷消毒纱布,以胶布固定。每日换药1次,7日为1个疗程。

【功用】 清热解毒,消肿敛疮。适用于耳疮初起。

方九(《国医论坛》,1995年第2期)

【组成】 枯矾10g、轻粉2g、冰片2g。

【用法】 上药各研细末,过百目筛,混匀,瓶贮备用,用时先将外耳道洗净,然后将药末吹入耳道内,每次0.5～1g,每日2～3次。第2日用药前须将前1天吹入的药末及脓液清洗干净,以免妨碍脓液引流。

【功用】 解毒敛疮,燥湿止痒。

【备注】 急性期见脓液量多时应慎用。

10.中耳炎

中耳炎是累及中耳(包括咽鼓管、鼓室、鼓窦及乳突气房)全部或部分结构的炎性病变,好发于儿童,分为化脓性和非化脓性两大类。以耳后疼痛、耳疖、耳道流脓、听力下降为主要特点,急性期可见恶寒、发热。其在中医学中属于脓耳、聤耳范畴,分为风热外侵、肝胆火盛、脾虚湿困、肾元亏损等型。治疗上应分清虚实,实者以清热泻火、利湿排脓为主,本虚者以健脾补肾、化湿排脓为主。

方一

【组成】 鲜虎耳草(又名金丝荷叶)适量。

【用法】 上药捣烂、取汁,或加冰片少许,滴入患耳内,每日3次。

【功用】 清热祛风,凉血解毒。适用于中耳炎初起见耳底剧烈疼痛者。

方二

【组成】 鸡蛋油适量。

【用法】 用鸡蛋5个煮熟后,取出蛋黄,放在铁锅内炒,10分钟后收集蛋黄油10ml,装瓶备用。每日2次,每次1～2滴,滴入患耳内。

【功用】 清热润肤。

【备注】 头癣可用此油涂抹,每晚1次,连抹7次,疗效颇佳。

方三

【组成】 猪胆汁、明矾、芝麻油各适量。

【用法】 将猪胆汁渗入明矾少许,阴干捣碎,用芝麻油调匀滴患耳内。

【功用】 清热解毒,燥湿止痒。

方四

【组成】 鲜荔枝草(俗名癞猴稞)适量。

【用法】 捣烂取汁滴耳,每日 2 次。

【功用】 清热解毒,散瘀消肿。

方五

【组成】 乌梅肉 6 g、梅片 0.6 g。

【用法】 将乌梅肉焙干,加入梅片,研成极细面,先用双氧水将患耳内洗净,然后吹入药面,每日 1 次。

【功用】 收敛,消疮,解毒。

方六

【组成】 紫草根 6 g、芝麻油 30 ml。

【用法】 将紫草根放入芝麻油中泡至发红,用药油滴患耳,每日 1～2 次。

【功用】 清热,凉血,解毒。

方七

【组成】 苦参 3 g、梅片少许、芝麻油 10 ml。

【用法】 苦参放入芝麻油内榨黑,取出苦参加入梅片,滴耳,每日 1～2 次。

【功用】 清热,燥湿,解毒。

方八

【组成】 鸡冠血适量。

【用法】 先将患耳冲洗干净,用鸡冠血滴耳,每日 2 次。

【功用】 清热解毒,祛风通络。适用于慢性中耳炎。

方九

【组成】 活蜘蛛 1 个、明矾(蜘蛛体积之 2 倍)。

【用法】 明矾放小铁锅内烧,待熔化后放入活蜘蛛,烤干,取出研成细末。先将患耳洗净,以吸管蘸此药粉吹耳内,每日 2 次。

【功用】 祛风解毒,消肿散结。

方十 中耳炎方(《朱守华从医心得》)

【组成】 熟鸡蛋黄 10 个、人工牛黄 1 g、冰片 0.2 g、麝香 0.1 g。

【用法】 将煮熟的鸡蛋去壳及蛋白后可得鸡蛋黄 10 个,放入锅内用文火炒至蛋黄变成油,过滤杂质,放入玻璃瓶内,然后将其余三药研成细粉兑入鸡蛋黄油中,密封备用。用双氧水冲洗耳道分泌物直至干净,然后滴入制备好的蛋黄油,每日 1～2 次。

【功用】 清热解毒,通窍散结。

方十一(《常见病验方选编》)

【组成】 鱼脑石(黄鱼头内之骨)15 g。

【用法】 上药煅存性,研末,加冰片 1 g 混匀,吹入耳内,每日 2 次,每次 1 g。用药前须将耳道内脓液和旧药拭净。

【功用】 化石通淋,排脓解毒。适用于中耳炎见耳内流脓、溃烂、日久不愈甚至发臭者。

方十二(《常见病验方选编》)

【组成】 枯矾 1.5 g、硼砂 3 g、冰片 1 g。

【用法】 上药共研细末,用芝麻油调匀滴耳中,每日 3 次,每次 1～2 滴。用药前须将耳道内脓液和旧药拭净。

【功用】 清热解毒,燥湿止痒。适用于慢性化脓性中耳炎。

方十三(《常见病验方选编》)

【组成】 鲜薄荷叶适量。

【用法】 上药捣汁,滴入患耳内,每日 3 次,每次 3～5 滴。

【功用】 祛风止痒,清利头目。适用于急性鼓膜炎。

方十四(《新中医》,1977 年第 3 期)

【组成】 枯矾、血余炭各等份。

【用法】 上药共研细粉备用。用时先擦干耳内脓液,将药粉吹入耳内,每次 1 g,每日 2～3 次,一般 2～3 日即可见效。

【功用】 化瘀敛疮,燥湿止痒。

方十五(《中医外治杂志》,2001 年第 4 期)

【组成】 石榴花(焙干)3 g、枯矾 3 g、冰片 1 g、活蚯蚓 2 条、芝麻油 50 ml。

【用法】 将前 3 味药共研细末,将活蚯蚓加芝麻油捣烂,诸药共调和后装瓶备用。用时先清洗外耳道,将药液滴入耳内 1～2 滴,用消毒棉球塞住,每日 2 次,3 日为 1 个疗程。

【功用】 清热解毒,燥湿敛疮。

方十六 冰麝散Ⅱ号(齐强方)

【组成】 冰片 10 g、麝香 0.5 g、樟丹 12 g、枯矾 10 g、龙骨 15 g。

【用法】 上药共研极细末混匀,密封瓶贮备用。用时先取双氧水洗净耳内脓液,拭干后吹药末入耳,每次 1～2 g,每日 1 次。

【功用】 清热排脓,通络开窍。

方十七 龙胆泻肝汤加减方(齐强方)

【组成】 龙胆草 12 g、焦栀子 10 g、黄芩 10 g、柴胡 12 g、生地黄 12 g、车前子^{包煎} 8 g、泽泻 10 g、木通 10 g、当归 12 g、赤芍 12 g、连翘 10 g、金银花 15 g、生甘草 12 g。

【用法】 水煎服,每日 1 剂,早晚各服 1 次。

【功用】 清肝利胆,解毒排脓。适用于肝胆火盛型中耳炎。

方十八(黄竹斋方)

【组成】 煅石膏 6 g、明矾 6 g、炒黄丹 6 g、蛤粉 6 g、龙骨 6 g、麝香 0.3 g、冰片 0.6 g。

【用法】 上药共研细末,以芝麻油调成糊状,滴入患耳内,每日 1～2 次,每次 1～2 滴。

【功用】 敛疮排脓,解毒开窍。适用于中耳炎见流脓较多或经久不愈者。

方十九(龚志贤方)

【组成】 核桃油适量。

【用法】 将核桃仁打绒取油,用消毒棉签蘸油搽耳内患处,每日 2～3 次。

【功用】 祛瘀活血,润燥散结。适用于慢性中耳炎。

【备注】 急性期忌用。

方二十 加减普济消毒饮(何任方)

【组成】 连翘 10 g、黄芩 10 g、板蓝根 12 g、炒僵蚕 5 g、金银花 12 g、桃仁 8 g、玄参 10 g、川黄连 5 g、牛蒡子 10 g、陈皮 8 g、炒苍耳子 5 g、蝉蜕 5 g。

【用法】 水煎服,每日 1 剂,早晚各服 1 次。

【功用】 行血疏气,清泄热毒。适用于风热外侵型中耳炎。

11.耳源性眩晕

耳源性眩晕是指前庭迷路感受异常引起的以眩晕、恶心、呕吐、耳鸣、耳闷、波动性听力下降为临床特征的一类疾病。其在中医学中属于眩晕范畴,分为风邪外袭、痰浊中阻、肝阳上扰、寒水上泛、髓海不足、上气不足等型。治疗上应首分虚实,实证者以平肝祛风、化痰燥湿为主,虚证者以健脾补肾、培元固本为主。

方一

【组成】 白颈蚯蚓 10 条、白蜂蜜 30 g。

【用法】 洗净蚯蚓腹中的泥,捣烂,冲入凉开水 300 ml,搅拌,至水发黏时再澄清,取上层清水加入白蜂蜜搅匀,一次性服完,服后静卧片刻。每日服 1~2 次。

【功用】 清热息风,利水通络。适用于肝阳上扰型耳源性眩晕。

方二

【组成】 明天麻 10 g、杭菊花 10 g、龙胆草 8 g、生栀子 10 g、柴胡 10 g、车前子^{包煎} 15 g、泽泻 10 g、川木通 10 g、灵磁石^{先煎} 20 g、猪苓 10 g、生甘草 5 g。

【用法】 水煎服,每日 1 剂,早晚各服 1 次,连服 2 剂即可见效。

【功用】 平肝潜阳,清热化痰。适用于痰浊中阻、肝阳上扰型耳源性眩晕。

方三　吴萸瓜皮汤(《长江医话》)

【组成】 吴茱萸 6 g、党参 10 g、大枣 4 枚、生姜 5 片、桂枝 10 g、白芍 10 g、冬瓜皮 10 g、炙甘草 5 g。

【用法】 水煎服,每日 1 剂,早晚各服 1 次。

【功用】 温阳利水,益气补肾。适用于寒水上泛型耳源性眩晕。

方四(《国医论坛》,1991 年第 1 期)

【组成】 川芎 30 g、泽泻 30 g、当归 15 g、白芍 15 g、白术 15 g、茯苓 15 g、丹参 15 g、白茅根 15 g。

【用法】 水煎服,每日 1~2 剂,早晚各服 1 次。

【功用】 活血行气,利水渗湿。适用于痰浊中阻型耳源性眩晕。

方五(云南傣族民间验方)

【组成】 蔓荆子果 5 g、猪脑 1 个。

【用法】 将蔓荆子捣绒拌猪脑炖熟吃。每日 1 剂,3 剂为 1 个疗程,宜用新鲜猪脑。

【功用】 疏风散邪,清利头目,益精填髓。适用于风邪外袭及髓海不足型耳源性眩晕。

方六(毛如宝方)

【组成】 代赭石^{先煎} 30 g、夏枯草 12 g、姜半夏 12 g、猪苓 12 g、钩藤^{后下} 12 g。

【用法】 水煎服,每日 1 剂,早晚各服 1 次。

【功用】 平肝潜阳,清热明目。适用于肝阳上扰型耳源性眩晕。

方七　加味温胆汤(张笑平方)

【组成】 姜竹茹 10 g、姜半夏 10 g、陈皮 10 g、云苓 10 g、枳实 5 g、葛根 25 g、钩藤^{后下} 15 g、生磁石^{先煎} 15 g、丹参 25 g、炙甘草 10 g。

【用法】 水煎服,每日 1~2 剂,早晚各服 1 次。

【功用】 平肝泻火,化痰降气。适用于痰浊中阻、肝阳上扰型耳源性眩晕。

方八　吴苓汤(陈镜合方)

【组成】 吴茱萸 10~30 g、党参 15 g、羌活 5 g、大枣 15 g、茯苓 15 g、桂枝 15 g、白术 10 g、炙甘草 6 g。

【用法】 水煎服,每日 1 剂,早晚各服 1 次。

【功用】 温中健脾,化痰祛湿。适用于寒水上泛及痰浊中阻型耳源性眩晕。

方九　养阴止眩汤(李振华方)

【组成】 蒸何首乌 20 g、怀牛膝 15 g、白芍 15 g、枸杞 15 g、牡丹皮 10 g、龙胆草 10 g、石菖蒲 10 g、灵磁石^{先煎} 30 g、天麻 10 g、菊花 12 g、钩藤^{后下} 15 g、生甘草 5 g。

【用法】 水煎服,每日 1 剂,早晚各服 1 次。

【功用】 滋阴潜阳,清热平肝。适用于肝阳上扰型耳源性眩晕。

方十 祛痰止眩汤(李振华方)

【组成】 白术 10 g、茯苓 15 g、泽泻 12 g、橘红 10 g、姜半夏 10 g、枳实 10 g、竹茹 12 g、胆南星 10 g、龙胆草 10 g、天麻 10 g、菊花 12 g、钩藤^{后下} 15 g、生甘草 5 g。

【用法】 水煎服,每日 1 剂,早晚各服 1 次。

【功用】 健脾祛痰,清热平肝。适用于痰浊中阻型耳源性眩晕。

方十一(秦伯未方)

【组成】 生地黄 20 g、桑叶 10 g、菊花 20 g、钩藤^{后下} 20 g、明天麻 20 g、白蒺藜 20 g、茺蔚子 20 g、胆南星 10 g、川芎 10 g、生龙骨^{先煎} 30 g、生牡蛎^{先煎} 30 g、石决明 30 g、泽泻 20 g。

【用法】 水煎服,每日 1 剂,早晚各服 1 次。

【功用】 蠲饮化痰,滋阴潜阳,平肝降逆。适用于痰浊中阻及肝阳上扰型耳源性眩晕。

方十二 定眩饮(陈潮祖方)

【组成】 桂枝 8 g、茯苓 30 g、泽泻 30 g、白术 15 g、姜半夏 20 g、人参^{单煎} 10 g、天麻 10 g。

【用法】 水煎服,每日 1 剂,早晚各服 1 次。

【功用】 益气通阳,解表导浊。适用于痰浊中阻型耳源性眩晕。

方十三 五味子合剂(干祖望方)

【组成】 五味子 10 g、酸枣仁 10 g、山药 10 g、当归 10 g、桂圆肉^{去核} 7 个。

【用法】 水煎服,每日 1 剂,早晚各服 1 次。

【功用】 养血补心,健脾止眩。适用于上气不足型耳源性眩晕。

12. 耳聋

耳聋是指听觉系统中传音、感音及其听觉传导通路中的听神经和各级中枢发生病变,引起的以听功能障碍、产生不同程度听力减退为临床特征的一类病证的统称。其在中医学中亦称为耳聋,分为风热侵袭、肝火上扰、痰火郁结、气滞血瘀、肾精亏损、气血亏虚等型。治疗上应分清虚实,实者以清热化痰、息风活血为主,虚者以益气养血、健脾补肾为主。

方一

【组成】 鼠胆适量。

【用法】 取鼠胆汁滴患耳,每日 1 次,连用 5～7 日。

【功用】 清肝利胆,明目聪耳。适用于久聋不愈者。

方二

【组成】 石菖蒲 18 g、路路通 12 g。

【用法】 上药水煎冲白糖服,每日 1 剂,早晚各服 1 次,连服 3 剂即可见效。

【功用】 祛风活络,化湿开窍。适用于肝火上扰、痰火郁结型的暴聋。

方三

【组成】 甘遂 1.5 g、生甘草 1.5 g。

【用法】 上药共研极细末,放入吸管内,吹入耳中,每日 1 次,连用 3 日即可见效。

【功用】 清热解毒,逐痰泻水。

方四(《中医外治法类编》)

【组成】 巴豆仁、川椒、菖蒲各等份,全蝎 3 g,松香 3 g。

【用法】 上药共研细末,用黄蜡为条,放耳内抽之,两耳交替,每日 1 次,每次两耳各抽 10 次,病愈为度。

【功用】 化痰,散结,通窍。

方五(《常见病单方·验方》)

【组成】 核桃仁 5 枚。

【用法】 每日晨起细嚼,徐徐咽下。

【功用】 补肾填髓,安神补脑。适用于肾精亏损型耳聋。

方六 益气聪明汤(《北京中医学院学报》,1981 年第 3 期)

【组成】 炙黄芪 12 g、党参 10 g、葛根 10 g、白芍 10 g、路路通 10 g、黄柏 8 g、石菖蒲 8 g、升麻 5 g、炙甘草 5 g。

【用法】 水煎服,每日 1 剂,早晚各服 1 次。

【功用】 补中气,升清阳,利清窍。适用于气血亏虚型耳聋偏气虚者。

方七(蒙古族经验方)

【组成】 木鳖子适量。

【用法】 将上药烤出油,取油瓶贮备用。每次滴耳 2～3 滴或用消毒棉球蘸药油塞耳孔。每日 1～2 次。

【功用】 散结消肿,追风定痛,攻毒杀虫。

方八(王豪方)

【组成】 鳅鱼 60 g,鸡蛋适量。

【用法】 将鱼和打碎的鸡蛋同放入盛有水的碗内,置锅蒸熟,饭后食之,每日 1 次。食到 1～1.5 kg 鳅鱼即可见效。

【功用】 补益气血,聪耳明目。适用于气血亏虚型耳聋。

方九(黄竹斋方)

【组成】 全蝎适量。

【用法】 上药研细末,白酒调和,滴耳,每次 1～2 滴,每日 2 次,并常闻水声。

【功用】 息风通络,攻毒散结。

方十(黄竹斋方)

【组成】 真麝香 0.6 g。

【用法】 上药研细末,用消毒棉球蘸药末,塞患耳,每日换药 1 次,至愈为度。

【功用】 开窍通络。

方十一 血府逐瘀汤加味(蔡福养方)

【组成】 生地黄 10 g、枳壳 10 g、当归 10 g、赤芍 10 g、川芎 10 g、桔梗 8 g、柴胡 8 g、桃仁 8 g、红花 8 g、怀牛膝 20 g、丝瓜络 20 g、路路通 10 g、石菖蒲 15 g、生甘草 6 g。

【用法】 水煎服,每日 1 剂,早晚各服 1 次。

【功用】 活血化瘀,通络开窍。适用于气滞血瘀型耳聋。

方十二 耳聋汤(何任方)

【组成】 柴胡 12 g、制香附 10 g、川芎 12 g、石菖蒲 12 g、骨碎补 10 g、六味地黄丸^{包煎} 30 g。

【用法】 水煎服,每日 1 剂,早晚各服 1 次。

【功用】 补肾填精,疏肝养血。适用于肾精亏损型耳聋。

方十三 聪耳汤(关幼波方)

【组成】 生黄芪 15 g、北沙参 15 g、五味子 10 g、焦白术 12 g、旋覆花^{包煎} 10 g、生代赭石^{先煎} 10 g、石菖蒲 10 g、珍珠母 30 g(研末分 2 次冲服)、首乌藤 30 g、藕节 12 g、制香附 10 g、杭菊花 10 g、川芎 8 g、冬瓜皮 12 g、冬瓜子 12 g、生甘草 10 g。

【用法】 水煎服,每日 1 剂,早晚各服 1 次。

【功用】 益气养阴,平肝潜阳,活血化瘀。适用于气血亏虚、气滞血瘀型耳聋。

13.鼻炎

鼻炎是指由病毒、细菌、变应原、各种理化因子及某些全身性疾病引起的鼻腔黏膜、黏膜下组织、鼻窦等鼻部炎性疾病。以鼻塞、多涕、嗅觉下降、头痛头昏、食欲不振、易疲倦、记忆力减退、失眠等为主要临床特征。其在中医学中属于伤风感冒、鼻塞、鼻窒、鼻渊等范畴,分为风寒犯鼻、肺经风热、脾胃湿热、胆腑郁热、邪久瘀滞、肺脾气虚等型。治疗上应分清虚实,实者宜用祛风、散寒、清热、利湿、化瘀之法,虚者宜用益气、补肺、健脾之法。

方一

【组成】 鲜鹅不食草适量。

【用法】 上药洗净捣烂取汁滴鼻,每日1~2次。或用干鹅不食草6g研粉,加凡士林30g配成软膏,取少量在鼻腔内涂抹。

【功用】 祛风通窍,解毒消肿。

方二

【组成】 井内青苔适量。

【用法】 捣烂塞鼻,每日1次,连用数次。

【功用】 清热通窍。

方三

【组成】 苍耳子10g、辛夷花10g、葱白10g。

【用法】 将苍耳子、辛夷花加水180ml,煎取浓汁90ml,待冷后,再将葱白用冷开水洗净捣汁冲入,用消毒棉球蘸药汁塞鼻,每次塞5~10分钟,2~3小时塞1次。

【功用】 发散风寒,宣通鼻窍。

【备注】 塞鼻时有打喷嚏、流鼻涕等现象,不必恐惧。如流鼻血,则停止使用。

方四

【组成】 猪胆3个、藿香90g。

【用法】 先将猪胆汁过滤,再拌入藿香内焙干研末,米汤泛丸,每次吞服10g,每日1~2次。

【功用】 清热解毒,化湿通窍。适用于脾胃湿热型鼻炎。

方五

【组成】 辛夷花5g、薄荷5g、防风8g、升麻8g、白芷10g、木通10g、苍耳子12g、葱白2根、茶叶3g。

【用法】 上药加水煎好,先熏蒸,然后温服下,每日1剂。

【功用】 辛温解表,祛湿通窍。适用于风寒犯鼻型鼻炎。

方六

【组成】 白蒺藜30g、苍耳子10g、辛夷6g、杭菊花10g。

【用法】 水煎服,每日1剂,早晚各服1次。

【功用】 发散风寒,明目通窍。适用于风寒犯鼻型鼻炎。

方七

【组成】 鲜大蓟根90g、鸡蛋3个。

【用法】 鲜大蓟根与鸡蛋共煮,吃蛋喝汤,每日1剂。

【功用】 滋阴养血,凉血解毒。适用于肺脾气虚型鼻炎。

【备注】 忌吃辛辣等刺激性食物。

方八

【组成】 苍耳子6g、当归10g、桔梗5g、细辛3g、荆芥5g、煅鱼脑石12g、辛夷5g、炒柴胡5g。

【用法】　水煎服,每日 1 剂,早晚各服 1 次,连服 10 剂。

【功用】　辛温通阳,化湿宣鼻。适用于风寒犯鼻型鼻炎。

方九(《常见病验方选编》)

【组成】　丝瓜藤(近根处)1 m。

【用法】　上药在瓦上焙干研末,用热黄酒送服 3～6 g,每日早晚各 1 次。不能饮酒者,用水煎或开水调服均可。

【功用】　清热化痰,宣通鼻窍。适用于肺经风热型鼻炎。

方十(《常见病验方选编》)

【组成】　鱼腥草 15 g。

【用法】　水煎服,每日 1 剂。或代茶饮服。或用鲜品捣汁,滴入鼻内。

【功用】　清热解毒,消痈排脓。适用于实热性鼻窦炎见流脓臭鼻涕者。

方十一(《中医验方汇编　第一辑》)

【组成】　川黄连 3 g、煅炉甘石 1.5 g、冰片 0.6 g。

【用法】　上药共研极细末,过绢筛,以芝麻油调成膏状备用。使用前先把鼻腔拭净,用手指蘸药膏涂于鼻腔内,早晚各 1 次。

【功用】　清热解毒,收湿敛疮。

【备注】　用药期间应预防感冒,禁烟酒及刺激性食物。

方十二(《广西中医药》,1981 年第 6 期)

【组成】　桃树嫩尖叶适量。

【用法】　上药揉成团,塞入患鼻,保留 10～20 分钟,待鼻内分泌大量清涕,不能忍受时,取出弃药。每日 4 次,一般连用 1 周即可见效。

【功用】　祛风清热,燥湿解毒。

方十三(《中国针灸》,1989 年第 3 期)

【组成】　白芥子 5 份、细辛 3 份、甘遂 2 份。

【用法】　上药烘干,共研细末,过筛,用鲜姜汁或蜂蜜调成药膏,分别于头伏、中伏、末伏的第 1 日敷贴。取穴:肺俞、风门、大杼、膏肓、肾俞、脾俞。每次选 3 个穴位,贴 1～3 小时。若患者自觉灼热难忍,可提前将药物除去。

【功用】　祛风散寒,化痰逐饮,消肿散结。适用于过敏性鼻炎。

【备注】　血证及明显实热证者禁用。

方十四(龚志贤方)

【组成】　方①:苍耳子 30 g、荆芥穗 10 g、防风 10 g、菊花 15 g、蔓荆子 15 g、白茅根 30 g、桑白皮 12 g、蝉蜕 12 g、僵蚕 12 g、桔梗 12 g、钩藤[后下] 12 g、金银花 30 g。

方②:葛根 30 g、麻黄 25 g、桂枝 15 g、白芍 15 g、苍耳子 60 g、辛夷花 15 g、白芷 12 g、细辛 10 g、生石膏[先煎] 30 g、黄连 10 g、黄芩 15 g、生甘草 10 g。

【用法】　方①水煎服,每日 1 剂,早晚各服 1 次。方②浓煎 3 次,取汁浓缩,加蜂蜜 60 g 收膏,瓶贮备用,每日用消毒棉签蘸药膏涂搽鼻孔 2～3 次,至愈为度。

【功用】　祛风解表,解毒通窍。适用于风寒犯鼻、肺经风热型鼻炎。

方十五　过敏性鼻炎方(王德鉴方)

【组成】　方①(芪术汤):北黄芪 30 g、白术 12 g、防风 10 g、党参 15 g、茯苓 15 g、苍耳子 12 g、辛夷花 12 g、白芷 12 g、杭菊花 12 g、木通 12 g、生甘草 8 g。

方②(碧云散):鹅不食草 30 g、川芎 10 g、细辛 5 g、辛夷花 10 g、青黛 10 g。

【用法】　方①水煎服,每日 1 剂,早晚各服 1 次。方②各药共研极细末,瓶贮备用,每日 3～4 次,用药末涂入鼻腔,每次 0.1 g,涂药时嘱患者仰卧于床上,分别将药涂于两侧鼻腔,同时应屏住呼吸,以免将药末喷出或吸入。

【功用】 补肺固表,散风通窍。适用于肺脾气虚型过敏性鼻炎。

方十六(邓铁涛方)

【组成】 大蒜瓣2瓣。

【用法】 将大蒜去皮压碎,放空瓶中加水15 ml,浸泡12小时即可。使用时用消毒棉签蘸药液搽洗鼻腔,每日3~4次。

【功用】 解毒消肿。

方十七 治过敏性鼻炎方(邓铁涛方)

【组成】 五爪龙30 g、木贼12 g、菊花10 g、玄参15 g、白芍15 g、白蒺藜12 g、桔梗10 g、辛夷花^{包煎}10 g、太子参15 g、大枣4枚、生甘草6 g。

【用法】 水煎服,每日1剂,早晚各服1次。

【功用】 益气固表,疏风通窍。适用于肺脾气虚型鼻炎。

【备注】 若无五爪龙,可用生黄芪15 g代替。

方十八 五花饮(盛国荣方)

【组成】 辛夷花^{包煎}10 g、金银花10 g、甘菊花10 g、玫瑰花10 g、梅花8 g。

【用法】 水煎服,每日1剂,早晚各服1次。

【功用】 疏风清热,通窍止涕。适用于肺经风热型鼻炎。

方十九 脱敏汤(干祖望方)

【组成】 紫草10 g、茜草10 g、墨旱莲10 g、蝉蜕5 g、干地龙10 g。

【用法】 水煎服,每日1剂,早晚各服1次。

【功用】 凉血活血,疏风通络。适用于邪久瘀滞型鼻炎。

方二十 柴胡清肝汤(干祖望方)

【组成】 柴胡8 g、黄芩8 g、木通8 g、栀子10 g、菊花10 g、枳壳10 g、苍耳子10 g、知母10 g、生甘草5 g。

【用法】 水煎服,每日1剂,早晚各服1次。

【功用】 清泄肝胆,化浊通窍。适用于胆腑郁热型鼻炎。

【备注】 配合服用藿胆丸,每日2次,每次5 g,疗效更佳。

14. 鼻息肉

　　鼻息肉是由极度水肿的鼻腔鼻窦黏膜在重力作用下逐渐下垂而形成的一类鼻部疾病。以鼻塞、流涕、嗅觉减退、头晕头痛为临床特征。其在中医学中属于鼻渊、鼻鼽、鼻痔等范畴,分为寒湿凝聚、湿热蕴积等型。治疗上以化湿祛邪、散结通窍为基本法则。

方一

【组成】 蚯蚓1条、炒牙皂1 g。

【用法】 上药共研细末,和蜜搅匀涂患处。

【功用】 清热利湿,消肿排脓。

方二

【组成】 蜘蛛2个、红糖适量。

【用法】 上药共捣烂如泥涂抹患处。

【功用】 祛风清热,消肿散结。

方三

【组成】 小酸草(又名野生草、叶园味

酸、酢浆草)1把。

【用法】 捣如泥塞鼻,每日换药1次,连用2~3次。

【功用】 清热利湿,散瘀消肿。

方四(《常见病验方选编》)

【组成】 乌梅肉炭10 g、硼砂10 g、冰片1 g。

【用法】 上药共研细末,搽患处,每日3~4次。亦可用芝麻油调成稀糊状使用。

【功用】 清热解毒,敛疮消痈。

方五(《常见病验方选编》)

【组成】 硇砂3 g、冰片0.15 g。

【用法】 上药共研细末,用消毒棉签蘸药点患处。

【功用】 消积软坚,化腐生肌。

【备注】 点药时勿点在正常黏膜处。

方六(《中医秘方验方汇编 第一集》)

【组成】 麝香0.3 g、铜绿1.2 g、枯矾2.5 g、胆矾1.8 g、冰片1.5 g。

【用法】 上药共研极细末,每次用0.4 g,裹入消毒棉球中塞入鼻孔,每日1次,连用2周。

【功用】 祛腐敛疮,散结消肿。

方七(《辽宁中医杂志》,1984年7月)

【组成】 苍术10 g、白术10 g、乌梅10 g、五味子10 g。

【用法】 上药置壶内煎煮,趁热将鼻孔凑近壶嘴,以雾气熏吸。每日2次,10日为1个疗程。

【功用】 消痈敛疮,祛风通窍。

方八(《中国医药学报》,1988年第1期)

【组成】 苦丁香6 g、细辛6 g、苍耳子6 g、辛夷6 g、僵蚕10 g、冰片0.5 g。

【用法】 上药共研细末,混匀。以少许药末点于息肉处,每日2次;对于息肉较深者,可用少许消毒棉球蘸药末塞于鼻息肉处,每日2次。

【功用】 宣通鼻窍,祛风散结。

方九(《河南中医》,2002年第3期)

【组成】 煅石膏40 g、知母10 g、泽泻10 g、滑石10 g、茯苓10 g、明矾20 g。

【用法】 上药共研极细末,取适量药末敷于息肉上(以覆盖息肉表面为度)或吸入鼻孔内(该药末对正常鼻黏膜无不良反应),每日3~4次,一般10日后息肉开始萎缩,20~40日息肉自行脱落。

【功用】 清热燥湿,敛疮生肌。

方十(黄竹斋方)

【组成】 生藕节(连须)10 g、冰片1 g。

【用法】 将藕节放瓦上焙枯,与冰片共研细末,每次取1 g药末吹入鼻腔内,每日1次。

【功用】 解毒敛疮。

方十一(秦伯未方)

【组成】 瓜蒂、细辛、煅矾石各等份。

【用法】 上药共研细末,用消毒棉球包裹药末,塞入鼻内,每日1次。

【功用】 燥湿解毒,宣通鼻窍。

15.鼻出血

鼻出血是指由鼻部疾病或全身性疾病在鼻部的表现等多种原因引起的以鼻腔黏膜破裂出血为特征的临床症状。其在中医学中属于鼻衄范畴,分为肺经风热、胃热炽盛、肝火上逆、心火亢盛、肝肾阴虚、脾不统血等型。治疗上应分缓急,急者宜凉血止血以治其标,缓者宜养血摄血以治其本。

方一

【组成】 马勃适量。

【用法】 上药捻碎成1小团,塞入鼻孔,每日1次。

【功用】 清热解毒,凉血止血。

方二

【组成】 大蒜1头。

【用法】 捣烂敷足心,约15分钟去掉。

【功用】 消肿,解毒,止血。

方三

【组成】 灯心草1根、清芝麻油数滴。

【用法】 用灯心草蘸芝麻油点着烧少商穴(如起水疱,可用消毒针刺破)。左鼻孔流血烧左少商穴,右鼻孔流血烧右少商穴,两鼻孔均流血时,烧双侧少商穴。

【功用】 清心降火,利湿止血。

方四

【组成】 大蓟15 g、小蓟15 g。

【用法】 水煎服,每日1剂,早晚各服1次。

【功用】 凉血止血。适用于肝火上逆、心火亢盛型鼻出血。

方五

【组成】 鲜茅根^{切碎}60 g、藕节60 g。

【用法】 水煎服,每日1剂,早晚各服1次,连服5日。

【功用】 凉血止血,清肺利尿。适用于肺经风热、胃热火盛型鼻出血。

方六

【组成】 栀子30 g、藕节30 g、血余炭1团。

【用法】 水煎服,每日1剂,早晚各服1次。

【功用】 清热利湿,凉血止血。适用于鼻出血属实证者。

方七

【组成】 鲜瓦松1 kg、红砂糖15 g。

【用法】 将瓦松洗净阴干捣烂,用纱布绞汁,加红糖拌匀倾入瓷盘内,晒干成块。每次服1.5~3 g,每日2次,温开水送服。

【功用】 清热利湿,消肿止血。适用于肺经风热、肝火上逆型鼻出血。

方八(《常见病验方选编》)

【组成】 大黄^{研末}6 g、生地黄10 g。

【用法】 将生地煎汤冲服大黄末,每日1剂。

【功用】 清热泻火,凉血止血。适用于鼻衄内热重见便秘者。

方九(《中医验方汇编　第一辑》)

【组成】 血竭3 g、蒲黄^{炒黑}3 g。

【用法】 上药共研细末,每日1剂。热天用凉开水冲服;冬天用松针10 g煎水冲服。

【功用】 化瘀止血。适用于各型鼻衄见有瘀者。

方十(《上海中医药》,1962年第5期)

【组成】 青黛适量。

【用法】 先用生理盐水洗净鼻腔,再用消毒棉球蘸药粉塞入鼻腔。上药时嘱患者屏住呼吸,以防青黛吸入引起咳嗽,上药后休息10分钟。每日1次。

【功用】 清热解毒,凉血止血。

方十一(蒙古族民族验方)

【组成】 三七2 g、枯矾1 g、冰片1 g、木香0.2 g、龙骨1 g、象皮1 g。

【用法】 上药共研细末,过120目筛,瓶贮备用。用消毒棉签蘸药末涂鼻,每日4~6次。

【功用】 凉血止血,化瘀敛疮。

方十二　四生丸(黄竹斋方)

【组成】 生地黄叶、生艾叶、生荷叶、生

扁柏叶各等份。

【用法】　上药(必用生品,干品无效)共捣为丸,如黄豆大小,每次服 10 g,开水送下,每日 1 次,连服 3 日即可见效。

【功用】　清热凉血,化瘀止血。适用于肝肾阴虚型鼻出血。

方十三　镇衄汤(高齐民方)

【组成】　生地黄 30 g、桑白皮 30 g、白茅根 30 g、党参 10 g。

【用法】　水煎服,每日 1 剂,早晚各服1 次。

【功用】　清热凉血,滋阴降火。适用于肝肾阴虚型鼻出血。

方十四　止衄立效汤(邢子亨方)

【组成】　生地黄 25 g、生白芍 15 g、柏叶炭 18 g、犀角^{另煎} 10 g(可用水牛角 60 g 代替)、仙鹤草 10 g、川军炭 8 g、辽沙参 12 g、藕节 12 g、生甘草 6 g。

【用法】　水煎服,每日 1 剂,早晚各服1 次。

【功用】　清肝泻火,凉血止血。适用于肝火上逆型鼻出血。

方十五　黑白煎(李孔定方)

【组成】　墨旱莲 50 g、鲜问荆 50 g、白茅根 120 g、猪瘦肉 200 g。

【用法】　上药同置锅内文火炖 50～60分钟,吃肉喝汤,每日 1 剂,连服 5～7 剂可见效。

【功用】　养阴益气,凉血止血。适用于肝肾阴虚型鼻出血。

【备注】　忌辛辣刺激性食物。

方十六　丹芍茅花汤(张赞臣方)

【组成】　牡丹皮 10 g、生白芍 10 g、淡黄芩 10 g、白茅花 12 g、蚕豆花 12 g、仙鹤草12 g、旱莲草 12 g。

【用法】　水煎服,每日 1 剂,早晚各服1 次。

【功用】　清热凉血,化瘀止血。适用于各型鼻衄。

方十七

【组成】　栀子^{炒黑} 10 g。

【用法】　上药研极细末,用白开水一次性冲服,每日 1 剂。

【功用】　清热泻火,凉血止血。适用于实热性鼻衄。

【供方人】　胡萍(安徽省宿州市埇桥社区服务中心)。

16.咽喉肿痛

咽喉肿痛是指由多种原因刺激咽喉及口腔黏膜引起的以咽喉部红肿疼痛、吞咽不适为特征的一类临床症状。其在中医学中属于喉痹、乳蛾等范畴,分为风热犯肺、肺胃热盛、肺肾阴虚、脾胃虚弱、痰瘀互结等型。治疗上发病急骤者多为实热证,以清热、利咽、止痛为基本原则;久病者多为阴虚火旺或脾胃失养,以滋阴清热、健脾和胃为主。

方一

【组成】　大蜘蛛 1 只(以大只、八个角、紫红色、无毛者为佳)、上梅片 3 g。

【用法】　将蜘蛛焙干存性与梅片共研成细面,吹于患部,每日 2 次。

【功用】　祛风散结,消肿解毒。适用于风热犯肺型咽喉肿痛。

方二

【组成】 硼砂 10 g、朱砂 6 g、玄明粉 10 g、冰片 1 g、川黄连 10 g。

【用法】 上药共研极细面,吹于患处,每日 3～5 次。

【功用】 清热解毒,燥湿消肿。适用于肺胃热盛型咽喉肿痛。

方三

【组成】 鲜喉咙草 1～3 棵。

【用法】 水煎服,每日 1 剂,分 3 次服。

【功用】 祛风清热,消肿止痛。适用于风热犯肺型咽喉肿痛。

方四

【组成】 蒲公英 30 g、大青叶 30 g。

【用法】 水煎服,每日 1 剂,频频饮服。

【功用】 清热解毒,消肿散结。适用于肺胃热盛型咽喉肿痛。

方五

【组成】 金银花 30 g、玄参 12 g、板蓝根 30 g、射干 10 g、桔梗 10 g、生甘草 6 g。

【用法】 水煎服,每日 1 剂,早晚各服 1 次。

【功用】 清热解毒,利咽排脓。适用于肺胃热盛型咽喉肿痛。

方六

【组成】 小独头蒜 1 个、巴豆^{去壳} 2 个、朱砂^{研末} 1 g、雄黄^{研末} 1 g、冰片 0.15 g。

【用法】 上药共捣成糊状,贴在合谷穴(男左女右),12 个小时后去掉,会起 1 个小水疱,用消毒针穿破流出毒水,再涂些紫药水以防感染。

【功用】 消肿解毒,祛痰利咽。

【备注】 此方亦可用于治疗白喉。

方七(《常见病验方选编》)

【组成】 薄荷 5 g、牛蒡子 10 g、生甘草 5 g。

【用法】 煎汤代茶,频频饮服。

【功用】 清热解毒,利咽排脓。适用于风热犯肺型咽喉肿痛见咽中疱疹、扁桃体红肿者。

【备注】 也可单用牛蒡子研末,每次服 3～6 g,每日 2 次,白开水冲服。

方八(《常见病验方选编》)

【组成】 酸浆草 5 g、连翘 5 g、生甘草 3 g。

【用法】 煎汤代茶,频频饮服。

【功用】 清热利咽,疏风解毒。适用于风热犯肺型咽喉肿痛见咽部红肿或溃疡、疼痛、妨碍饮食者。

方九(《中医验方汇编 第一辑》)

【组成】 皂角刺 10～15 g、好米醋 150～200 ml。

【用法】 煎汤取汁,时时含漱。

【功用】 消肿排脓,散瘀止痛。适用于各型喉痛。

方十(《中医验方汇编 第一辑》)

【组成】 威灵仙 15 g。

【用法】 将上药用第 2 遍淘米的泔水捣烂,以消毒纱布拧取汁,时时含漱。

【功用】 祛湿,排脓,止痛。适用于咽喉脓肿有滤泡者。

方十一(《浙江中医杂志》,1991 年第 7 期)

【组成】 全蝎 10 g、冰片 5 g。

【用法】 上药共研细末,以菜油 2 ml 拌匀,做成 1 元硬币大小的药饼,用胶布贴于外廉泉穴,24 小时换药 1 次。

【功用】 攻毒散结,通络止痛。

方十二 杨氏消痈汤(杨志仁方)

【组成】 蒲公英 15 g、金银花 15 g、黄芩 12 g、连翘 12 g、车前草^{包煎} 30 g、白芷 10 g、浙贝母 12 g、玄参 12 g、生地黄 15 g、赤芍

12 g、当归尾 8 g、皂角刺 10 g、穿山甲^{先煎} 10 g、天花粉 15 g、桔梗 10 g、生甘草 3～10 g。

【用法】　水煎服,每日 1 剂,早晚各服 1 次。体壮、病重者可日进 2 剂。

【功用】　清热解毒,活血排脓。适用于肺胃热盛型咽喉肿痛。

方十三(邓铁涛方)

【组成】　五爪龙 30 g、玄参 15 g、千层纸 8 g、桔梗 10 g、乌梅 8 g、生甘草 6 g。

【用法】　水煎服,每日 1 剂,早晚各服 1 次。

【功用】　益气养阴,利咽止痛。适用于肺肾阴虚型咽喉肿痛。

【备注】　若无五爪龙,可用太子参 15 g 代替。

方十四(秦伯未方)

【组成】　薄荷 200 g、桔梗 70 g、砂仁 70 g、柿霜 80 g、百药煎 8 g、生甘草 90 g、青黛 5 g、川芎 45 g、硼砂 3 g、玄明粉 3 g、冰片 1.5 g。

【用法】　上药共研细末,炼蜜为丸如黄豆大小,每次 1 丸,于口中含化,不拘时次。

【功用】　清热解毒,凉血排脓。适用于肺胃热盛型咽喉肿痛。

方十五　喉蛾汤＋吹喉回生散(何任方)

【组成】　喉蛾汤:玄参 12 g、麦冬 12 g、鲜生地黄 30 g、连翘 10 g、桔梗 5 g、浙贝母 10 g、黄芩 10 g。

吹喉回生散:硼砂 0.3 g、儿茶 0.6 g、龙骨 1.5 g、青黛 0.3 g、胆矾 0.6 g、冰片 0.15 g。

【用法】　喉蛾汤水煎服,每日 1 剂,早晚各服 1 次;同时将吹喉回生散中诸药研细末调匀,密封瓶贮,每次用 1 g 吹喉,每日 2～3 次。两方须配合使用。

【功用】　清热解毒,养阴利咽。适用于肺胃热盛、肺肾阴虚型咽喉肿痛。

方十六　金灯山根汤(张赞臣方)

【组成】　挂金灯(酢浆草)10 g、山豆根 10 g、白桔梗 6 g、嫩射干 6 g、牛蒡子 10 g、生甘草 8 g。

【用法】　上药加清水 600 ml 煎至 300 ml,分早晚 2 次服,每日 1 剂。

【功用】　清热解毒,利咽消痛。适用于肺胃热盛型咽喉肿痛。

方十七　银花汤(干祖望方)

【组成】　金银花 10 g、山豆根 10 g、重楼 10 g、天花粉 10 g、浙贝母 10 g、白芷 10 g、防风 10 g、陈皮 10 g、赤芍 10 g、制乳香 5 g、制没药 5 g、生甘草 5 g。

【用法】　水煎服,每日 1 剂,早晚各服 1 次。

【功用】　清热解毒,活血化瘀,祛痰利咽。适用于痰瘀互结型咽喉肿痛。

方十八　利咽桔梗汤(俞慎初方)

【组成】　鱼腥草 15 g、车前草^{包煎} 15 g、鬼针草 15 g、桔梗 8 g、粉甘草 5 g。

【用法】　水煎服,每日 1 剂,早晚各服 1 次。

【功用】　清热解毒,宣肺利咽。适用于风热犯肺型咽喉肿痛。

17.声音嘶哑

声音嘶哑是指因喉部病变或全身性疾病在喉部表现的以声音不扬、嘶哑甚至完全失音为特征的一类临床症状。其在中医学中属于喉喑范畴,分为风寒袭肺、风热犯肺、痰热壅肺、肺肾阴虚、肺脾气虚、血瘀痰凝等型。治疗上以利喉开音为基本法则。

方一

【组成】 红辣椒1个。

【用法】 将红辣椒烧成灰,研细末,开水冲服,每次服1个,每日1次,连服2~3次。

【功用】 温中下气,化痰开音。适用于血瘀痰凝、风寒袭肺型喉喑。

方二

【组成】 蜂蜜、芝麻油各适量。

【用法】 每次10 ml,每日2次,连服数日,至愈为度。

【功用】 补肺益脾,润喉开音。适用于肺脾气虚型喉喑。

方三

【组成】 胖大海4个、乌梅4个、生甘草6 g。

【用法】 开水泡服,每日1剂,代茶饮。

【功用】 清热化痰,敛肺开音。适用于风热犯肺、痰热壅肺型喉喑。

方四(《中医验方汇编 第一辑》)

【组成】 公鸡心7个。

【用法】 将上药焙黄研细末,分做7包,第1次服1包,第2、第3次各服3包,都用热黄酒冲服,服药后发汗。不愈连服。

【功用】 益气开音,祛风通络。适用于肺脾气虚型喉喑。

方五(《常见病简易疗法手册》)

【组成】 玉蝴蝶(木蝴蝶)15 g、苦桔梗12 g、胖大海7枚、生甘草10 g。

【用法】 将上药装入暖水瓶中,倒入沸水500 ml,盖紧,10分钟后即可。用时取药液频频含漱,不拘时。

【功用】 宣肺化痰,利咽开音。

方六(《广西中医药》,1988年第3期)

【组成】 鲜苍耳根250 g。

【用法】 将上药洗净,加水1 L,煎沸20分钟即可,少加食盐调味,每日1剂,代茶频服。

【功用】 清热解毒,利咽开音。适用于风热犯肺型喉喑。

方七 达原解毒汤(言庚孚方)

【组成】 鲜生地黄15 g、京玄参12 g、麦冬10 g、浙贝母10 g、香白芷10 g、花槟榔10 g、粉丹皮10 g、连翘壳10 g、金银花10 g、土牛膝30 g、山豆根10 g、牛蒡子10 g、草果仁10 g、嫩射干10 g、粉甘草6 g。

【用法】 水煎服,每日1剂,早晚各服1次。

【功用】 疏风透达,滋阴降火,豁痰开音。适用于肺肾阴虚型喉喑。

方八 两石两子汤(耿鉴庭方)

【组成】 硼砂1 g、海浮石10 g、胖大海10 g、诃子肉10 g、桔梗8 g、枇杷叶(蜜炙)12 g、生甘草6 g。

【用法】 水煎,每日1剂,早晚各服1次,徐徐服下。

【功用】 化痰消翳,清咽利喉。适用于痰热壅肺型喉喑。

方九 加味咽痛散(朱良春方)

【组成】 炙僵蚕16 g、炙全蝎16 g、黄连

16 g、炙蜂房 20 g、金银花 16 g、代赭石 16 g、生龙骨 16 g、生牡蛎 20 g。

【用法】　上药共研细末，分为 40 包，每次 1 包，开水冲服，每日 2 次，连服 20 日。

【功用】　滋阴清热，化痰利咽。适用于肺肾阴虚型喉喑。

方十　温肺复音汤(魏陆峻方)

【组成】　南沙参 20 g、生黄芪 20 g、干姜

10 g、百合 10 g、杏仁 10 g、当归 10 g、桔梗 10 g、细辛 5 g、炙甘草 5 g。

【用法】　水煎服，每日 1 剂，早晚各服 1 次。

【功用】　温肺益气，开咽复声。适用于肺脾气虚型喉喑。

18.牙痛

牙痛是指由多种原因引起的以牙齿疼痛、牙龈肿胀、口渴口臭、面颊肿胀为主要表现的一类临床病证。其在中医学中亦称为牙痛，分为风火牙痛、胃火牙痛、虚火牙痛、风寒牙痛等。治疗上以消肿止痛为法则，兼以清热、散寒、泻火、滋阴等法，并注意保持口腔清洁。

方一

【组成】　白蒺藜 7 个、烟叶适量。

【用法】　将白蒺藜研成细末，放入少许烟叶末当烟吸，至牙不痛时停吸。

【功用】　敛疮止痛，消肿解毒。适用于风寒牙痛。

方二

【组成】　醋 30 ml、碱 1 小块(如蚕豆大)。

【用法】　将碱放入醋内，待溶化后，放入口内含漱，片刻吐出，每次 10 ml，每日 3 次。

【功用】　散瘀止痛。适用于各型牙痛。

方三

【组成】　白酒 30 ml、鸡蛋 1 个。

【用法】　将白酒放在碗里，把鸡蛋打开搅匀后倒入白酒内，鸡蛋即熟，全部喝下，每日 1 剂。

【功用】　滋阴，通脉，止痛。适用于虚火牙痛。

方四

【组成】　露蜂房适量。

【用法】　上药水煎取浓汁，滴于患处，每日 3～5 次，至愈为度。

【功用】　攻毒破积，祛风止痛。适用于风火牙痛和风寒牙痛。

方五

【组成】　白蒺藜炒黄 25 g。

【用法】　水煎服，每日 1 剂，早晚各服 1 次。

【功用】　温肾收敛。适用于风寒牙痛。

方六

【组成】　生半夏 30 g、90％酒精 100 ml。

【用法】　将生半夏切碎，置酒精中浸泡 1 日后即可用。用时将消毒棉球蘸药液塞入龋齿洞中或涂擦痛牙周围，每日 2～3 次。

【功用】　消肿止痛。

方七

【组成】　蒲公英 30 g、70％酒精 60 ml。

【用法】　将蒲公英洗净切碎浸泡于酒精内 3 日后使用。用消毒棉球蘸药液浸患齿，每日 3～5 次。

【功用】　清热解毒，消肿散结。

方八

【组成】 生石膏^{先煎}15 g、玄参 10 g、细辛 3 g、升麻 6 g、白蒺藜 30 g。

【用法】 水煎服,每日 1 剂,早晚各服 1 次。

【功用】 清胃泻火,凉血解毒,滋阴止痛。适用于胃火牙痛、虚火牙痛。

方九(《常见病验方选编》)

【组成】 水边杨柳树根 30～60 g。

【用法】 上药洗净,捣烂,煎浓汁,频频含漱。

【功用】 祛风除湿,清热止痛。

方十(《中医验方汇编 第一辑》)

【组成】 细辛末 3 g、高良姜末 3 g、荜茇末 3 g。

【用法】 上药放于容器内,加入白酒,须漫过药末,浸 7 日,压榨过滤取汁,密封瓶贮。使用时取无菌棉球蘸药液搽痛处,并用痛牙咬紧棉球。每日数次。

【功用】 祛风,散寒,止痛。

方十一(《中草药外治验方选》)

【组成】 荜茇^{打碎}8 g、辽细辛 8 g、露蜂房 8 g、公丁香^{打碎}8 g。

【用法】 将上药加清水 300 ml,文火煎至剩 200 ml 时,滤渣取汁。用温药汁适量,频频含漱。

【功用】 祛风散寒,行气止痛。

方十二 加减赭石汤(《中医杂志》,1981年第 5 期)

【组成】 代赭石(打碎先煎)30 g、怀牛膝 30 g、生地黄 30 g、槟榔 10 g、制香附 10 g、白芷 5 g、生甘草 5 g。

【用法】 上药水煎 2 次后,两汁混匀,每日分早、中、晚 3 次温服,每日 1 剂。

【功用】 清胃泻火,滋阴益肾,凉血止痛。适用于胃火牙痛和虚火牙痛。

方十三 牙痛立止散(黄竹斋方)

【组成】 青盐、火硝、硼砂、樟片各等份。

【用法】 上药共研细末,每次取 1 g 搽痛牙,痛可立止。

【功用】 清热解毒,消肿止痛。

方十四 牙痛方(黄竹斋方)

【组成】 川椒 1 g、细辛 0.6 g、白芷 3 g、防风 3 g。

【用法】 上药用沸水 300 ml 泡透,时时含漱,不拘时次。

【功用】 祛风散寒,消肿止痛。

方十五(秦伯未方)

【组成】 生地黄 20 g、牡丹皮 10 g、枣皮 10 g(或用女贞子 15 g 代替)、怀山药 12 g、茯苓 12 g、泽泻 12 g、炒草果仁 10 g、地骨皮 30 g。

【用法】 水煎服,每日 1 剂,早晚各服 1 次。

【功用】 滋阴益肾,降火止痛。适用于虚火牙痛。

方十六(秦伯未方)

【组成】 酒化蟾酥 1.5 g、五灵脂 3 g、麝香 1 g。

【用法】 上药共研细末,每次取 0.5～1 g,搽痛牙处,每日数次。

【功用】 化瘀散结,消肿止痛。

方十七 治牙痛方(邓铁涛方)

【组成】 墨旱莲 15 g、侧柏叶 15 g、细辛 6 g、海桐皮 30 g。

【用法】 水煎服,每日 1 剂,早晚各服 1 次。同时配合指压颊车法(用手指以雀啄式扣掐法施压于颊车穴,每次 3～5 分钟,每日 3～4 次),疗效更佳。

【功用】 滋阴降火,消肿止痛。适用于虚火牙痛。

方十八 牙痛汤(张赞臣方)

【组成】 升麻 5 g、葛根 5 g、赤芍 5 g、

生甘草 3 g。

【用法】　水煎代茶,频频饮服,每日 1 剂。

【功用】　清热宣散,消肿止痛。适用于风火牙痛、胃火牙痛。

19. 牙龈溃烂

牙龈溃烂是指由多种原因引起的以牙龈部红肿、溃烂、疼痛、流腐臭脓血为特征的一类临床症状。其在中医学中属于牙疳范畴,分为风热、寒湿凝滞、余毒未尽、胃热壅盛、阴虚火旺等型。治疗上以清阳明胃热为主。

方一

【组成】　大枣 1 个、白信 3 g、黄柏 3 g、芦荟 3 g。

【用法】　将枣去皮核装入白信焙干,兑入黄柏、芦荟研成极细面撒患处。

【功用】　清热燥湿,攻毒蚀疮。

【备注】　本方有毒,切忌内服。

方二

【组成】　青黛 3 g、黄柏 15 g、五倍子 10 g、枯矾 15 g、冰片 3 g。

【用法】　上药共研细面涂患处。

【功用】　清热解毒,燥湿敛疮。

方三(《常见病验方选编》)

【组成】　鲜紫花地丁 60 g。

【用法】　上药捣汁,加冰片 3 g,用消毒棉签蘸涂患处。

【功用】　清热解毒,凉血消痈。

方四(《常见病验方选编》)

【组成】　冬青树叶适量。

【用法】　上药捣汁,以消毒棉棒蘸药液涂患处。亦可将上药晒干研末,每 30 g 药末加冰片 3 g 搽患处。亦可用上药煎汤含漱,不拘时。

【功用】　清热解毒,活血消痈。

方五(《常见病验方选编》)

【组成】　鲜马齿苋 2.5～5 kg。

【用法】　上药洗净切碎,压取汁,每次饮 100～150 ml,每日 2～3 次。

【功用】　清热解毒,凉血消肿。适用于胃热壅盛型牙疳。

方六(《常见病验方选编》)

【组成】　白芷 10 g、知母 10 g、石膏^先煎 12 g。

【用法】　水煎服,每日 1 剂,早晚各服 1 次。

【功用】　清热解毒,消肿排脓。适用于胃热壅盛型牙疳。

方七(《常见病验方选编》)

【组成】　玄参 15 g、生地黄 15 g、川牛膝 15 g、生石膏^先煎 15 g。

【用法】　水煎服,每日 1 剂,早晚各服 1 次。

【功用】　滋阴清热,凉血化瘀。适用于阴虚火旺型牙疳。

方八(《中医验方汇编　第一辑》)

【组成】　薄荷 1.5 g、儿茶 3 g、人中白 10 g、川黄连 3 g、青黛 3 g、天花粉 3 g、冰片 0.3 g、雨前茶 1.5 g、牛黄 0.6 g、珍珠 0.6 g、白硼砂 3 g、生甘草 1.5 g。

【用法】　上药共研细末,先以茶水拭净患处,然后敷此药末,每日 3 次。

【功用】　清热解毒,祛湿消痈。

方九（《常见病验方研究参考资料》）

【组成】 香橼叶、红糟各适量。

【用法】 上药共捣如泥，外敷患处，每日3次。

【功用】 散寒除湿，化瘀止痛。

方十 加减葛根汤＋枣信散（翟明义方）

【组成】 加减葛根汤：葛根 15 g、薄荷10 g、生地黄 15 g、金银花 15 g、黄芩 10 g、升麻 5 g、牡丹皮 15 g、菊花 15 g、地骨皮 15 g、生甘草 5 g。

枣信散：大枣^{去核} 1 枚、红信石（如黄豆大）1 粒。

【用法】 加减葛根汤：水煎服，每日 1剂，早晚各服 1 次。枣信散：把红信石装入大枣内，瓦上焙焦黄存性，不可焙至焦黑，研极细末，瓶贮备用；饭后用温开水把口漱净，将药末少许撒患处，撒药后要低头张口，使毒水流出口外，不可随唾液吞咽，防止中毒，每日3～4 次，饭前须用温开水漱口，防止药末剩渣随饭咽下。

【功用】 疏风清热，祛腐解毒。适用于风热型牙疳。

方十一 加味育阴煎（李济仁方）

【组成】 生地黄 15 g、玄参 10 g、麦冬10 g、石膏^{先煎} 45 g、知母 10 g、蒲公英 30 g、牡丹皮 10 g、赤芍 10 g、黄芩 10 g、白芷10 g、怀牛膝 10 g、大黄^{后下} 10 g。

【用法】 水煎服，每日 1 剂，早晚各服1 次。

【功用】 滋阴降火，凉血消肿。适用于胃热壅盛、阴虚火旺型牙疳。

方十二（黄竹斋方）

【组成】 芦荟 3 g、银柴胡 3 g、胡黄连3 g、川黄连 3 g、牛蒡子 3 g、玄参 3 g、桔梗3 g、栀子 3 g、石膏^{先煎} 3 g、薄荷 3 g、羚羊角1.5 g、升麻 2 g、淡竹叶 10 片、生甘草 1 g。

【用法】 加水 600 ml，煎取 360 ml，早晚饭后各服 1 次，每日 1 剂。

【功用】 清热凉血，消肿止痛。适用于胃热壅盛型牙疳。

20. 口腔溃疡

口腔溃疡是指以口腔无角化黏膜发生浅层溃疡为临床特征的一类口腔疾病。以局部疼痛、灼痛为特征，可影响饮食、说话，严重者可见发热、淋巴结肿大。其在中医学中属于口疮、口糜、口疡范畴，分为心火上炎、胃经实火、脾胃湿热、阴虚火旺、肝郁气滞、气血两虚、脾胃虚寒、脾肾阳虚等型。治疗上应明辨虚实，实证宜以清热利湿为基本法则，虚证宜用益气、养血、滋阴、温阳之法。

方一（《常见病验方选编》）

【组成】 野蔷薇适量。

【用法】 上药煎取浓汁或水浸捣烂取汁含于口中，慢慢咽下，每日 3～6 次。

【功用】 清热解毒，消肿敛疮。适用于各型口疮日久不愈者。

【备注】 冬季用根，夏用茎叶。

方二（《常见病验方选编》）

【组成】 薄荷叶 5 g、黄柏 3 g、硼砂3 g、冰片 0.15 g。

【用法】 上药共研细末，撒于患处，含化片刻，将痰涎吐出。每日 3～5 次，亦可单用黄柏末蜜调搽于患处。

【功用】 清热解毒，燥湿敛疮。

方三(《常见病验方选编》)

【组成】　大青叶 12 g、淡竹叶 10 g、生石膏^{先煎} 15 g。

【用法】　水煎服,每日 1 剂,早晚各服 1 次。

【功用】　清热泻火,凉血解毒。适用于心火上炎、胃经实火型口腔溃疡。

方四(《常见病验方选编》)

【组成】　吴茱萸、醋各适量。

【用法】　吴茱萸研细末,用醋调成糊状,敷于两脚心涌泉穴,包扎以防脱落,2～3 日换药 1 次。

【功用】　散寒止痛,化瘀敛疮。

方五(《中医秘方验方汇编　第一辑》)

【组成】　马蹄决明子 30 g。

【用法】　上药煎取浓汁 300 ml,待冷后,频频含漱,每日 1 剂。

【功用】　疏肝清热。

方六 (《赤脚医生杂志》, 1978 年第 12 期)

【组成】　经霜茄子若干(个小为佳)。

【用法】　上药切片晒干(若急用,焙干亦可),研极细末,用时取少许药末涂于患处,每日 3～5 次,至愈为度。

【功用】　清热活血,消肿敛疮。

方七(《中医杂志》,1981 年第 7 期)

【组成】　五倍子 12 g、枯矾 6 g、白糖 3 g。

【用法】　将前 2 味药加白糖微炒黄,研末备用。用 0.5% 利多卡因把药末调成糊状,于饭后涂于患处。

【功用】　收湿敛疮,解毒止痒。

方八(《湖南中医学院学报》,1988 年第 1 期)

【组成】　方①:密陀僧 3 g、醋适量。
方②:密陀僧 10 g、白芷 6 g、蛋黄油适量。

【用法】　将方①中密陀僧研细末,醋调漱口,每日 3～5 次。将方②中前 2 味药研极细末,以蛋黄油调搽患处,每日 3～5 次。

【功用】　燥湿解毒,敛疮排脓。

方九(《福建中医》,1996 年第 10 期)

【组成】　鲜木贼 50 g(干品 20 g,儿童酌减)。

【用法】　上药加水 200 ml,隔水炖 20 分钟,去渣取汁,加入冰糖少许,分 2 次饭后服。

【功用】　疏肝,清热,敛疮。适用于肝郁气滞型口腔溃疡。

方十(张鹤一方)

【组成】　绿豆 7 粒、白矾 3 g、硼砂 2 g、青黛 0.5 g、冰片 0.5 g。

【用法】　将前 3 味药装入 1 个蚕茧内,用镊子夹住,置芝麻油灯上燃烧,以蚕茧焦黑、白矾开花为度,然后再掺入余药,共研极细末,瓶贮备用。用时吹撒患处,每日 3～4 次。一般 1～2 日即可见效。

【功用】　清热解毒,收湿敛疮。

方十一　绿豆羊肉汤(吴光烈方)

【组成】　羊肉 120 g、绿豆 30 g、生姜 5 g、大枣 10 枚。

【用法】　上药加水适量,炖烂服下,每日 1 剂,一般连服 3 剂即可见效。

【功用】　温中散寒,补肾健脾,益气养血。适用于脾胃虚寒、脾肾阳虚、气血两虚型口腔溃疡。

方十二　加味犀角地黄汤(曾章超方)

【组成】　水牛角 15 g、生地黄 10 g、牡丹皮 10 g、赤芍 10 g、栀子 10 g、大黄^{后下} 10 g、紫草 15 g、青黛^{包煎} 3 g。

【用法】　水煎服,每日 1 剂,早晚各服 1 次。

【功用】　清热凉血,泻火解毒。适用于胃经实火型口腔溃疡。

方十三　滋肾汤（邹云翔方）

【组成】　生蒲黄^{包煎}15 g、大生地黄 12 g、黑玄参 12 g、麦冬 10 g、炙远志 10 g、炙龟板^{先煎}10 g、大潞党参 12 g、盐水炒知母 10 g、盐水炒川黄连 10 g、云茯苓 10 g、肉桂 1 g、生甘草 3 g。

【用法】　水煎服，每日 1 剂，早晚各服 1 次。

【功用】　滋肾壮火，泻火宁心。适用于心火上炎、阴虚火旺型口腔溃疡。

方十四　新青黛散（赵炳南方）

【组成】　青黛 18 g、象牙屑 18 g、朱砂 18 g、黄连 10 g、黄柏 10 g、生玳瑁 2 g、雄黄 1 g、牛黄 1 g、冰片 1 g、硼砂 1 g。

【用法】　上药共研细末，混匀，直接撒于患处，每日 3 次。

【功用】　清热解毒，敛疮定痛。

【备注】　方中药品有毒，不可咽下。

方十五（龚志贤方）

【组成】　人工牛黄粉 0.5 g。

【用法】　用消毒棉签蘸少许药粉擦患处，每日 2～3 次。一般 1～2 日即可见效。

【功用】　清心，泻火，解毒。

方十六（邓铁涛方）

【组成】　细辛 2 g。

【用法】　上药研细末，加蜂蜜适量，调成糊状。于洗澡后外敷脐部，用胶布固定，保留 4～6 小时揭下，每日 1 次，5～7 日为 1 个疗程。

【功用】　活血止痛，引火归元。

方十七（邓铁涛方）

【组成】　黄芩 12 g、黄连 8 g、干姜 5 g、人参花 15 g、蒲公英 15 g、山药 30 g、党参 15 g、白术 15 g、茯苓 15 g、法半夏 10 g、生甘草 10 g。

【用法】　水煎服，每日 1 剂，早晚各服 1 次。同时配合外用法：每晚睡前用珍珠末撒在患处，亦可每日 2～3 次，一般 2～3 日即可见效。

【功用】　清热利湿，健脾和胃。适用于脾胃湿热型口腔溃疡。

方十八（刘学勤方）

【组成】　生石膏^{先煎}30 g、青黛 8 g、竹叶 8 g、生薏苡仁 30 g、白芷 10 g、川牛膝 12 g、草河车 20 g、黄连 6 g、知母 8 g、藿香 12 g、肉桂^{后下}3 g、生甘草 6 g。

【用法】　水煎服，每日 1 剂，早晚各服 1 次。

【功用】　清热化湿，和胃健脾。适用于脾胃湿热型口腔溃疡。

方十九　加味六味地黄汤（岳美中方）

【组成】　生地黄 15 g、山萸肉 8 g、山药 8 g、牡丹皮 8 g、泽泻 8 g、茯苓 10 g、竹叶 10 g。

【用法】　水煎服，每日 1 剂，早晚各服 1 次。

【功用】　滋阴降火。适用于阴虚火旺型口腔溃疡。

第八章　其他疾病

1.鸡、鱼骨鲠咽

方一

【组成】　威灵仙 15 g、红糖 30 g、醋 60 ml。

【用法】　用醋煎威灵仙,滤渣,加入红糖,饮用时徐徐咽下。

【功用】　通络止痛,散瘀消鲠。

方二

【组成】　鸭子唾液适量。

【用法】　将鸭子头倒垂自流出唾液。口服。

【功用】　消肿除鲠。

方三

【组成】　狗鼻涕适量。

【用法】　用消毒棉球蘸 7 条狗的鼻涕,水煎取汁,一次性服下。

【功用】　消骨鲠。

方四

【组成】　马鞭草、满天星、棉花叶各适量,田螺肉 2 只。

【用法】　上药共捣烂外敷颈部第一甲状软骨处。

【功用】　清热散瘀,利水消鲠。

2.竹、木、铁鲠咽

方一

【组成】　姜半夏、白蔹各等份。

【用法】　上药共研细末,徐徐咽下。

【功用】　消痈散结,降逆止呕。

3.竹、木误入皮内

方一

【组成】　活蝼蛄(土狗)适量。

【用法】　将上药捣烂敷于患处。

【功用】　利水消肿。

方二

【组成】　蓖麻子仁^{去壳} 4～5 粒。

【组成】　蓖麻子仁去壳 4～5 粒。

【用法】　将上药捣烂敷于患处。

【功用】　拔毒导滞,通络利窍。

方三

【组成】 蟋蟀若干。

【用法】 上药捣烂敷于患处。

【功用】 利水消肿。

方四

【组成】 螳螂若干。

【用法】 上药捣烂敷于患处。

【功用】 解毒消肿,蚀疮疗疗。

4. 误食中毒

方一(《常见病验方选编》)

【组成】 食盐 15～60 g(按照年龄大小增减用量)。

【用法】 上药炒至红黑,用开水搅化,频频灌服,一般在服后 10 分钟左右即可吐出;如不吐,可用手指或羽毛探咽催吐。

【功用】 涌吐解毒,凉血软坚。适用于一切食物中毒见恶心、烦闷,食后 1～2 小时发现,食物大部分尚在胃内者。

方二(邓铁涛方)

【组成】 生甘草 10 g。

【用法】 上药加清水 120 ml 煎煮 30 分钟为首剂,其渣加水 100 ml 再煎 1 次,2 次煎剂混匀后,反复温服,每次 60～70 ml。

【功用】 清热解毒。适用于一切食物中毒。

方三(秦伯未方)

【组成】 大黑豆、生甘草各等份。

【用法】 上药浓煎,冷服,徐徐咽下。

【功用】 清热解毒,健脾益肾。适用于一切食物中毒。

方四

【组成】 白果壳 30 g。

【用法】 水煎,一次性顿服。

【功用】 化痰解毒。适用于白果中毒。

方五

【组成】 干柿饼适量。

【用法】 食之不限量。

【功用】 润肺止血,健脾涩肠。适用于误食桐油中毒。

方六

【组成】 白糖 250 g。

【用法】 用冷开水 600 ml 溶解服下。

【功用】 和中缓急,生津润燥。适用于盐卤中毒。

方七

【组成】 生豆腐汁 300～600 ml。

【用法】 上药凉服,每次 200～300 ml,每日 2 次。

【功用】 通利二便,敛疮解毒。适用于盐卤中毒。

方八

【组成】 生黄豆适量。

【用法】 上药捣碎,用凉开水冲服。

【功用】 健脾消积,利水消肿。适用于盐卤中毒。

方九

【组成】 鸭子 1 只。

【用法】 将鸭子去头取血,尽量饮之。

【功用】 解毒,补血。适用于盐卤中毒。

方十

【组成】 鲜紫花地丁适量。

【用法】 上药洗净,捣汁 200 ml,开水冲服。

【功用】 清热解毒,凉血消肿。适用于盐卤中毒。

方十一

【组成】　鲜梧桐树叶适量。

【用法】　上药捣碎加水,拧汁内服。

【功用】　祛风除湿,解毒消肿。适用于盐卤中毒。

方十二

【组成】　生蜂蜜(或白糖)0.5～1 kg。

【用法】　温开水冲服,尽量食之。

【功用】　补中润燥,止痛解毒。适用于水蛭入腹。

【备注】　亦可用食醋 120 ml 加温一次性服下。

方十三(秦伯未方)

【组成】　水田泥 30 g、雄黄 6 g。

【用法】　上药拌匀为丸,分 4 次服,开水送下。

【功用】　解毒,杀虫。适用于水蛭入腹。

方十四

【组成】　生萝卜 500 g。

【用法】　上药捣烂取汁,兑入冷开水冲服。

【功用】　消食下气,化痰润下。适用于误食煤油中毒。

方十五

【组成】　杏树皮适量。

【用法】　水煎内服。

【功用】　解毒。适用于杏仁中毒。

方十六

【组成】　稻草灰适量(淋水)。

【用法】　上药煎开温服 300～900 ml。

【功用】　宽中下气,消食解毒。适用于牛肉中毒。

方十七(秦伯未方)

【组成】　芦根适量。

【用法】　上药榨汁饮服。

【功用】　清热泻火。适用于牛肉中毒。

方十八

【组成】　韭菜 1 把。

【用法】　上药洗净不切碎,油炒半熟,尽量食之。

【功用】　散瘀解毒。适用于误吞针、钉、铜钱、戒指等。

【备注】　亦可用急性子(甲花子)百粒分 3 次吞下,亦有疗效。

方十九(秦伯未方)

【组成】　薤白适量。

【用法】　上药煮熟后,切片食之。

【功用】　行气导滞,通阳散结。适用于误吞针、钉、铜钱、戒指等。

方二十

【组成】　紫苏叶 30 g。

【用法】　水煎,一次性服下。

【功用】　解表散寒,行气宽中。解鱼蟹毒。

方二十一(《常见病验方选编》)

【组成】　紫苏叶 90 g、生姜 3 大片。

【用法】　急火煎汤,频频饮用。

【功用】　解毒和胃。适用于食蟹中毒见呕吐、腹痛、腹泻者。

方二十二

【组成】　砂仁 30 g。

【用法】　水煎,一次性服下,并随服醋 300 ml。

【功用】　化湿行气,温中止泻。适用于肥皂中毒。

方二十三

【组成】　防风 250 g。

【用法】　水煎,一次性服下。

【功用】　祛风止痉,胜湿止痛。适用于砒霜中毒。

方二十四

【组成】　鸡蛋 10～20 个、明矾^研末 10 g。

【用法】 取鸡蛋清,加明矾末搅匀灌服,吐后再灌。

【功用】 化痰解毒。适用于砒霜中毒。

方二十五

【组成】 羊血适量。

【用法】 尽量灌服。

【功用】 止血祛瘀。适用于砒霜中毒。

方二十六(秦伯未方)

【组成】 当归90 g、大黄^{后下}30 g、白矾30 g、生甘草15 g。

【用法】 水煎一次性服下,立时大泻者生。

【功用】 清热解毒,化瘀通腑。适用于砒霜中毒。

方二十七

【组成】 生甘草30 g、黑豆500 g。

【用法】 水煎待凉后,一次性服下。

【功用】 清热解毒,缓急止痛。适用于巴豆中毒。

方二十八(《常见病验方选编》)

【组成】 生甘草30 g、绿豆120 g。

【用法】 上药煎汤,频频灌服。食后不到1小时者,可先用手指探咽催吐,然后再服上药。

【功用】 清热解毒。适用于蘑菇中毒。

【备注】 亦可单用生甘草120 g,水煎频服。

方二十九(秦伯未方)

【组成】 干姜、熟附子、人参、白术各等份。

【用法】 水煎一次性服下。

【功用】 温中健脾,益气解毒。适用于蘑菇中毒。

5.农药中毒

方一

【组成】 生绿豆^{捣烂}120 g、滑石^{先煎}30 g、生甘草30 g。

【用法】 水煎,一次性服下。

【功用】 清热解毒,利湿通淋,缓急止痛。适用于农药1605(对硫磷)和农药1059(内吸磷)中毒。

方二

【组成】 白茅根1把。

【用法】 水煎当茶饮。

【功用】 清热利尿,凉血止血。适用于农药1605(对硫磷)和农药1059(内吸磷)中毒。

方三

【组成】 生绿豆适量。

【用法】 煎水连续内服。

【功用】 清热,解毒,利尿。适用于农药1605(对硫磷)和农药1059(内吸磷)中毒。

方四

【组成】 生甘草60 g、金银花60 g。

【用法】 水煎取汁600 ml,每次服200 ml,每日3次。

【功用】 清热解毒,缓急止痛。适用于农药六六六(六氯环乙烷)和农药DDT(双对氯苯基三氯乙烷)中毒。

方五

【组成】 明矾3 g、芒硝2 g、胆矾1.5 g。

【用法】　上药加水 300 ml,煎后冷服,等吐后,再服芒硝 12 g 泻之。

【功用】　泻下攻积,清热解毒。适用于农药六六六(六氯环乙烷)和农药 DDT(双对氯苯基三氯乙烷)中毒。

【备注】　忌油。

方六

【组成】　胆矾 0.6 g。

【用法】　冷开水调服催吐。

【功用】　涌吐,解毒。适用于农药六六六(六氯环乙烷)和农药 DDT(双对氯苯基三氯乙烷)中毒。

方七

【组成】　生石膏^{先煎} 25 g、活水芦根 25 g、生甘草 25 g。

【用法】　水煎 2 次,两汁合在一处再煎,浓煎成 1 L,每次服 500 ml。

【功用】　清热解毒,泻火除烦。适用于农药六六六(六氯环乙烷)和农药 DDT(双对氯苯基三氯乙烷)中毒。

方八(《常见病验方选编》)

【组成】　生鸡蛋 500 g、明矾末 10 g、大黄 10 g。

【用法】　将鸡蛋打在碗内搅匀,加明矾末顿服或灌入,用手指或羽毛探咽催吐,再用大黄水煎顿服导泻。

【功用】　涌吐解毒,泻下攻积。适用于农药六六六(六氯环乙烷)和农药 DDT(双对氯苯基三氯乙烷)中毒。

【备注】　亦可用硫酸镁 30 g,温水冲服导泻,禁用油类泻剂。

方九

【组成】　明矾 3 g、大黄 15 g、生甘草 15 g。

【用法】　水煎冷服,一次性服完,1 日内连服 2 剂。

【功用】　泻下攻积,清热泻火,凉血解毒。适用于一般农药中毒。

方十(《常见病验方选编》)

【组成】　生甘草 120 g、滑石粉 15 g。

【用法】　甘草水煎冷后,冲服滑石粉,一次性服完,连服 2～3 次。

【功用】　清热解毒,利尿通淋。适用于农药中毒见头晕、恶心、腹痛者。

6. 溺水

方一

【组成】　皂角末适量。

【用法】　在溺水人口中先横 1 根筷子,使水漱出,再用皂角末(或生半夏末)吹鼻孔。

【功用】　涌吐排脓。

方二

【组成】　生姜汁适量。

【用法】　将溺水人肚腹横置在牛背上,两边用人扶好,令牛慢慢地走动,腹中水自然从口中流出或以小便流出,再用生姜汁灌下。

【功用】　温中散寒,开痰止呕。

7. 诸虫入耳

方一

【方法】 如虫入左耳,用手紧按右耳;反之亦然。

方二

【组成】 菜油适量。

【用法】 用菜油1～2滴,滴入虫所进之耳内。

【功用】 驱虫。

方三(马培之方)

【组成】 盐水(酱油汁亦可)适量。

【用法】 上药灌入虫所进之耳中即可。

【功用】 驱虫。

8. 毒蛇咬伤

方一

【组成】 鲜半枝莲150 g。

【用法】 先取半枝莲90 g,加水煎服,尽量一次性服下。再取半枝莲60 g加食盐少许,捣烂如泥,制成饼,中间留一小孔,敷于蛇咬伤处(孔对准伤口,切勿盖住),每日用此法治疗1次。

【功用】 清热解毒,散瘀消肿。

方二

【组成】 人中白适量。

【用法】 研末涂患处。

【功用】 清热解毒,祛瘀止血。

方三

【组成】 旱烟管内烟油少许。

【用法】 涂伤口周围。

【功用】 解毒。

方四

【组成】 雄黄15 g、五灵脂30 g。

【用法】 上药共研细末,每次服6 g,陈酒送下,隔1小时再服1次。另用此药末以冷开水调敷患处。

【功用】 活血解毒,化瘀止痛。

方五

【组成】 生南星末、生半夏末各等份。

【用法】 将上药末混匀,以冷开水或醋加菜油调患处。

【功用】 消肿,止痛,解毒。

方六

【组成】 鹅不食草(石胡荽)适量。

【用法】 上药晒干研粉备用。使用时用水调匀搽咬伤处,或用鲜草揉碎敷咬伤处。

【功用】 解毒消肿,祛风通窍。

方七

【组成】 鹅不食草30 g、雄黄(研细末)3 g、人乳适量、高粱酒适量。

【用法】 将鹅不食草捣烂加入诸药,调匀,涂敷伤口。

【功用】 解毒消肿,散瘀润肤。

方八(《常见病验方选编》)

【组成】 雄黄6 g、大蒜3 g。

【用法】 上药共捣烂,外敷伤处,每日换药1次。

【功用】 解毒,杀虫,消肿。

方九(《常见病验方选编》)

【组成】　雄黄 3 g、白矾 3 g、白芷 10 g。

【用法】　上药共研细末,每日 2 次,成人每次服 3 g,小儿每次服 1.5 g,温开水送服。并可用水调药末围敷伤口处。

【功用】　解毒杀虫,燥湿止痒,消肿排脓。

【备用】　本方亦可去白芷加海螵蛸 10 g 或生大黄 10 g,共研细末,外敷伤口处。

方十(《常见病验方选编》)

【组成】　生蚯蚓 7 条、扁豆叶 15 g、食盐 12 g。

【用法】　上药共捣烂,敷于伤口处。

【功用】　祛湿解毒,消肿止痛。

方十一(《中医验方汇编　第一辑》)

【组成】　青木香^{研末} 30 g、米泔水适量。

【用法】　将青木香末用水调成糊状,搽敷伤口周围,每日换药 1 次;另用米泔水内服,不拘时。

【功用】　清热解毒,消肿止痛。

方十二(《中医验方汇编　第一辑》)

【组成】　锅底灰 3 g、臭虫 3 g、人乳 10 滴。

【用法】　先将蛇咬伤口用手挤去毒素,再将锅底灰和臭虫放入酒杯中,兑入人乳共捣烂,外敷伤口处,每日换药 1 次。

【功用】　化瘀散结,消肿止痛。

方十三(《中医外治求新》)

【组成】　重楼 20 g、50％酒精 100 ml。

【用法】　将重楼浸泡于酒精内,7 日后滤渣,瓶贮备用。使用时用消毒棉签蘸药汁搽患处,每日 3～4 次。

【功用】　清热解毒,消肿止痛。

方十四(《常见病验方研究参考资料》)

【组成】　藤黄 4 g、细辛 60 g、生南星 60 g。

【用法】　上药浸于烧酒中 24 小时即可,外搽伤口处,每日 3 次。

【功用】　祛风散结,消肿止痛,敛疮止血。

方十五(《甘肃中医》,2001 年第 4 期)

【组成】　鲜一支箭 10 g。

【用法】　上药榨汁内服,药渣敷患处,每次 10 g,每日 3 次,危重患者酌加用量。

【功用】　清热解毒,散结止痛。

方十六(彝族民间验方)

【组成】　老鹳草 20 g、雄黄 2 g。

【用法】　上药共研细末,水调匀外敷伤口周围。

【功用】　逐瘀解毒。

9. 昆虫蜇咬伤

方一(《常见病验方选编》)

【组成】　肥皂水、碱水、煤油各适量。

【用法】　用肥皂水或碱水涂擦患处,或用煤油调碱面涂患处。

【功用】　洁肤解毒。

【备注】　黄蜂蜇伤用醋涂,不可用碱水涂。

方二(《常见病验方选编》)

【组成】　大蒜(或生姜)适量。

【用法】　上药捣烂或榨汁,涂敷患处。

【功用】　解毒杀虫。

方三(《常见病验方选编》)

【组成】 凤仙花(指甲花)全草1株。

【用法】 上药洗净捣烂,外敷患处。有肢体麻木或有怕冷发热症状者,可捣烂取汁,每次服30 ml。

【功用】 祛风止痛,除湿解毒。

方四(《常见病验方选编》)

【组成】 白矾、雄黄各适量。

【用法】 上药共研细末(也可单用其中1味药),用水调匀,涂敷患处。

【功用】 解毒杀虫,燥湿止痒。

方五(《常见病验方选编》)

【组成】 烟油或烟灰适量。

【用法】 旱烟管内的烟油取出少许涂患处,或将纸烟灰(旱烟灰亦可)用油调匀涂患处。

【功用】 解毒杀虫。

方六(《常见病验方选编》)

【组成】 鲜马齿苋适量。

【用法】 上药捣烂外敷患处。

【功用】 清热解毒,凉血消肿。

方七

【组成】 乳汁适量。

【用法】 外涂患处。

【功用】 润肤解毒。适用于蚊虫叮伤。

【备注】 亦可用牙膏外涂患处。

方八(《中医药信息报》,1994年8月6日刊)

【组成】 蜈蚣2条、75%酒精20~30 ml。

【用法】 将蜈蚣浸泡于酒精中4日即可,取药液涂于患处,轻者用1~2次,红肿、瘀斑、起水疱者用3~4次即可见效。

【功用】 攻毒散结,通络止痛。适用于蚊虫叮伤。

方九(《中国民间疗法》,2005年第1期)

【组成】 野菊花9~15 g。

【用法】 水煎15~20分钟,用药汁洗患处,药渣热敷患处,不拘时次。

【功用】 清热解毒。适用于蚊虫叮伤。

方十

【组成】 肥皂1小块。

【用法】 肥皂用水泡软,外涂患处。

【功用】 洁肤解毒。适用于蜜蜂叮伤。

方十一

【组成】 井中青苔适量。

【用法】 上药捣烂,外敷患处。

【功用】 清热解毒。适用于蜜蜂叮伤。

方十二

【组成】 鲜芋头梗(或根)适量。

【用法】 以上药切面擦患处。

【功用】 消肿解毒。适用于蜜蜂叮伤。

方十三(《中草药外治疗法》)

【组成】 芙蓉叶适量。

【用法】 上药研末,调凡士林敷患处,每日换药1次。

【功用】 清热解毒,凉血消肿。适用于蜜蜂叮伤。

方十四(《广东医学》,1966年第1期)

【组成】 鲜七叶一枝花适量。

【用法】 上药捣烂取浆汁,加适量烧酒外涂患处,每日5~6次。

【功用】 清热解毒,消肿止痛。适用于蜜蜂叮伤。

方十五(《赤脚医生杂志》,1975年第6期)

【组成】 蜈蚣5~7条,芝麻油适量。

【用法】 将每条蜈蚣头、身用针刺15~20个小孔,浸入芝麻油中(以埋没为度)10~15日即成。使用时用消毒棉签蘸药油涂患处,每日 3~4 次。

【功用】 攻毒散结,消痈止痛。适用于蜜蜂叮伤。

方十六(《赤脚医生杂志》,1976 年第 3 期)

【组成】 老黄瓜数根。

【用法】 上药切开,掏出瓜子及瓤,榨汁,取汁瓶贮备用。使用时用消毒棉签蘸药汁搽患处,不拘时次。

【功用】 清热解毒。适用于蜜蜂叮伤。

方十七(《浙江中医杂志》,1991 年第 9 期)

【组成】 景天三七适量。

【用法】 取上药鲜叶,捣烂,外敷患处。

【功用】 解毒,消肿,止痛。适用于蜜蜂叮伤。

方十八

【组成】 活蜗牛适量。

【用法】 将蜗牛捣烂取汁,涂抹患处。

【功用】 清热,解毒,消肿。适用于蝎子蜇伤。

方十九

【组成】 肥皂(或碱)1 小块。

【用法】 上药加水适量溶化后,擦洗患处。

【功用】 洁肤解毒。适用于蝎子蜇伤。

方二十

【组成】 瓦松适量。

【用法】 上药捣烂取汁,再将患部用温开水洗净,用消毒针刺破挤出毒汁后,敷于患处。

【功用】 活血敛疮。适用于蝎子蜇伤。

方二十一(《常见病验方选编》)

【组成】 活蝎子 6 条。

【用法】 上药放在 95% 酒精 50 ml 中浸

泡 2 日即可。取其酒精涂于蜇伤处。愈早涂药,效果愈好。

【功用】 攻毒散结,息风止痉。适用于蝎子蜇伤。

方二十二(秦伯未方)

【组成】 蜀葵花、石榴花、艾叶心各等份。

【用法】 上药阴干,共研细末,用水调匀涂患处,不拘时次。

【功用】 清热凉血,敛疮解毒。适用于蝎子蜇伤。

方二十三

【组成】 鸡唾液适量。

【用法】 上药涂患处。

【功用】 解虫毒。适用于蜈蚣咬伤。

方二十四

【组成】 生南星(研面)适量。

【用法】 用自己的唾液调敷患处。

【功用】 散结,消肿,解毒。适用于蜈蚣咬伤。

方二十五(《常见病验方选编》)

【组成】 草纸灰适量。

【用法】 将草纸卷成纸管,火点燃,待烧一段后吹灭,立即以灰涂患处。

【功用】 解毒杀虫。适用于蜈蚣咬伤。

方二十六(《中草药外治疗法》)

【组成】 鲜扁豆叶适量。

【用法】 上药捣烂,外敷伤口,每日 2 次。

【功用】 消肿解毒。适用于蜈蚣咬伤。

【备注】 用鱼腥草或番薯亦可,用法同上。

方二十七(《中医杂志》,1965 年第 10 期)

【组成】 鲜马齿苋适量。

【用法】 先将伤处用水洗净,将马齿苋捣烂敷患处。每日 2 次。

【功用】 清热解毒,凉血消肿。适用于蜈蚣咬伤。

方二十八(《中级医刊》,1966 年第 5 期)

【组成】 雄黄、枯矾等量。

【用法】 上药共研细末,混匀,密封瓶贮。使用时先用冷开水洗净伤口,再用浓茶或烧酒将药末调匀,由上至下敷布于伤口,每日换药 1 次。

【功用】 解毒杀虫,燥湿止痒。适用于蜈蚣咬伤。

方二十九(《新中医》,1975 年第 4 期)

【组成】 蚯蚓 3 条。

【用法】 上药加白糖少许捣烂敷患处,每日换药 1 次。

【功用】 清热解毒,止痛定惊。适用于蜈蚣咬伤。

方三十(程爵棠方)

【组成】 独头蒜 1 头。

【用法】 上药去皮洗净,切开以其截面反复擦伤口及其周围 2～3cm 处 10～15 分钟,每小时 1 次。

【功用】 解毒杀虫,消肿止痒。适用于蜈蚣咬伤。

方三十一

【组成】 雄黄 6 g、白酒适量。

【用法】 雄黄研细面,用酒调敷患处。

【功用】 散瘀解毒。适用于壁虎咬伤。

方三十二

【组成】 鲜半边莲适量。

【用法】 上药捣烂外敷患处。若无鲜品,可将干品用水泡软后,湿敷患处。

【功用】 清热解毒,祛痈消肿。适用于壁虎咬伤。

方三十三

【组成】 韭菜 1 把、陈醋适量。

【用法】 韭菜洗净捣烂,加醋调敷患处。每日 2～3 次。

【功用】 散瘀解毒。适用于壁虎咬伤。

方三十四(《验方新编》)

【组成】 蓝靛汁 300 ml,雄黄、麝香各少许。

【用法】 将后 2 味药放入蓝靛汁中,搅匀,点患处,每日 3～4 次。

【功用】 清热解毒。适用于蜘蛛咬伤。

方三十五(《中国民间小单方》)

【组成】 羊乳适量。

【用法】 取新鲜羊乳涂于患处,不拘时次。

【功用】 清热凉血,消肿解毒。适用于蜘蛛咬伤。

方三十六(秦伯未方)

【组成】 川贝末 15 g。

【用法】 上药用米酒(或黄酒)一次性送服。见疮出水即愈。

【功用】 清热消肿,散结排脓。适用于蜘蛛咬伤。

方三十七(《串雅内编》)

【组成】 豆豉 300 g、青油 300 ml。

【用法】 以油拌豆豉捣烂厚敷患处,24小时后可引出毛虫。若肉已烂,可将海螵蛸研末敷患处。

【功用】 透邪清热。适用于毛虫蜇伤。

方三十七八(《福建中医》,1982 年第 3 期)

【组成】 公丁香 30 g、95% 酒精 750 ml、薄荷脑 5 g。

【用法】 将丁香研碎浸泡于酒精中 3日,时常搅动,滤渣后加入薄荷脑备用。使用时先用胶布粘去毒毛后搽药,每日 2～3 次。

【功用】　透邪止痛。适用于毛虫蜇伤。

方三十九(《**常见病验方研究参考资料**》)

【组成】　竹叶适量。

【用法】　上药烧炭存性,研细末搽于患处。

【功用】　清热,泻火,止血。适用于蚂蟥咬伤。